儿科神经系统发作性疾病的诊断与治疗

主 审 秦 炯

主 编 陈国洪 周崇臣 马燕丽 王 莉

U0293312

河南科学技术出版社

·郑州·

图书在版编目（CIP）数据

儿科神经系统发作性疾病的诊断与治疗/陈国洪等主编.
—郑州：河南科学技术出版社，2018.12（2019.4 重印）
ISBN 978-7-5349-9433-3

Ⅰ.①儿…　Ⅱ.①陈…　Ⅲ.①小儿疾病-神经系统疾病-诊疗　Ⅳ.①R748

中国版本图书馆 CIP 数据核字（2018）第 289296 号

出版发行：河南科学技术出版社
　　　　　地址：郑州市郑东新区祥盛街 27 号　　邮编：450016
　　　　　电话：（0371）65788613　65788629
　　　　　网址：www.hnstp.cn
责任编辑：邓　为
责任校对：董静云
封面设计：张　伟
版式设计：高　珂
责任印制：朱　飞
印　　刷：河南新华印刷集团有限公司
经　　销：全国新华书店
开　　本：720mm×1020mm　1/16　印张：20.75　字数：346 千字
版　　次：2018 年 12 月第 1 版　　2019 年 4 月第 2 次印刷
定　　价：78.00 元

如发现印、装质量问题，影响阅读，请与出版社联系并调换。

编写人员名单

主　审　秦　炯（北京大学人民医院）

主　编　陈国洪　周崇臣　马燕丽　王　莉

副主编　贺秋平　王　媛　索军芳　宋丽芳
　　　　　徐凯丽　杨志晓　许淑静　梅道启
　　　　　钱　革

编　委　（以姓氏笔画为序）
　　　　　马燕丽　王　莉　王　营　王　媛
　　　　　石景鹤　毕文静　乔平云　刘　凯
　　　　　许淑静　杨志刚　杨志晓　宋丽芳
　　　　　张　君　陈国洪　陈晓轶　周崇臣
　　　　　贺秋平　索军芳　钱　革　徐凯丽
　　　　　郭建梅　唐志慧　梅道启　羡一心

前 言

儿科神经系统发作性疾病是小儿时期临床常见病、多发病。随着疾病谱的不断变化，神经系统发作性疾病在儿科临床的构成比逐渐增加。临床工作中，医护人员只有熟练掌握儿科神经系统发作性疾病的理论知识，积累丰富的临床经验，具有对患儿高度负责的精神，才可能对儿科神经系统发作性疾病做出正确的诊治及护理，帮助患儿早日康复。为此，我们认真总结自身临床工作经验，在参阅了近年大量国内外文献和资料的基础上，编写了此书，希望可以给广大同道以帮助。

本着实用可行的原则，本书在内容上突出临床诊断与治疗，尽量汇集各种儿科神经系统发作性疾病，但并非面面俱到。本书共分十四章。第一章为总论，包括概述、发作性疾病诊治流程等；第二至十四章为各论，详尽阐述了儿科神经系统发作性疾病的相关内容，包括癫痫、新生儿期生理性发作性障碍、儿童心理行为障碍、偏头痛、眩晕、周期性麻痹、心脑血管发作性疾病、儿童交替性偏瘫、晕厥、内分泌与代谢疾病引起的惊厥、锥体外系发作性疾病、发作性共济失调、发作性睡眠障碍。

本书读者对象为儿科及其相关临床专业人员，以及广大基层医疗机构，包括县级医院、乡镇医院以及社区医疗服务中心的临床医生；同时还包括进修生、医学院在校学生等，可作为其工作和学习的工具书及辅助参考资料。

感谢北京大学人民医院秦炯教授对本书的指导和帮助，并在成稿后进行认真的审阅修改。感谢郑州大学附属儿童医院（郑州儿童医院）神经内科全体同事，在本书编写过程中给予的全力支持。感谢编委所有成员的辛苦付出。

由于编者专业水平所限，书中难免存在不妥之处，恳请读者和广大同道批评指正。

郑州大学附属儿童医院（郑州儿童医院） 陈国洪

2018 年 7 月

目　录

第一章 概 述

发作性疾病在儿科较为常见，有研究发现发作性疾病中至少20%的患者是非癫痫性发作。许多拟诊癫痫的儿童，经系统评估，特别是视频脑电图（VEEG）检查对发作的电临床特征深入分析后被确诊为屏气发作、睡眠障碍等非痫性发作。某些刻板发作性症候，甚至可能出现意识丧失和异常运动现象，也可能是非癫痫性发作。部分儿童的发作性刻板症状和癫痫发作临床上难以鉴别，但是脑电图（EEG）监测证明为非癫痫性的。非癫痫性发作性事件在儿童并不少见，被误诊为癫痫后导致应用多种抗惊厥药物。对这类患者要注意不要先入为主地考虑其为癫痫发作，除非找到确切的证据，如发作期症状及脑电图的双重证据，否则应考虑其发作为非癫痫性。本书总结儿科常见的与癫痫发作相似的非癫痫性疾病，并就各疾病的临床特点和鉴别诊断做详细介绍。

一、发作性疾病的病史采集

病史是诊断发作性疾病的重要依据。主要包括现病史、既往史、生长发育史及家族史。

病史采集困难。由于发作性疾病往往是短暂的，医务人员很难直观地观察发作情况。而意识状态的改变，特别在儿科，患者往往无法对发作情况进行准确描述，所以，病史的采集往往来自于家属或目击者。而家属及目击者往往未受过相关的医学培训，要准确提供临床医生需要发作时的资料非常困难，尤其是发作时的呼吸、血压、瞳孔改变等，对于发作中睁眼、张口或闭口、面色有无改变、肢体抽动的顺序、发作持续的时间、有无反应或意识丧失等对诊断有重大帮助的表现也难以说清楚。由于国人对疾病的不理解，患者往往回避癫痫或其他疾病的诊断，在述说病史的时候常常极力避开与疾病发作相关的疾病的描述，如一个全面性强直-阵挛发作的患者，其描述往往述说为"晕倒"，因此，询问病史时需要特别有耐心，并掌握基本技巧。同时，临床医生需要注意不要刻意诱导患者，让他/她能够给出"标准"的发作史，可嘱咐患者家属在发作时进行录像以供就诊时医生参考。

（一）现病史

1. 发作前的情况　此期主要是对神经系统发作性疾病的病因和诱发因素进行评估。对病因不正确判断会给疾病的诊断带来困难。因此要区别原发性癫痫与继发性癫痫可能是困难的。这就需要对发作前情况进行评估。脑血管病可引起痫性发作，但是脑血管病多有短暂性脑缺血发作（TIA）或脑卒中史。

许多神经系统的发作性疾病有明显的诱发因素。除发作性睡眠障碍外，许多癫痫发作也与睡眠有关，其常常出现在睡眠中或刚睡醒时，而偏头痛通常不发生在夜间。晕厥患者多数在直立位时发生，睡眠时极少见。

患儿呼吸抑制性发作常表现为生气时发作、呼吸停止、面色青紫，随后出现痫性发作；眩晕也可因突然头位改变而诱发，如持续抬头换灯泡的动作，头过度向上、向后仰时出现意识丧失，要想到颈椎病、颅内高压，如脑水肿、颅骨畸形等的存在。稀奇古怪的发作多为功能性，大部分奇特的反射性发作也可能是功能性发作。功能性发作常有各种各样的诱因，并有其独特性，与焦虑有关的发作多发生在安静状态下，当患者被询问时，常表现出焦虑或恐惧，进而出现发作性行为异常，如过度换气等，当患者被告知他们的发作与紧张有关时，患者常不同意，说他们在放松、心情愉快、看电视时也会出现发作，需与癫痫鉴别。

反射性癫痫的诱因也包括突然的声响、听音乐、唱歌、阅读、绘画、书写、进食、眨眼、双眼会聚运动、打电话等，有时持续性思考也会成为发作的诱因；过度换气是临床上常见的非癫痫性发作性疾病，轻微运动、疼痛、情感刺激、负重都会引起过度换气。过度换气发作不一定有呼吸频率的明显增加，呼吸深度的增加也有引起过度换气综合征的报道，轻微的过度换气还可能不被发现；诈病常发生在要求不能得到满足或与他人交往受挫时的直接或间接的暴力行为，也多与功能性疾病相关，而平时不发生或很少发生此类行为。反射性晕厥以低血压或心动过缓为特征，这种低血压或心动过缓常发生在情绪不安、静脉穿刺、咳嗽、排尿或排便时，在人多的超市、公共汽车上也易发生。

2. 发作开始时的情况　首发症状提示疾病的原发部位，以后出现的症状表示疾病的发展方向，症状与症状间的间隔及疾病的发展速度是神经系统诊断的重要原则。要了解疾病的首发症状当直接询问患者及目击者，了解患者在发作前有什么表现，以及这些表现是否是发作的先兆。很多情况下，复杂部分性发作、失神发作以及某些短暂性脑缺血发作的患者，常常诉说自己无意识丧失，然而目击者却说患者有一段时间部分或全部无反应。因而，在对发作性疾病做出诊断时，向目击者电话咨询往往对诊断有帮助。先兆往往是发作性疾病患者能注意到，并能提供给医生最有价值的病史资料，多数情况下这种先兆具有定位价值。发作性神经系统疾病最常见的发作先兆多数表现为感觉障碍，包括特殊感觉和一般感觉，表现为腹痛、肢体麻木、蚁走感；也可出现视觉障碍，如视物模糊、视幻觉；高级神经活动障碍也常见，如失真、似曾相识、似曾不相识等。某些先兆可能具有鉴别价值，消化系统的先兆不仅是颞叶癫痫最常见的症状，也可能是偏头痛发作的特点，癫痫自主神经性发作则以消化道症状为突出表现；血管迷走性晕厥的先兆常为突然出现心慌、胸闷、视物模糊、头晕等。偏头痛患者可有各种各样的先兆，但以视觉症状，如闪光、暗点、视物模糊最常见，而发作性视觉症状也可能是枕叶癫痫的表现。一般情况下，如闪光、暗点等简单的视幻觉可以是偏头痛或癫痫发作，而复杂成形的视幻觉，如飞旋的彩球等多半是偏头痛。病史中要了解每次发作出现的时间，特别是和睡眠的关系。有些癫痫综合征如伴有中央颞区棘波的小儿良性癫痫往往在入睡不久或清醒前后发生；而全面强直-阵挛发作则大多数在醒后不久发生。心律失常多从心悸开始，但也可以有其他非特异性症状。低血糖患者虽可有心悸，但饥饿感可能更明显。发作性睡病多以不能控制的思睡开始，因此，注意发作开始时的特点对诊断极为有用，应请患者或目睹者详细描述。

3. 发作时的核心症状 尽管发作时的核心表现是诊断神经系统发作性疾病最为重要的依据，但也是最易犯错误的时候。已有演员能非常逼真地模拟癫痫发作，而有些患者本身就可能具有很好的表演技能。惊厥发作是临床最为常见的症状，除癫痫全面强直-阵挛发作外，惊厥性晕厥、子痫、高血压脑病、热性惊厥也可出现全身强直阵挛性发作。惊厥性晕厥患者多数有心律失常、心肌病或心包积液，低血容量或低血压也可引起；子痫患者多出现在妊娠期间，高血压很明显，头颅磁共振扫描可发现脑后部有局灶性白质性脑病；痛性惊厥常在发作前或发作后出现头痛，但头痛一般情况下会很轻微，性质比较含糊，而高血压脑病性惊厥患者头痛剧烈，高血压是其病因，随着血压下降，头痛缓解，惊厥发作也会随之消失。国际抗癫痫联盟认为癫痫是一种脑部慢性疾病，脑部存在能导致癫痫反复发作的易感性，脑部没有这种易感性，即使发作很相似也不能诊断为癫痫，如低血糖以及摄入大量碳水化合物后的反应性低血糖导致的发作，国际抗癫痫联盟就不主张诊断为癫痫。有经验的医生应当对既往诊断为癫痫发作而有下列表现者持怀疑态度，其发作仅仅出现于每周的某一天、便秘时、天气热冷时等。一些在晕厥基础上出现的发作可能仅仅是继发于低氧的反射性惊厥性晕厥，而不是癫痫。癫痫是一种发作性疾病，发作时有明显的开始和终止，发作间期多数恢复正常，非发作期仍然保留着某种发作表现者更可能是非痫性发作。刻板性是癫痫发作最为突出的特征之一。刻板性即相似性，癫痫患者的每次发作都十分相似。痫样发作前如果有某种异常，如全身不适、视物模糊等，那么在以后的发作前均可能出现，癫痫发作的刻板性可因为药物、环境因素、患者的警觉状态下降及个体差异等受到影响，尤其是复杂部分性发作的患者。

全面强直-阵挛发作癫痫患者发作时意识丧失，发作后对发作过程不能回忆。如果能够对全身性发作中的事件或谈话回忆，则不可能是癫痫全面强直-阵挛发作。但继发性全面性癫痫患者能够回忆发作前的先兆或局灶性运动症状，双侧辅助运动区的癫痫发作，在出现双侧强直或阵挛性发作中，意识可以保留。复杂部分性发作患者常有意识改变。部分性发作患者的意识保留以及对发作过程的回忆支持癫痫诊断。Peney 等人报道在 EEG 棘波发放后的数秒内，对发作有回忆。但是，在棘波发放后超过 10~20s 后则对发作无回忆。癫痫发作多数为防御性，直接暴力行为并非痫性发作应有的症状。

4. 发作持续的时间　这是判断是"癫痫持续状态"的重要依据，询问这部分病史需注意，家长往往夸大持续时间，因为惊厥的症状对家长来说十分恐惧，家长的精神极度紧张，有时惊厥仅 2~3min，往往会说成"10 多分钟"或更长，这时医生在询问病史时不妨提醒一下，"您从进诊室到现在大约几分钟，有这么长的时间吗"，这时家长往往会做出一定的纠正。

癫痫发作有短暂性，一次发作常常持续数秒至数分钟。历时数小时的发作要么是少见的癫痫持续状态，要么是功能性发作。癫痫持续状态是一种临床重症，发作后恢复到正常的意识和功能通常很慢。当诊断有疑问时，脑电图（EEG）对诊断有帮助，尽管 EEG 记录可以仅仅表现为非特异性异常，如脑电背景活动变慢，但多数情况下，癫痫持续状态时的脑电图表现是异常的。许多类型的癫痫性疾病与癫痫发作有相似的时间过程，晕厥、TIA、伴有意识模糊的偏头痛以及发作性睡眠障碍都可能仅历时数秒至数分钟，需要加以鉴别。

5. 发作后的表现　癫痫发作后功能障碍的早期症状包括在发作后 1h 内出

现的疲乏、思睡、定向障碍、记忆受损、头痛、全身乏力，个别患者可有肢体麻痹。部分患者，尤其是有潜在脑病或老年患者可出现迟发性脑病、迟发性麻痹以及迟发性精神障碍等。晕厥或基底动脉型偏头痛患者发作时的意识丧失在发作后可很快恢复，往往没有一个时间上的渐进过程，而癫痫发作后意识恢复得要慢得多。相反，局灶性症状的恢复要快得多，持续存在的局灶性症状或体征常常不支持癫痫的存在。

6. 治疗情况 既往被诊断的过程，包括使用过的药物名称、剂量、应用的时间、服药是否规律及治疗效果。服药期间有无不良反应也需要询问清楚。

（二）既往史

了解既往史，为发作性疾病的病因提供线索。包括以下内容：

1. 妊娠时的情况 妊娠的健康对小儿的发育有重要影响，尤其是妊娠最初 3 个月，是胚胎和器官发育最旺盛的时期，也是神经系统容易发生畸形的时期，母亲妊娠期间有病毒感染、接触放射线或有毒物质对胎儿发育均可造成不良影响。

2. 新生儿时期情况 包括出生时是否足月、出生体重、是否顺产、有无窒息、有无产伤或颅内出血，新生儿时期有无惊厥或严重感染，上述异常情况均有可能成为癫痫的病因。

3. 既往患病情况 尤其神经系统疾病，如神经系统感染（脑炎、脑膜炎）、脑部外伤、中毒、缺氧、寄生虫感染等；还需要注意有无其他系统如血液、呼吸、循环、泌尿等系统疾病。

（三）个人发育史

判断小儿神经系统是否正常，需了解生长发育史。婴幼儿可从粗大运动、精细运动、语言发育、与外界交往的能力等方面判断其发育水平。不同月（年）龄的小儿，其发育水平有所不同，年龄越小越明显，掌握正常发育指标，才能判断被检查的小儿是否异常。正常小儿发育能达到的指标如下：

新生儿时期：俯卧位时头转向侧方，膝屈曲在腹下方，骨盆高抬。扶其肩拉呈坐位时，头向后垂下。强光照射新生儿面部时，有瞬目反射，但不能注视。

1.1个月 俯卧位时骨盆高，膝大部分时间屈曲在腹部下方，偶尔伸髋伸膝，下颌偶尔抬离床面，扶成坐位时，头偶能竖立片刻，手经常呈握拳状，母亲与其谈话时能注视母亲面孔。

2.2个月 俯卧位时下颌能间断抬离床面，扶成坐位时头能支持片刻，手经常打开，握持反射很弱。当对其说话时能微笑并"咕咕"发音。仰卧位时，能注视移动的悬挂玩具。

3. 3个月 俯卧位能抬头，上肢可支持部分体重，下颌与肩可离开床面，面部与床面的角度呈45°~90°，手经常打开，握持反射消失，高兴时会"哇哇"乱叫。

4. 4个月 俯卧位时头及胸能抬离床面，面部与床面呈90°，扶成坐位时，头能竖立，不前后倾倒，但向左右倾斜小儿时，头仍摇摆不停。仰卧位时两手经常放在眼前，端详并玩弄着双手。会拉衣服盖在脸上，会摇"拨浪鼓"，会大声笑。

5. 5个月 扶成坐位时头不再摇摆不停，仰卧位时脚可以放到嘴边，手能随意抓东西，能把纸弄皱，洗澡时会拍击水，会对镜子笑，会拍打奶瓶。

6. 6个月 俯卧位时前臂可伸直持重，胸及上腹部可离开床面。能独坐，但两手支撑在前方。两手能握奶瓶，会用手掌抓积木块，当父母要抱他/她时，会伸直两臂。对生疏的人害怕和害羞。当杯子放到他嘴边时，会用杯子喝水。

7. 7个月 可以从仰卧位翻成俯卧位，扶成立位时能高兴地上下跳。能将积木从一只手换给另一只手。会咀嚼饼干。叫其名字有反应，能发出"ba""ma""pa"等音节。

8. 8个月 能坐得很稳，坐位时会向前弯腰探着身体去拿东西，俯卧位能试着爬，有时先会向后爬。能发出"baba""mama"等重复音节。

9. 9个月 扶床能站，会用拇指和其他指的前端去拿葡萄干大小的物品，能将手掌蒙在脸上不让母亲给他洗脸。

10. 10个月 能爬得很好，但腹部尚不能离开床面，拉着东西能自己坐起来，能用手指去触物品，对一些简单句子有反应，如问他"爸爸在哪"，能朝其父望去，会做"再见"摇手的动作。

11. 11个月 扶物站立位时能抬起一只脚，爬时脚着地，腹部离开床面，母亲给他穿衣时，能伸臂"帮忙"，但往往将臂伸到袖子外面。会摇头表示"不"。

12. 1岁 能手足并用像熊一样爬。牵一只手能行走，会故意往地上扔东西，替他捡起来后会继续再扔。能说两三个字，能理解较多的词。

13. 1岁半 能独自在平地行走，牵其一只手能上二楼。会独自坐在椅子上。能将3~4块方积木搭在一起，会指出身体部位。能控制大小便，基本上不再尿湿裤子。

14. 2 岁 能独自上下楼，需两脚重复踏一个台阶。能跑，拾物站起来时不跌倒。会旋转门把，转动圆的瓶盖，会洗手并擦干，会穿鞋、袜子、裤子。能用语言表示要喝水、大小便、吃饭等。会用代名词"你""我"。临睡前排尿后夜晚不再尿床。

15. 3 岁 上楼时可以一步一个台阶，下楼时两步一个台阶，能单脚独立数秒钟。会骑儿童三轮车。能穿、脱鞋，但有时需别人帮助指出鞋的左右。会说一些歌谣，可从 1 数到 10，语言内容增多，不停地询问各种问题。

16. 4 岁 下楼时一步一个台阶，能系全部衣扣，可用铅笔画交叉线，会说故事，能自己去厕所。幼儿及学龄儿童还需了解其智力发育情况及在学校的学习情况，有无学习障碍。

（四）家族史

癫痫及其他发作性疾病与遗传有密切关系，每个患儿均应详细询问家族中有无类似的患者。需向患儿家长详细了解家族成员有无有婴幼儿时期甚至新生儿时期的病例，尽量了解其发作特点及预后。

二、体格检查

对癫痫患儿除了应做全面的体格检查外，还需做详细的神经系统检查。其目的除了确定癫痫或非癫痫发作外，还为了寻找病因或其他并发症，检查的内容如下。

（一）一般状况

首先了解意识和精神状态。根据患儿对外界的反应（语言、疼痛刺激）判断有无意识障碍，意识障碍按轻重程度，可分为嗜睡、意识模糊、浅昏迷、昏迷等。嗜睡：表现为过多而深沉的睡眠，可以唤醒，醒后能回答问题。意识模糊：用无痛刺激，可以唤醒，但反应迟钝，回答问题不完善，常有错觉，而且不能维持清醒状态。昏迷：意识活动完全消失，无自主动作，对大声呼唤无反应。浅昏迷时对强烈的疼痛刺激（如用力按压眼眶上部眶上神经出颅部位）有反应。有时针刺下肢能将腿缩回，不一定是觉醒，而是脊髓反射，如同时有面部或全身其他部位动作则属于对疼痛有反应。浅昏迷时吞咽、咳嗽反射存在；深昏迷时对任何刺激均无反应，吞咽、咳嗽反射也消失。

判断精神状态时注意有无烦躁不安、激惹、谵妄、迟钝、抑郁，有无幻觉；对人、地、时间的定向力有无障碍。检查过程中患儿是否表现多动、注意力不集中，对检查是否合作等。

检查患儿时还要注意哭声大小及音调，颅内压增高时哭声尖调。哭声无力并短促可能由于呼吸肌力弱所致。"猫叫综合征"（5号染色体短臂部分缺失）由于喉部发育不全及肌张力低下，以致哭声微弱，音调高，酷似小猫叫声。

正常小儿当有痛觉刺激时，很容易引起啼哭，孤独症或智力低下小儿从刺激到引起啼哭的时间较长，甚至反复刺激才会出现啼哭。

检查过程中还要注意小儿有无特殊的气味，一些先天性代谢病常伴有惊厥及智力低下。某些氨基酸或有机酸代谢异常的小儿常有一些特殊的气味，如苯丙酮尿症有发霉味或鼠尿味；枫糖尿病有烧焦糖味或枫糖味；异戊酸血症有干酪味或汗脚气味；蛋氨酸吸收不良症有干芹菜或啤酒花味；丁酸-己酸血症有汗脚气味；三甲基胺尿症有鱼臭味体嗅，等等。

（二）皮肤和毛发

皮肤和神经系统在胚胎发育过程中都来自外胚层，有些疾病（如神经皮肤综合征）在神经系统及皮肤均有异常，这类疾病常合并癫痫。故应重视皮肤的检查。脑面血管瘤病（Sturge-Weber综合征）在一侧面部可见红色血管瘤。面颊部血管纤维瘤是结节性硬化症的一个独特症状。神经纤维瘤病患儿常在躯干或四肢皮肤发现一些浅褐色界线清楚的"咖啡牛奶斑"，这是诊断该病的一个重要体征。检查皮肤还要注意皮肤色素有无异常沉着或减少。色素失调症有暗褐色色素增生，分布呈片状、条状、漩涡状或其他特殊形状。全身皮肤、毛发色素消失见于白化病。苯丙酮尿症小儿皮肤色泽较淡。结节性硬化症皮肤有时可见散在单个的色素脱失斑。伊藤色素缺失症在肢体可见大面积、片状或索条状色素脱失斑。还要注意球结膜及面颊部皮肤有无毛细血管扩张，在共济失调毛细血管扩张症（Louis-Bar综合征）可有此表现。对背部中线的皮肤要仔细检查有无凹陷的小窝，有无异常毛发增生，常见于隐性脊柱裂、皮样窦道或椎管内皮样囊肿。

还要注意头发的色泽。患苯丙酮尿症患儿头发呈黄褐色，先天性聋-眼病-白额发综合征常在前额有一撮白发。Menkes综合征（脆发综合征）是一种铜代谢障碍疾病，头发常表现卷曲、色浅、易折断。

（三）面容

某些疾病有其特殊面容，根据其面貌，大致可以做出诊断，如唐氏综合征、Klein-Waarnenberg syndrome、黏多糖症、克汀病、早衰症等，还有一些染色体疾病或某些综合征常表现为面容异常。

遇到一个面容异常的患儿需从前额依次往下观察，包括前额大小、眼距（两眼内眦距离）是否过宽、内眦赘皮是否增生、角膜大小、鼻的形状、耳的位置及大小、人中长短、下颌是否过小，等等。

（四）头颅和脊柱

头颅检查是小儿神经系统检查的一个重要内容，可从望、触、叩、听这几个方面进行。

（1）望诊：观察头颅外在有无异常，新生儿期注意头颅变形程度，有无血肿。婴幼儿要注意头颅形状，颅缝早闭引起头颅畸形。矢状缝早闭时，头颅向两侧增长受限，只能向前后增长，形成舟状头畸形（头形有如一倒扣的舢板）；冠状缝早闭时，头颅向前后增长受限，只能向左右两侧增长，形成扁头畸形，头颅前后径短；如矢状缝、冠状缝均早闭合，则形成尖头畸形。

头颅大小是了解脑发育的一个重要指标，每个小儿均应测量头围。国内一般采用沿枕骨粗隆最突出的部位及眉间水平绕头一周的长度为头围周径。国外也有以额部最突出部位及枕部最突出的部位为标志，绕头一周的周径，称为额枕周径。

正常小儿初生时头围大约为 34cm，生后半年内增长最快，每个月约增加 1.5cm，后半年平均每个月增长 0.5cm，第一年共增长 12cm，1 岁时为 46cm，2 岁时为 48cm，5 岁时为 50cm。

婴儿头围大小与体格发育有关，体重大的婴儿，头围也大。生后 6 个月以内的小儿体重相差 1kg 时，头围相差 1cm，连续观察头围的变化，对判断发育有无异常，有很大意义。

头围个体差异较大，判断是否正常也可以和小儿自己的胸围（平乳头处绕胸一周的长度）相比。2 岁以前胸围略大或等于头围，2 岁以后胸围大于头围，观察头部外形时还要注意头皮静脉是否怒张，头部有无肿物或瘢痕。

（2）触诊：对小婴儿选行头部触诊时，可将小儿扶成半坐位进行检查。了解前囟紧张度及大小，在小儿不啼哭的状态下轻轻触摸前囟门，了解前囟紧张程度属"柔软"还是"紧张"。前囟膨隆时，前囟中心部位明显高于骨缘水平，若非常紧张，有时甚至难以判定骨缘和囟门交界。小儿哭闹时前囟膨隆属正常现象，若在睡眠时出现前囟膨隆，属异常。正常小婴儿在安静半坐位时，前囟微微凹陷，可有微弱搏动不属异常。

前囟一般在 1 岁至 1 岁半之间关闭，闭合过早见于脑小畸形、颅狭小症，闭合过晚或囟门过大见于脑积水、慢性硬膜下血肿或其他原因引起的慢性颅内压增高。小婴儿重症佝偻病时，囟门也较大，需注意鉴别。

触诊时还应注意颅缝情况。正常新生儿颅缝可较宽，囟门附近的冠状缝有时可达4~5mm，无临床意义，若鳞状缝（顶骨与颞骨之间）裂开则需注意，可能由于脑积水所致。

小儿刚出生时由于通过产道时头颅受压，引起颅骨重叠而不易触到颅缝，12d后则可以触到。出生时如骨缝过宽往往不是由于围产期急性颅压高所致，多为出生前慢性疾病所引起，如脑积水、骨化异常等。

6个月以后小儿颅缝即不易摸到，如有慢性颅压增高，颅缝可再度裂开。

触诊时还要注意有无颅骨缺损。新生儿骨膜下血肿若持续时间较长，在吸收过程中，血肿周围钙化，触诊时可摸到一略微隆起的骨嵴，血肿中心有波动感，不要误认为是颅骨缺损或凹陷骨折。

（3）叩诊：头颅叩诊时不需特殊器械，检查时一手抱着小儿头部，用耳紧贴小儿头颅，用另一只手中指轻轻叩击小儿头部。当颅缝裂开时，叩诊可听到"破壶"音（Macewen征阳性），其声音类似敲打一有裂缝但尚未破碎的砂锅的声响。正常婴儿因颅缝未闭，叩诊也可出现破壶音，无临床意义。

（4）听诊：头颅听诊应在一安静室内进行，用钟式听诊器置于乳突后方、额、颞、眼窝及颈部大血管部位。正常婴幼儿50%~70%在眼窝部位可听到收缩期血管杂音，6岁以后不容易听到。若杂音粗糙响亮，收缩期及舒张期均可听到或明显不对称，应考虑可能有血管畸形，如动静脉瘘。在小脑肿瘤时，有时在枕部可听到杂音。

检查脊柱时注意脊柱部位皮肤有无异常毛发增生、色素斑、深的小陷窝、肿物等。观察伸屈、侧弯、旋转躯体时，活动是否自如，有无畸形。检查脊柱部位有无压痛或用叩诊锤轻轻敲棘突时有无疼痛。

（五）脑神经

1. 嗅神经 一般很少做此项检查。对母亲患有糖尿病的新生儿，则需做此项检查，这种小儿患先天嗅球缺陷的机会较无糖尿病的母亲出生的小儿要多。检查时可利用牙膏、香精或橘子皮等芳香的物品检查，不可用刺激三叉神经物品，如氨水、浓酒精、胡椒粉等。检查时将芳香物品置于小儿鼻孔附近，若呼吸节律改变、面部表情变化或头部运动，反复几次结果相同，则可认为此小儿存在嗅觉。

嗅觉减退或消失在小儿少见，可能由于局部原因（鼻炎等），也可由于筛板骨折、脑膜炎瘢痕、大脑前动脉附近的病变、铅中毒、脑积水、癔症等引起，还可见于嗅球缺失等先天疾患。嗅觉过敏见于癔症、脑外伤（特别是海马沟附近）。

2. 视神经

（1）视觉：检查婴儿视觉可用按亮的手电筒或玩具在其眼前移动，看其能否注视。1个月的婴儿可随摆动的红色圆环（直径大于8cm）移动90°（左右各45°），3个月婴儿可达180°（左右各90°），6个月婴儿可随意转动两眼至所视之物。还可用一视觉运动带（opticokinetic tape）在小儿眼前拉动，观察有无眼球震颤，这种眼震称为视动性眼球震颤（opticokinetic nystagmus），如出现则说明有皮层性视觉。视动性眼球震颤在不合作的小儿及癔症时不易检出。

先天性及早年获得性视力减退或视力消失，在生后2~3个月可见眼球不正常的运动，为一些大幅度的不协调动作，有如皮球浮在一盆水面上的浮荡的运动。2~3个月以后出现眼球震颤。先天性有节律的眼震不论是跳动性或钟摆样，都伴有视力减退。2~3岁以前发生的失明常伴有眼球震颤。

（2）视力：年龄较大的小儿无明显智力低下者可用视力表检查。幼儿可用图画式视力表或小的实物放在不同距离进行检查。

（3）视野：小婴儿做视野检查比较困难，5~6个月以后的小儿可做此项检查。检查时不蒙眼，以便患儿合作。检查请母亲抱着小儿，面对小儿逗引小儿，检查者站在小儿身后，用两个颜色、形状相同的物品从患儿背后缓缓沿头部两侧向前移动，左右两侧移动方向要对称，若视野正常，小儿就会先朝着一个物体去看，面露笑容，并用手去抓，然后再去看另一个，也用手去抓，若多次试验只向一侧凝视，可能对侧视野缺损。较大小儿可以蒙一眼，从鼻侧、颞侧分别试，检查完一侧再换另一侧。

（4）眼底：婴儿眼底检查比较困难，必要时在散瞳后进行。正常婴儿的视神经乳头由于小血管发育不完善，颜色稍苍白，不要误诊为视神经萎缩。有严重屈光不正（远视）时，视神经盘边缘可稍模糊，易与视神经盘水肿相混，视神经盘水肿反映颅内压高，但在婴儿囟门未闭时或骨缝裂开时常无视神经盘水肿。

3. 动眼、滑车、展神经 此三对脑神经支配眼球运动及瞳孔反射，检查时比较两侧眼裂、瞳孔大小、对光反应，注意眼球位置，有无外突或内陷，眼球能否向各方向运动，有无眼球震颤或眼睑下垂。新生儿时期通过检查"娃娃眼运动"观察眼球运动，检查时轻轻将小儿头部向左右侧旋转，这时眼球不随头转动，停留在原来的位置，给人们的印象是眼球向转头的相反方向运动。正常情况下在生后2周内可以见到，当注视出现时此反应消失。

检查婴幼儿时，还要注意以下情况：

（1）静止状态下眼球的位置：患儿向前直视，正常时在距离1m处，用手电筒向两肩中间照射时，两眼的反光点皆在瞳孔的中心。动眼神经麻痹时，患眼偏向外侧，轻度偏向下方。滑车神经麻痹时，患眼在静止时位置不偏，或轻度偏上方，特别在眼内收时明显。展神经麻痹时，患眼在静止时向内偏移，同时头略转向麻痹侧以减少复视，外观上两眼也近乎平行。

（2）眼球运动：令患儿随移动的物体向左、右、上、下各方向注视。如双眼共同注视正常，则不必再分别检查各眼的单独运动。应注意有无复视，年龄大的小儿可问其视物是否成双影。注意眼球在什么位置时出现复视。并检查掩一眼时复视是否消失。

（3）瞳孔：要检查大小、形状、位置、左右是否相等、对光反射及调节反应，其中以对光反应最重要。两眼分别检查。检查调节反应可令小儿看数尺以外的物品，再将该物移至中线近鼻梁处，引起缩瞳为正常。

瞳孔对光反射在胎龄31周以后即已存在，但检查时很困难，因新生儿在强光刺激下立即闭眼而且只要亮光持续存在，两眼就持续闭合。

新生儿期以后，瞳孔比成人大，对光及调节反应很敏捷。正常呼吸时，呼气相可有轻度缩瞳。小瞳孔见于昏迷、急性脑干疾患及深睡时。瞳孔散大［小儿（瞳）孔直径大于5mm］除药物因素外，还可见于恐惧、疼痛、甲状腺功能亢进症、昏迷及中脑病变。动眼神经的副交感纤维麻痹可引起瞳孔散大，病变可能在眼窝、眶上裂、海绵窦或颅内之经路。颅内压高时出现瞳孔散大，对光反射消失，多由于海马回疝入小脑幕切迹而压迫动眼神经所引起。

先天性虹膜异色，先天性瞳孔大小不等，节律性的瞳孔散大及缩小均无诊断意义。轻度椭圆形瞳孔为正常变异，也可见于散瞳后恢复之时，无临床意义。

4. 三叉神经运动纤维支配咀嚼肌　观察静止时咀嚼肌及颞肌的容积。当瘫痪时，做咀嚼运动时扪不到咀嚼肌收缩。三叉神经运动纤维受刺激时，咀嚼肌强直，发生牙关紧闭，如患破伤风及狂犬病时，也可见于脑炎、脑膜炎时。

感觉神经纤维司面部感觉，分别由三叉神经的眼神经、上颌神经传入。三叉神经脊束核的上端司口鼻部之感觉，下端司外周之感觉，若感觉改变呈剥洋葱似的改变，提示神经核受损。

5. 面神经　观察鼻唇沟深浅及微笑时面部表情，皱眉、闭眼、露齿时左右是否对称。由于下部面肌只受一侧（对侧）大脑支配，而上部面肌受双侧支配，所以在核上性面神经麻痹时仅见口角歪斜，眼裂改变不大。核下性麻痹时则面上、下部运动均受累，表现眼裂大（眼闭合困难）、口角歪。

先天性面神经麻痹时常同时出现Ⅲ、Ⅵ、Ⅷ神经麻痹，表现为面部表情减少。面神经内的自主神经纤维与泌泪、分泌唾液有关，末梢性面神经麻痹初期，泌泪增多，常流泪，以后泌泪减少。

6. 前庭蜗神经　婴儿听力检查需要较长时间的观察。查婴儿听力可在其视野外距外耳45cm处，作揉纸的声音，4个月以后的婴儿，头可转向声音的一侧。较大儿童可用音叉鉴别有无传导性耳聋抑或神经性耳聋。

检查前庭功能时，年长儿可用转椅试验。婴幼儿检查时，检查者持小儿腋下使成直立位，面对检查者，检查者两臂伸直，原地旋转2~3圈（此时小儿也同时随之旋转），正常小儿在旋转时出现眼球震颤，停止后眼球震颤消失。如前庭神经或脑干病变时，不能引起眼球震颤。前庭器官或前庭神经兴奋性增强时，旋转停止后眼球震颤持续时间延长。

7. 舌咽、迷走神经　舌咽神经及迷走神经损害时可表现为吞咽困难、声音嘶哑、鼻音等现象，检查时可发现咽后壁感觉减退或消失。一侧舌咽、迷走神经麻痹时，该侧软腭变低。发"啊"音时，正常情况下可见软腭两侧均上提，若一侧舌咽、迷走神经麻痹时，则该侧软腭运动减弱或消失，腭垂被拉向健侧。

急性延脑麻痹（又称"球麻痹"）时，表现为舌咽、迷走及舌下神经麻痹，咽反射消失。若病变在大脑或脑干上时，由于两侧锥体束受损，也有吞咽、软腭及舌的运动障碍，但咽反射存在，而且下颌反射亢进，称为"假性球麻痹"。

8. 副神经　主要支配胸锁乳突肌及斜方肌上部，可通过耸肩、转头，检查胸锁乳突肌和斜方肌功能。斜方肌瘫痪时，患侧耸肩无力，举手不能过头。一侧胸锁乳突肌瘫痪时，头不能向对侧转动，双侧胸锁乳突肌无力时，则头不能保持直立。

9. 舌下神经　检查时观察舌静止状态时的位置，有无萎缩，肌束震颤，伸舌是否居中。瘫痪时舌面多皱纹，肌萎缩，一侧舌下神经受损时，伸舌时舌尖推向麻痹侧，两侧舌下神经损害时，舌不能伸出。下运动神经元受损时，舌萎缩明显，核上性麻痹时，萎缩不明显。假性球麻痹时，舌肌张力增高，自主运动障碍。舌不自主动作见于手足徐动、肌张力不全，可影响语言、进食。

（六）运动系统

1. 姿势及步态　在整个检查过程中注意小儿静止及活动时的姿势及肢体活动范围，特别要注意观察左右是否对称。

1岁以内小儿要观察其仰卧位、俯卧位、坐位及直立位的姿势。

1岁以上小儿还要观察行走时的步态。注意行走时全身的姿势，观察步态的大小、速度，双腿左右分开的程度及躯干上肢的伴随运动。

常见的异常步态有以下几种：

（1）痉挛性偏瘫步态。表现为马蹄足，跟腱挛缩，患肢延长，行走时抬高骨盆，以髋为中心划圈，脚趾拖地，鞋尖先磨破，脚跟不着地，患侧上肢伴随运动少，不摆动，肩内收，屈肘、屈腕、握拳。

（2）痉挛性"剪刀"步态。马蹄足，步态强直，趾尖拖地，两膝相碰，两下肢交叉呈剪刀状。痉挛性四肢麻痹除剪刀步态外，两上肢活动也减少。

（3）小脑共济失调步态。行走时步态蹒跚不稳，两足分开，基底加宽。

（4）帕金森病步态。强直，动作慢，由静止状态开始行动时动作缓慢，活动后突然停止也困难。

（5）肌营养不良步态。骨盆带肌力弱，腰椎前凸明显，迈步时骨盆过分旋转，股向两侧摇摆明显，似鸭子行走状。

（6）足下垂步态。胫前肌力弱，足下垂，趾拖地，行走时举腿过高。

（7）其他异常步态。自闭症小儿有时用脚趾走路，但肌张力不高，膝反射不亢进。

2. 肌容积　检查有无肌萎缩或肌容积增加。

3. 肌张力　肌张力是肌肉对牵张所产生的阻抗。包括位相性肌张力及姿势性肌张力两种。

（1）位相性肌张力。对肢体肌肉给一短暂的、高幅度的牵张所产生的肌张力，表现为短暂的、有力的肌收缩。检查方法是测验肢体在被动运动时产生的抵抗，通过屈伸肢体来了解肌张力。检查下肢肌张力时可握住膝关节及踝关节之间，摇晃下肢，观察足的活动，如踝关节关节活动范围很小，足很少摆动，说明肌张力偏高，如踝关节关节活动范围很大，足很容易摇动，说明肌张力偏低，检查上肢肌张力时可握住肘及腕关节之间，摇动上肢，观察手的活动范围。

正常新生儿肢体屈曲位占优势。32周以后的新生儿使其两下肢完全被动伸直以后，可以缩回呈屈曲位。胎龄36周以后的新生儿使其上肢完全伸直以后也可缩成屈曲位。若伸直其肢体时阻力很大，而且缩回运动亢进者，提示肌张力增高。被动伸直时毫无阻力也属异常，可见于大脑功能抑制状态、脊髓损伤，运动单位疾病及全身性疾病等。

（2）姿势性肌张力。是对地心引力的抵抗力。检查时需将小婴儿由卧床抬起，可通过3种方法检查：

1）牵拉反应：小儿仰卧位，检查者抓住小儿两手，慢慢将小儿拉起，这时头部也随着离开床面，只稍稍落后于躯干。新生儿时期当小儿被拉成坐位时，头部能保持短暂的竖直位，随后向前垂下，在这个年龄阶段属正常表现。4~5个月的小儿做牵拉反应检查时，两臂能主动屈曲用力，头不再后垂。

2）直立位托起：检查时用两手扶在婴儿腋下，不要紧握其胸部，将小儿扶成直立位，然后向上举起。正常时婴儿上臂近端肌肉有足够的力量将检查者两手向下压，以致小儿不会从检查者两手中间滑脱，正常婴儿，头部能竖直于中线位，下肢膝髋关节均呈屈曲位。

3）水平托起：婴儿呈俯卧位，检查者两手抱住小儿胸部（不支持头部和下肢）将小儿缓缓举起离开床面。正常足月新生儿举起时头略低，可有短暂的竖直，背部保持平直位，肘、髋、膝、踝均呈屈曲位。肌张力低下时则表现为背部极度弯曲（凸面朝上），头下垂，四肢下垂，摇晃身体时，下垂的四肢也随之摇摆。

还可以通过检查各关节部位活动范围了解肌张力是否正常，肌张力增高时关节活动范围减少，肌张力减低时关节活动范围加大。1岁以内婴儿检查下肢肌张力时，可以做以下各种检查。

1）内收肌角：检查时小儿仰卧位，检查者握住小儿两膝关节，使其下肢保持伸直位，然后缓缓向两侧展开双下肢，达到尽可能大的程度，观察两大腿间的角度。

2）腘窝角：使婴儿骨盆固定于床面，髋关节屈曲使大腿紧贴胸腹部，然后使膝尽量伸直，测腘窝角度，不同月龄小儿腘窝角范围，角度越小，说明肌张力高，角度若大，则肌张力偏低。

3）足背屈角：婴儿膝部伸直，检查者用拇指压其足心，使足尽量背屈，观察足背与小腿前侧所形成的角度，在正常新生儿和婴儿为60°~70°，肌张力高时角度加大。

4）足跟碰耳试验：小儿仰卧位，将足部向同侧耳的方向尽量牵拉，骨盆不离开桌面，观察足跟与髋关节的连线与桌面的角度。肌张力减低时角度加大，肌张力增高时角度缩小。

观察上肢肌张力还可做"围巾征"检查。检查者一手托小儿背颈部使呈半卧位，将小儿手通过前胸拉向对侧肩部，使上臂围绕颈部，尽可能地向后拉，观察肘部的位置，正常新生儿时期肘不能过中线，4~6个月时小儿肘可越过中线，肌张力增高时则不能越过中线。

体格检查时如发现肌张力增高时，还需要判断是哪种类型的损害。锥体束受损时，肌张力增高呈"折刀式"，屈伸肢体的过程中，在开始时阻力较大，在动作结束时阻力突然减小，类似打开小水果折刀时的感觉。锥体外系受损时肌张力增高呈"齿轮状"，在屈伸肢体的过程中，断断续续出现阻力，有时还可表现为"铅管状"，在整个屈伸过程中，持续有阻力，类似弯曲一铅管的感觉。

4. 肌力　肌力是患儿在主动动作时所表现的肌收缩力。检查肌力时，关节置于中间位，令患儿对抗阻力向各个方向运动。

运动方向根据各关节的活动范围而定，大致有屈-伸、内收-外展、旋内-旋外及旋前-旋后等几种情况。一般测肩、肘、腕、指、髋、膝、踝及趾各个关节。

肌力大致可分为6级。

0级：肌肉无收缩；

1级：可见到或触到肌肉收缩，但关节没有运动；

2级：在肢体采取某种位置以消除地心引力影响时，可有主动运动；

3级：有主动运动，可抗地心引力，但不能抗人为阻力；

4级：能抗地心并抗人为阻力，但力量稍弱；

5级：肌力正常。

5. 共济运动　生后几个月的小婴儿无法检查共济运动，较大婴儿可通过观察伸手拿玩具时的动作，判断有无意向震颤。若小儿不做"指鼻试验"时，可鼓励他指玩具娃娃的鼻子或眼睛。较大婴儿也可做"拇指-口试验"，将小儿的拇指放入其口中，此时会出现吮指的动作，在吮指的过程中轻轻将其手从口中拔出，小儿会再度将手放入口中，观察手放入口中时有无意向震颤。

较大小儿可以做以下检查了解有无意向震颤。

鼻-指-鼻试验：患儿与检查者对坐，用示指尖触自己的鼻子，然后触检查者的手指，再触自己的鼻子，反复数次，两侧分别检查。

指-鼻试验：任何体位均可，患儿先伸直一侧上肢，再用示指触鼻尖，反复数次，两侧均应检查。

跟膝试验：患儿仰卧，抬高一侧下肢，将足跟准确地落在另一侧膝盖上，然后沿胫骨向下移动。

查躯干共济失调，令小儿独坐，两上肢上举，掌面相对，手指伸直，闭眼，观察能否保持平衡。

4岁半以上的小儿，可做单足跳的动作，共济失调小儿不能单足跳。

年龄大的小儿，可令其沿地面一直线做"跟-趾步伐"，行走时向前迈出的一只脚跟抵另一只脚的足趾，交替向前行走，共济失调者，不能完成此动作。

（七）感觉系统

新生儿有痛、触觉，但对刺激的定位能力很差，随着小儿发育成熟，感觉功能逐渐变得精确。在小儿，温度觉一般可省略不做，用痛觉检查代替。当刺激小儿肢体能引起肢体回缩或头转向刺激部，或出现啼哭，即可视为痛觉存在。检查振动觉可用振动的音叉放置在肢体骨骼突出部位，正常小儿缩回其肢体或对刺激有兴趣。

年龄较大小儿可做以下几种检查：

（1）浅感觉：包括触觉、痛觉、温度觉。查触觉可用一小束棉絮在患儿皮肤上轻轻划过，观察患儿能否感觉到。检查痛觉可用普通大头针轻刺皮肤，了解有无减退或消失；检查时注意比较左右两侧是否一致。检查温度觉时用两支试管内盛 0~10℃ 的冷水及 40~50℃ 的温水，交替接触患儿皮肤，观察小儿能否区别冷、热。

（2）深感觉：包括运动觉、位置觉、振动觉等，检查运动觉时，患儿可仰卧位，安静放松，检查者轻轻掐住患儿手指或足趾两侧，做向上及向下的运动，让患儿说出指（或趾）运动的方向。检查位置觉时，挡住小儿双眼，移动某一侧肢体，摆成一种姿势，让患儿用另一肢体也摆成相同姿势，观察其能否完成。检查振动觉通常用128Hz的音叉，在敲击振动后将其柄端置于患儿骨隆起部位，测试患儿对振动有无感觉。

（3）复合感觉：又称复杂感觉，包括触觉定位、两点辨别觉、图案感觉及实体觉等。其中实体觉检查较方便，患儿容易理解检查方法。检查时将某种小的常用物品（如钥匙、纽扣、硬币、玻璃球）放在患儿一侧手中（不要用眼睛看），任其单手抚摸，让其说出是何物品，左右手分别检查。

当发现有感觉障碍时，要区别是按周围神经分布还是按脊髓节段分布。

（八）神经反射

小儿的正常神经反射有两类，一类为终生存在的反射，另一类为小儿时期暂时反射。反射异常表现为：①左右不对称；②应该出现时不出现；③应该消失时未消失；④出现病理反射。

1. 浅反射 刺激皮肤、黏膜出现的反射。

（1）角膜反射：使小儿向一侧看，检查者从另一侧用棉花细絮轻触角膜（不要用棉棒，以免小儿突然转头而伤及角膜），正常时两眼同时出现闭眼动作，若试一眼没有引起闭眼动作，而试另一眼时两眼有反应，则未引起反应的一侧三叉神经麻痹；若做角膜反射时，一侧眼闭合，另一侧眼不闭合，则不闭合的一侧面神经有障碍。角膜反射中枢在脑桥。

（2）咽反射：用压舌板触咽后壁，正常时出现咳嗽或呕吐动作，此反射中枢在延脑。真性延髓麻痹（球麻痹）时咽反射消失，假性延髓麻痹（假性球麻痹）时咽反射存在。

（3）腹壁反射：用钝针或木签自腹外侧向中线方向快速轻划腹壁皮肤，分别试上、中、下腹部，肚脐向刺激侧收缩为阳性。上腹壁反射中枢在胸髓$_{7\sim8}$，中腹壁反射中枢在胸髓$_{9\sim10}$，下腹壁反射中枢在胸髓$_{11\sim12}$。婴儿时期腹壁反射不明显，随着锥体束的成熟而逐渐可以引出，11～12个月以后比较容易引出，注意两侧是否对称。膀胱充盈、肥胖、水肿或脱水时可能引不出或减弱。

（4）提睾反射：用钝针或木签轻划大腿内侧皮肤，引起同侧睾丸上提为阳性，反射中枢在腰髓$_{1\sim2}$。男孩在4～6个月以后才比较明显，正常时可有轻度不对称。

（5）跖反射：轻划足底外侧缘，1岁半以内小儿出现足趾的伸或屈的动作，2岁以后表现为足趾跖屈，此为正常反应，反射中枢在腰$_5\sim$骶$_{1\sim2}$。

（6）肛门反射：用钝针划肛门周围皮肤，引起肛门括约肌收缩，反射中枢在骶$_{4\sim5}$。

2. 深反射 刺激肌腱、骨膜等引起的反射。

（1）下颌反射：检查者用左手指轻轻按患儿下颌正中部，使其口半张开，以叩诊锤轻轻叩击此指，出现闭口动作，正常时此反射微弱或缺如，两侧锥体束病变时，反射增强，反射中枢在脑桥水平。

（2）肱二头肌反射：屈肘90°，检查者以手托住小儿前臂，拇指压在肱二头肌肌腱上，用叩诊锤叩此拇指，引起前臂屈曲为阳性，反射中枢在颈髓$_{5~6}$。

（3）肱三头肌反射：前臂半屈曲，叩其三头肌肌腱，引起前臂伸直为阳性，反射中枢在颈髓。

（4）膝腱反射：卧位或坐位，膝自然屈曲，用叩诊锤敲击膝腱，引起小腿前踢为阳性，反射中枢在腰髓$_{2~4}$。小儿检查膝腱反射时，应将头面部置于正中位，否则可因颈紧张反射的影响而使膝腱反射不对称，头面部的一侧膝腱反射活跃，头枕部的一侧反射抑制。

（5）跟腱反射：仰卧位，髋关节稍屈曲并旋外，膝关节亦稍屈曲，检查者用左手轻托足底，使足稍背屈，然后轻叩跟腱，正常反应是足跖屈，反射中枢在骶髓$_{1~2}$。

3. 暂时性反射 小儿生后即出现一些原始反射，随着年龄增大，大脑皮质逐渐发育成熟，这些反射逐渐被抑制以至消失。

（1）吸吮及吞咽反射：检查者用橡皮奶头或小手指尖插入小儿口内，引起小儿口唇及舌的吸吮动作。当奶或糖水进入口腔时，有吞咽动作。胎龄28~30周的早产儿，吸吮力量很弱，而且不能持久；36周时吸吮持续有力，适于哺乳。所有足月新生儿生后即有吸吮及吞咽反射。此反射传入神经为三叉神经感觉支，传出神经为面神经、迷走神经、舌下神经。反射减弱可由反射弧神经损伤所致，也可由缺氧、外伤或感染引起的脑干损害所引起。此反射4个月以后逐渐被主动的进食动作所代替。

（2）寻觅反射：正常足月新生儿脸颊部接触到母亲乳房或其他部位时，可出现"寻找"乳头的动作。检查时，触摸小儿口周皮肤。胎龄28周时已有此反射，但反应迟钝而且不完全。胎龄32周即有完全的反应，表现为头向刺激侧旋转、张口。此反射在足月儿也不恒定，生后第一天有时引不出，不能视为异常。

（3）基本方位反射：轻轻触及小儿口角，可引起该侧口角的下唇向下运动，舌头也随之转动。检查者手指慢慢移向其他部位时，头也随之转动。刺激上唇中央部位时，唇可以提起，露出牙龈，舌头也朝着刺激点运动。若手指沿着鼻唇沟滑动，可引起小儿头向后仰。若触下唇中央部，则嘴唇朝下，舌也伸向刺激部位。若手指触及下颌部位，则可见到下颌朝下、头屈曲的动作。上述这些反射在喂奶前检查比较容易引出，面神经麻痹时可见到左右不对称。

（4）Moro反射：又称拥抱反射，是新生儿期的一种重要反射，有几种引出的方法：①小儿仰卧，检查者手放置于小儿头后部，将头抬起与床面呈30°，呈半坐位，然后迅速将头向后倾10°~15°（检查者手不离开小儿头部），可以引出此反射。②小儿仰卧位，检查者站立在小儿足的一端，握住小儿双下肢，突然抬离床面，使肩部离开床面，但头没有离开床面，此时也可引出Moro反射。③小儿呈仰卧位，检查者拉小儿双手使躯体慢慢升起，当肩部离开床面而头部尚未离开床面时，突然将手松开，引起颈部的突然活动，也可引出此反射。临床常用此方法。

阳性表现为上肢伸直、外展，下肢伸直（但不经常出现），同时躯干伸展、手指张开，拇指及示指末节屈曲，然后上肢屈曲内收，呈拥抱状，有时伴有啼哭。

肌张力增高时，影响上肢充分活动，以致上肢不能充分外展，当严重肌张力增高时，不能引出此反射，肌张力明显低下时也很难引出此反射。母亲用镇静药过多或新生儿脑损伤，此反射减弱。反射亢进，表明刺激阈值减低，可见于胎儿窘迫、低钙或核黄症。反射表现不对称可见于臂丛神经损伤、锁骨骨折或偏瘫。

检查时头要放置在正中位，否则左右侧可表现不对称。检查时小儿手中不要握物，握物的一侧引不出此反射。Moro反射生后即出现，3个月以内表现明显，4~5个月时逐渐消失，6个月时如持续存在属异常。

（5）握持反射：检查者手指或其他物品从小儿手掌尺侧进入，此时小儿手指屈曲握物。若仔细观察，可见手指屈曲有一固定的顺序，首先是中指屈曲，继而是环指、小指、示指，最后是拇指。检查时头应该放置在正中位，不要转向一侧，否则枕侧的手容易引出。在吸吮动作时容易引出此反射。过强的握持反射见于痉挛型脑性麻痹、核黄疸等。偏瘫、脑损伤或臂丛神经损伤时两侧表现不对称。此反射出生时即存在，2~3个月以后当有意识握物出现时此反射消失。

（6）Babkin反射：小儿仰卧位，检查者用拇指同时按压小儿两侧手掌，引起小儿向前低头、张口、闭眼动作。新生儿期即出现，6周后逐渐减弱。生后4个月如持续存在属异常。

（7）颈强直性反射：分对称及不对称两种。①不对称颈强直反射：仰卧位不哭时，将其头转向一侧，此时面部一侧上、下肢伸直，枕部一侧上、下肢常屈曲。有时上肢不能表现完全的伸直，仅表现为伸肌张力增强。正常小儿2~3个月时消失，脑性麻痹时反射增强，持续时间也长。②对称性颈强直反射：将小儿呈俯卧位抱起，利用屈颈或伸颈的动作引出。将低着头的小儿头部抬起时，可见其上肢伸肌张力增加，下肢屈肌张力增加。反射明显时，可见上肢伸直，下肢屈曲。屈曲颈部时，动作相反。

（8）回缩反射：用钝针刺激足底时，可引起下肢迅速地回缩。胎龄20周时此反射已存在，反射中枢可能在脊髓，因有严重大脑功能抑制的新生儿也很容易引出此反射，脑脊膜膨出的患者常引不出，臀位产的小儿两下肢伸直的情况下也常引不出或极弱，检查时注意两侧是否对称。

（9）交叉伸展反射：检查时小儿仰卧位，握住小儿一侧膝部使下肢伸直，按压或敲打此侧足底，此时可见到另一侧下肢屈曲、内收，然后伸直，似乎要推开这个刺激。新生儿时期可以引出，一个月以后消失，检查时注意两侧动作是否对称。

（10）踏步反射：又称步行反射，检查时握持小儿腋下呈直立位，使其一侧足踩在桌面上，将全身重心移到此脚，这时可引起下肢屈曲，然后伸直、抬起，这时将小儿重心移到另一只脚，又引起相同的动作，类似踏步的动作。此反射出生后即存在，正常小儿5~6周消失，如3个月后仍持续不消失，属异常。

（11）躯体侧弯反射：又称为Galant反射，扶小儿胸腹部使呈俯卧位，刺激一侧脊柱旁部位或腰部，可引起躯干向刺激侧弯曲。注意两侧是否对称。生后即出现，3个月时消失，如持续存在，说明脑部有弥漫性疾患。有脊髓病变时，此反射有助于定位诊断。

（12）按置反射：扶小儿呈立位，将一侧胫骨前缘或足背抵于桌面边缘，可见到小儿将该下肢抬到桌面上。比较左右侧是否对称。

4. 病理反射

（1）巴宾斯基（Babinski）征：检查时患儿平卧，全身放松，髋、膝关节伸直，足跟放在床上，若坐位时检查，膝关节应适当伸直，检查者用手握住其踝关节，用火柴棒或大头针钝端划足底外侧缘，由跟部向前划。阳性反应为拇趾背屈，其余各趾散开。2岁以后阳性是锥体束损害的重要体征之一，但也可出现于深昏迷或熟睡时。

（2）查多克（Chaddock）征：自外踝下方由后向前轻划患儿足背外侧皮肤，阳性时拇趾背屈。意义与巴氏征相同。

（3）奥本海姆（Oppenheim）征：用手指紧压胫骨膜，自上往下滑动，阳性时拇趾背屈。意义与巴氏征相同。

（4）戈登（Gordon）征：握腓肠肌，阳性反应同上，意义同巴氏征。

（5）舍费尔（Schafer）征：挤跟腱，阳性反应同上，意义同巴氏征。

（6）罗索利莫（Rossolimo）征：用手指急促地弹拨足趾跖面，足趾跖屈为阳性，意义同上。

（7）霍夫曼（Hoffmann）征：检查者用右手示指和中指夹住患儿中指第二节，以拇指弹压中指末节，观察其他四指情况，如各指轻微屈曲为阳性，正常人有时也可见到，若反应强烈或双侧明显不对称时则有临床意义，提示颈髓$_{5～6}$以上锥体束受损。

（九）脑膜刺激征

脑膜炎、蛛网膜下隙出血或其他任何原因引起的颅压高，都可因神经根受刺激而致反射性颈背肌张力增高，出现脑膜刺激征，检查方法如下：

（1）颈强直：患儿仰卧，检查者一手托住患儿头枕部并向胸前屈曲颈部，使其下颌接触前胸部，正常时颈部无抵抗，若颈部屈曲有阻力，下颌不能抵至胸部，则属颈强直或称颈抵抗阳性。小儿囟门及颅缝未闭，可以缓解颅内高压，即使有脑膜炎，也可不出现颈强直。

（2）凯尔尼格（Kernig）征：患儿仰卧，将患儿一侧下肢髋、膝关节均屈曲成直角，然后试伸其小腿，如有抵抗不能向上举直时为阳性。小儿生理性屈膝肌紧张，故生后3～4个月阳性无病理意义。

（3）布鲁津斯基（Brudzinski）征：患儿仰卧，托其头部向前曲颈动作时，下肢出现屈曲为阳性。

（十）自主神经功能检查

注意脉搏、呼吸、血压、体温有无剧烈的波动，有无阵发性心动过速、高血压、低血压。

注意皮肤颜色、温度及出汗情况。全身无汗见于外胚层发育不全或某些药物影响，局部无汗见于末梢神经疾患。霍纳（Horner）综合征病侧面部少许出汗。

皮肤划纹反应正常时为先白再红继而隆起，在横断性脊髓病变时划纹反应消失，并有定位意义。

检查自主神经功能时，要了解唾液、泪分泌情况，无泪见于中枢性自主神经功能综合征（Riley-Day综合征）。

注意括约肌功能有无障碍。脊髓圆锥、马尾病变时出现充盈性尿失禁。

脊髓横断性损伤时，脊髓休克阶段出现尿潴留，以后出现尿失禁。

为了解排汗功能，做发汗试验。

三、实验室及神经影像学检查

常规实验室及神经影像学检查能够帮助明确疾病的诊断，因而对疑有特殊病因所致的发作性疾病时，常选择性进行实验室及神经影像学检查。

1. 脑电图　在发作性疾病中，通常发作时间很短，医生往往无法目睹发作时表现。除病史外，视频脑电图（EEG）监测是鉴别癫痫与非癫痫性发作最为有用的方法。长程视频脑电图可以把临床表现和脑电图异常结合起来，从而成为发作性神经系统疾病最为有效的诊断方法之一。

2. 神经影像学检查　头颅 CT 或 MRI 可以帮助医务人员发现颅内引起发作性神经系统疾病的病因，确定疾病的病变部位，对疾病的诊断有很大帮助。

3. 生化检查　血糖水平增高或降低都可引起发作性神经系统疾病，而血糖水平的测定可帮助发现低血糖或高血糖。糖耐量异常也可显示体内血糖的代谢，但糖耐量试验仅在基于临床病史高度怀疑有糖尿病可能的情况下进行，血生化的检查还可帮助发现肝肾功能的异常和酒精、毒品的滥用。

4. 气相色谱-质谱（GC-MS）和串联质谱（MS/MS）技术　对部分怀疑代谢性疾病的患者应用以上技术对血和尿氨基酸、有机酸、脂肪酸、肉碱等进行筛查，进一步寻找发作性疾病的病因。

5. 遗传学检查　对怀疑遗传性疾病所致发作性症状的患者，给予遗传学检查，根据症状、体征及一般检查选择遗传学检查方法，如染色体核型分析，多重探针连接依赖式扩增（MLPA）、基于芯片的比较基因组杂交（aCGH）、单核苷酸多态（SNP）、低倍全基因组测序检测 CNV 的技术（CNP-seq）、二代基因测序包、全基因组外显子测序、全基因组测序、线粒体基因组测序等。

6. 其他　心电图、心脏 Holter 检查、倾斜试验有助于心源性发作或血管迷走性晕厥的诊断；胸片或胸部 CT 检查有助于排除肺部或纵隔肿瘤引起的发作性疾病的副肿瘤综合征。

四、发作性疾病分类及诊治

小儿发作性疾病按照临床特点分类，分为癫痫性发作和非癫痫性发作。非癫痫性发作按照年龄分类，如新生儿期呼吸暂停、周期性呼吸、婴儿期屏气发作等，见表 1。按系统分类，如心血管系统的脑缺氧发作，泌尿系统的急性肾炎或肾动脉狭窄所致高血压脑病，内分泌系统的低血糖、低血钙等，消化系统的胃-食管反流，等等。

表1　各年龄段常见非癫痫发作性疾病

年龄分期	常见非癫痫发作性疾病
新生儿期	呼吸暂停、周期性呼吸、颤动、新生儿颤动综合征、良性新生儿肌阵挛
婴幼儿期	屏气发作、良性婴儿肌阵挛、婴儿良性斜颈、异常眼运动、节律性运动障碍等
儿童期	血管迷走性晕厥、偏头痛、良性阵发性眩晕、节律性运动障碍、异态睡眠等
青少年和青年期	血管迷走性晕厥、发作性睡眠、睡眠期周期性肢体运动、睡眠惊跳、发作性运动障碍、痉挛障碍、半侧面部痉挛、偏头痛、僵人综合征、精神性非癫痫发作、假癫痫发作、歇斯底里等

五、儿科发作性疾病诊治流程

儿科发作性疾病类型多样，且混杂较多生理性行为动作，需要经验丰富的临床神经科医生对其进行系统性评估。但对于年轻医生，可以根据以下流程对其进行大致鉴别，需要强调的是，没有任何流程可以万无一失、不漏诊，所以必要时要重复评估，多学科会诊，见图1。

在出现发作性症状时，首先判断发病时有无意识障碍，但意识障碍的判断在儿科较困难，特别是对于新生儿和婴幼儿及存在心理疾病的患者。如果在发作时突然地倒地致外伤，或惊厥性发作时口唇发绀，则一定存在意识障碍，而发作时虽有倒地，但每次发作时均能规避创伤，则不一定存在意识障碍，需要进一步评估。

在确定存在意识障碍后，可排除装病，但不能完全排除精神性疾病，如歇斯底里过度换气后可能出现晕厥。首先监测生命体征，如果血压过高，则考虑高血压脑病，如果血压过低，则考虑低血压原因；心电图检查有严重心律失常，则考虑心源性疾病。如果电解质存在低钙或低镁，则考虑低钙或低镁所致惊厥，但需注意的是，儿童生长发育中，可以存在轻度低钙或低镁，不一定导致惊厥，需要慎重判断。如低血糖，则考虑低血糖所致意识障碍，低血糖往往在餐前出现，当然排除高胰岛素高血氨综合征，该病往往在大量

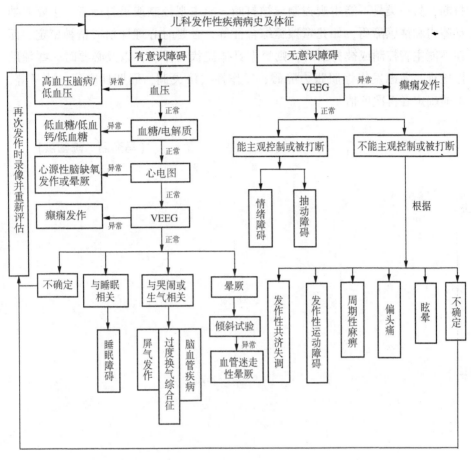

图 1　儿科发作性疾病诊治流程

进食蛋白后出现低血糖发作。

在以上原因被排除后，需做长程视频脑电图（VEEG）判断是否癫痫发作。其中脑电图异常包括发作间期脑电图异常或发作期脑电图异常，发作间期脑电图异常需要根据病史、体征和其他检查综合判断以确定是否癫痫发作；而发作期异常，还需根据具体情况分析所致癫痫发作的原因，详见癫痫章。排除癫痫发作后，根据具体情况进一步完善相关检查来判断，如若与哭闹生气相关，需进一步完善脑血管检查除外脑血管疾病排除"烟雾病"等，如若脑血管正常，根据年龄特点，则考虑屏气发作或过度换气综合征；如若晕厥症状，进一步倾斜试验排除血管迷走神经性晕厥，仍不能确定者，再次评估。

在确定不存在意识障碍时，首先完善 VEEG 结合病史体征进一步区分癫痫发作和非癫痫发作。在非癫痫发作中，分为两类，一类为能主观控制或被打断，另一类是不能主观控制或被打断。能主观控制或被打断者，主要有抽动障碍和情感障碍，如儿童擦腿综合征等，必要时心理评估或精神鉴定。而在不能主管控制或被打断者，则根据具体症状和体征，以及必要时一些辅助性检查，考虑发作性肌张力障碍、发作性共济失调、周期性麻痹、眩晕等，不能确定者再次评估。

（马燕丽　陈国洪）

第二章 癫痫

第一节 癫痫的概念及分类

癫痫是一种慢性的脑部疾病，是一种古老的疾病，4 000 多年前在古巴比伦就存在，3 000 年前古希腊人描述过其发作过程，2 500 年前中国古代医书中也有这种疾病的记录。癫痫在祖国医学中被称为"痫证"，在民间俗称"羊癫疯""羊角风"，癫痫的病名记载最早见于长沙马王堆汉墓出土的《五十二病方》，其中有"婴儿病痫"的描述。在中医古代文献《黄帝内经》、扁鹊的《难经》以及历代的古医书中均有描述及治疗方药。

据中国最新流行病学资料显示，国内癫痫的总体患病率为 7.0‰，年发病率为 28.8/10 万，1 年内有发作的活动性癫痫患病率为 4.6‰。据此估计中国约有 900 万左右的癫痫患者，其中 500 万~600 万是活动性癫痫患者，同时每年新增加癫痫患者约 40 万，在中国癫痫已经成为神经科仅次于头痛的第二大常见病。

【癫痫的定义】

癫痫的定义是对这种疾病的临床特征进行高度概括，作为医生认识这种疾病的特点并且诊断的同时和其他具有相似特点的疾病进行鉴别的理论依据。

在癫痫领域，一直存在两种定义：概念性定义（conceptual definition）和实用性定义（practical definition；或称为操作性定义，即 operational definition）。概念性定义是一种理论定义，而实用性定义则是一种临床定义。

癫痫源于希腊语"epilepsia"，意指不同特征和不同程度的反复发作现象。1870 年，Jacksons 提出"癫痫是灰质突然地、过度地异常放电"；2001 年，国际抗癫痫联盟（ILAE）提出的癫痫（epilepsy）定义，其内涵是"皮质及深部核团、部分丘脑及上位脑干灰质神经元突然性、发作性、短暂性异常放电所导致的脑功能紊乱的临床现象"。2005 年，ILAE 将癫痫（epilepsy）定义为：

一组以反复发作为特征的慢性脑部疾病，发作时有或无意识丧失，伴或不伴神经、精神、认知、社会学诸方面功能障碍。

2014 年，新的癫痫定义认为"癫痫是一种脑部疾病，其特点是脑部有持续存在的反复发作的易感性，以及由于这种发作引起的神经生化、认知、心理和社会后果，癫痫的确定要求至少有 1 次癫痫发作"，见表 2。

表 2　2014 年国际抗癫痫联盟（ILAE）制定了新的临床实用定义 *

癫痫是一种脑部疾病，符合如下任何一种情况下可确定为癫痫：
1. 至少 2 次间隔>24h 的非诱发性（或反射性）发作
2. 一次非诱发性（或反射性）发作，并且在未来 10 年再发风险与两次非诱发性发作后的再发风险相当（至少 60%） 　先前的脑损伤（A 级） 　脑电图提示癫痫样异常（A 级） 　头颅影像提示结构性损害（B 级） 　夜间发作（B 级） 3. 诊断某种癫痫综合征
符合如下任何一种情况，可认为癫痫已不存在： 　1. 已经超过了某种年龄依赖癫痫综合征的患病年龄 　2. 已经 10 年无发作，并且近 5 年已停用抗癫痫药物

*《中华神经科杂志》2014 年 8 月第 47 卷第 8 期，第 513-515 页。

最初癫痫这种疾病的定义主要是对观察到的临床生物学特点进行客观描述，随着医学科学的不断发展和进步，以及对癫痫的深入研究，癫痫的定义从最初单纯的生物学特征描述逐渐过渡到包括精神、心理、社会等方面的疾病特征。癫痫的定义也会随着临床活动实践与时俱进，不断修正。

【癫痫及癫痫发作的分类】

一、癫痫分类的目的

（1）为方便沟通（医生和科学家之间，医生和医生之间讨论和研究理论问题）。

（2）为深入研究（为进一步找寻癫痫的致病原因、癫痫表型与基因型的关系等）。

（3）为改善治疗（长期以来，癫痫治疗的原则始终遵循按照发作类型选择药物）。

二、癫痫分类的历史演变

1. 现代医学曾有多种方法对癫痫进行分类 按临床表现（发作类型）；按综合征（一系列特征）；按发病原因（病因学）；按解剖学（致癫痫病灶）；按神经元网络或是生理或生化方面的特征（神经电生理）。但是迄今为止，仍没有哪一种分类被认为是满意的或是最科学的。

2. 癫痫分类的历史演变 在 19 世纪，人们已经认识到特发性癫痫和症状性癫痫病是不同的。当时也存在着一种发作类型分类：大发作、小发作与局灶发作。1940 年脑电图（EEG）开始应用于临床，人们开始按照脑电图的结果进行癫痫分类。1960 年国际抗癫痫联盟（ILAE）秘书长亨利·迦斯笃（Henri Gastaut）指出：应当制定标准统一的分类，于是 ILAE 在 1964 年提出了第一版的癫痫分类。1969 年 ILAE 采纳了"发作类型分类"，发作被分为部分发作和全面发作。1981 年 ILAE 对发作类型分类进行了修订，从而在相当长的一段时间内成为我们临床医生一直沿用的标准分类，见表 3。

表 3 国际抗癫痫联盟和名词委员会推荐的癫痫发作的临床及脑电图分类（1981）＊

一、部分性发作

（一）单纯部分性发作

1. 运动症状

2. 躯体感觉或特殊感觉

3. 自主神经症状

4. 精神症状

（二）复杂部分性发作

（三）部分性发作发展为继发性全身性发作

二、全面性发作

（一）失神发作

1. 典型失神发作

2. 非典型失神发作

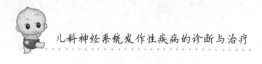

续表

（二）肌阵挛发作

（三）阵挛性发作

（四）强直性发作

（五）强直-阵挛发作

（六）失张力发作

三、不能分类的癫痫发作

四、附录

在各种情况下发生的癫痫发作：

1. 偶然发作

2. 周期性发作

3. 发作有诱发因素

长期或反复发作（癫痫状态）

＊摘自《中华神经科杂志》2001 年第 34 卷，第 187-189 页。

1989 年国际抗癫痫联盟（ILAE）再次对癫痫及其综合征分类进行修订，这种分类因为太过复杂而未被更多使用。但是其某些方面在总体上被证实是有用的，但是从未被广泛使用，见表 4。

表 4　1989 年国际抗癫痫联盟（ILAE）发布修订版的癫痫分类＊

全身性癫痫及综合征

特发性（与年龄相关），例如：青少年失神（JAE）、青少年肌阵挛（JM）等

隐源性（与年龄相关），例如：WEST 综合征、L-G 综合征等

症状性

1. 非特殊病因　早期肌阵挛脑病等

2. 特殊综合征　合并其他疾病的癫痫发作，如 PKU

与部位相关的癫痫和综合征

特发性（与年龄相关）　例如：Rolandic 区癫痫，具有枕叶爆发的小儿癫痫

症状性 Kojewnikow 综合征、额叶癫痫、枕叶癫痫、顶叶癫痫等

隐源性癫痫

续表

不能确定为局限性或全身性的癫痫及综合征

兼有全身性和局限性发作，例如：婴儿严重肌阵挛性癫痫、CSWS 等

未能确定为全身性或局限性者

特殊综合征

与疾病相关的发作：热性惊厥、中毒、非酮性高血糖等

* 《中华神经科杂志》2001 年 6 月第 34 卷第 3 期，第 187 页。

2001 年国际抗癫痫联盟（ILAE）在皮特·恩格尔的领导下组织了一个修订分类的工作组。这个工作组得出的结论是，没有一个被普遍认同的新分类能替换当前的分类。这个小组最终决定不制定新的分类，而是创造了他们所说的"诊断方案"，见表 5。这个诊断方案是一套带有五个标题的清单，分别包括发作期现象清单、发作类型清单、综合征清单、病因清单以及损伤清单。

表 5 癫痫发作类型（摘自 ILAE 建议，2001） *

一、自限性发作

（一）全面性发作

1. 强直-阵挛发作（包括开始为阵挛或肌阵挛的变异型）

2. 阵挛性发作

（1）无强直成分

（2）有强直成分

3. 典型失神发作

4. 非典型失神发作

5. 肌阵挛失神性发作

6. 强直性发作

7. 痉挛

8. 肌阵挛

9. 眼睑肌阵挛

（1）不伴有失神

（2）伴有失神

10. 肌阵挛失张力发作

11. 负性肌阵挛

12. 失张力发作

13. 全面性癫痫综合征中的反射性发作

（二）局灶性发作

1. 局灶性感觉性发作

（1）具有原始感觉症状（如枕叶和顶叶癫痫）

（2）具有经验性感觉症状（如颞顶枕交界处癫痫）

2. 局灶性运动性发作

（1）表现为单纯阵挛性运动发作

（2）表现为不对称强直性运动发作（如附加运动区发作）

（3）表现为典型（颞叶）自动症（如颞叶内侧发作）

（4）表现为多动性自动症

（5）表现为局灶性负性肌阵挛

（6）表现为抑制性运动发作

3. 痴笑发作

4. 半侧阵挛发作

5. 继发为全面发作

6. 局灶性癫痫综合征中的反射性发作

二、非自限性发作

（一）失神性持续性发作

（二）全面性癫痫持续状态

1. 全面性强直-阵挛性癫痫持续状态

2. 阵挛性癫痫持续状态

3. 失神性癫痫持续状态

4. 强直性癫痫持续状态

5. 肌阵挛性癫痫持续状态

（三）局灶性癫痫持续状态

1. Kojewnikow 部分性持续性癫痫

2. 持续性先兆

3. 边缘性癫痫持续状态（精神运动性癫痫持续状态）

4. 半侧抽搐伴偏瘫持续状态

* 癫痫发作类型（摘自 ILAE 建议，2001），Epilepsia，2001，42，796-803。

在 2010 年，国际抗癫痫联盟（ILAE）的工作组编写了另一份报告，而最终的报告非常富有争议。这份报告是从多方面对分类方法的一次修订，而且进行了许多更改，包含了癫痫痉挛，以及增加了肌阵挛-失张力性发作等新的发作类型，见表 6。但是这些改动并未被广泛使用。鉴于影像学与遗传学新进展对病因诊断的影响，工作组对病因诊断的分类及术语做了调整，建议将"特发性"更改为"遗传"，将"症状性"更改为"结构/代谢"，以及将"隐源性"更改为"未知"。

表 6　癫痫分类：2010 ILAE 工作组

2010 年，ILAE 工作组发布另一项报告
更新了"发作类型"和"综合征"目录
强调了病因
更换了术语：
"特发性"变为"遗传"
"症状性"变为"结构/代谢"
"隐源性"变为"未知"

这一改动并未受到好评而且没有被广泛接受。术语上的变更属于"为了改变而改变"（没有改变概念，只是改变表达）。新术语大部分未被使用。

2011 年的另一项尝试是关注病因。这种病因学分类包含四类：特发性、症状性、诱发性和隐源性。该分类还指出确定一个特定患者的病因会困难重重，见表 7。

表 7　癫痫分类：2011 病因学分类

按病因分成四类：
特发性
症状性
诱发性
隐源性
这些分类并不是简单拟定的：
病因和机制并不相同

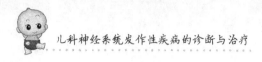
续表

| 多因素所致 |
| 癫痫有一个发展过程 |
| 如何区别"诱因"和"病因" |
| 同时承认癫痫是一种神经发育性失调 |

　　基于近年来对癫痫临床特征认识的深入及相关研究进展，ILAE 工作组 2017 年发布了新的癫痫发作及癫痫分类，见表 8。

表 8　2017 版 ILAE 癫痫与癫痫发作分类解读表

局灶性起源 （意识清楚或受损）	全面性起源	未知起源
运动性	运动性	运动性
自动症	强直-阵挛发作	强直-阵挛发作
失张力发作	阵挛发作	癫痫样痉挛发作
阵挛发作	强直发作	非运动性
癫痫样痉挛发作	肌阵挛发作	行为终止
过度运动发作	失张力发作	不能归类
肌阵挛发作	肌阵挛-强直-阵挛发作	
强直发作	肌阵挛-失张力发作	
非运动性	癫痫样痉挛发作	
自主神经性发作	非运动性（失神）	
行为终止	典型发作	
认知性发作	不典型发作	
情绪性发作	肌阵挛失神发作	
感觉性发作	眼睑肌阵挛发作	
局灶性进展为双侧强直-阵挛性		

　　2017 年 ILAE 提出将癫痫分为四个大类，即局灶性、全面性、全面性合并局灶性以及不明分类的癫痫，基于癫痫发作类型、脑电图、影像特征等信息，有时可诊断相应的癫痫综合征。

2017 年癫痫分类提出六大病因：遗传性、结构性、感染性、免疫性、代谢性、病因不明。同时强调了癫痫共患病的问题，随着人们对生活质量要求的提高，自癫痫诊断明确后就应该考虑共患病，包括精神异常、认知障碍、心血管及呼吸系统异常、癫痫猝死、偏头痛等。

（王　媛　陈国洪）

第二节　癫痫的病因及发病机制

一、癫痫的病因

2017 年，ILAE 分类工作组建议将癫痫病因分为六大类：遗传性、结构性、代谢性、免疫性、感染性及病因不明，其中遗传性因素越来越被重视，每个癫痫患儿疾病的发生由遗传因素和环境因素共同体作用导致，这六大类是对癫痫病因的大致的分类，有条件的情况下要对其病因进行具体化描述，则更具有临床意义。

1. 遗传因素　大量研究证明癫痫和遗传因素有关，目前已证实与遗传因素有密切关系的癫痫综合征有儿童良性癫痫伴中央颞区棘波、少年肌阵挛性癫痫、儿童失神癫痫等，同时症状性癫痫有许多遗传性疾病，如结节性硬化、神经纤维瘤病等，这些遗传性疾病造成脑损伤从而导致癫痫。

2. 获得性因素　脑结构异常或代谢异常可产生致痫灶或降低惊厥阈值，这类疾病导致的癫痫为症状性，小儿癫痫获得性病因很多，其中遗传因素目前发现也比较多，其他常见病因有脑部病变、缺氧脑损伤、代谢和内分泌紊乱、中毒等。

3. 诱发因素　感觉性诱因：发热、过度换气、代谢紊乱、身体应激、情感和精神紊乱、睡眠、过饱等。感觉性刺激：视觉刺激、听觉刺激、前庭刺激、嗅觉或味觉刺激、触觉或本体觉刺激。

4. 年龄因素　不同年龄阶段引起癫痫的主要病因有所不同，年龄或脑的成熟程度不仅影响发作的倾向，也影响发作类型，小儿癫痫的病因及年龄分布特点对癫痫的诊断及防治有指导意义，如新生儿期癫痫需要考虑的病因有产伤、缺氧、颅内出血、高胆红素脑病、宫内感染、颅内感染等。

二、癫痫的发病机制

癫痫的发病机制复杂，目前认为主要与中枢性神经系统的兴奋性与抑制性失衡及突触可塑性、离子通道异常、免疫及炎症因子、神经血管完整性、神经胶质细胞异常有密切关系。

1. 中枢性神经系统的兴奋性与抑制性失衡（神经递质及受体）及突触的可塑性神经递质　主要有氨基酸类：γ 氨基丁酸（GABA）、甘氨酸、谷氨酸（Glu）、天冬氨酸、牛磺酸等；单胺类：多巴胺、去甲肾上腺素、5-羟色胺及乙酰胆碱等。Glu 与 GABA 分别是中枢神经系统中最重要的兴奋性神经递质与抑制性神经递质，与癫痫发作密切关系。Glu 受体有离子型受体（AM2PA、KA 和 NMDA）和代谢型受体（mGluRs），分别与离子通道和 G-蛋白通道耦联，进而发挥作用。目前认为痫性发作时谷氨酸蓄积作用于离子型受体，使突触过度兴奋，从而诱发痫性发作。与癫痫相关的离子通道主要包括钠、钾、钙离子通道。离子通道基因突变都有可能改变通道蛋白的正常功能，可造成中枢神经系统溶液中 GABA 水平也有明显降低，导致癫痫发生。目前已有研究证实单胺类递质（多巴胺、去甲肾上腺素、5-羟色胺）对癫痫起抑制作用，而乙酰胆碱则对癫痫起促进作用。而近年来，一些遗传学方面的研究为这些递质在癫痫发生中的作用提供了更为直接的证据。比如在夜间额叶癫痫患者中发现编码烟碱样乙酰胆碱受体 β2 亚基的 *CHRNβ2* 基因中发生了插入突变和错义突变。而对癫痫小鼠、基因重组和基因敲除小鼠进行的功能研究也发现烟碱乙酰胆碱受体的 α4 亚基与癫痫易感性相关。突触的可塑性是指突触按一定规律或模式建立神经连接的形式，具有一定的特异性。目前研究认为癫痫患者在癫痫的形成过程中，脑内神经元之间形成异常的突触联系，从而形成病理性神经环路，进而导致大脑兴奋性增强。

2. 离子通道异常　作为体内可兴奋性组织的兴奋性调节的结构基础，与癫痫的发生关系密切，目前的观点认为，很多特发性癫痫是一种"离子通道病"。当编码离子通道蛋白的基因发生突变时，可对离子通道的功能产生影响，从而引起神经组织兴奋性异常改变，导致癫痫的发生。而其中钠、钾、钙离子通道与癫痫的相关性较为明确。电压门控钠通道是一类镶嵌在膜内的糖蛋白，无论在细胞动作电位的产生还是传播过程中都起着非常重要的作用。钠离子通道通常是由 α、β1 和 β2 这 3 个亚基构成，α 亚基是由同一家族的 9 个基因编码，其中 *Nav*1.1（*SCN1A*）、*Nav*1.2（*SCN2A*）、*Nav*1.3（*SCN3A*）

和 Nav1.6（SCN8A）主要在中枢神经系统表达。钾离子通道是分布最广、类型最多的一类离子通道，它存在于所有的真核细胞，主要参与细胞膜静息电位和动作电位复极化过程的调节，决定着动作电位的发放频率和幅度。目前已明确编码电压门控性钾通道的基因主要包括 KCNQ1、KCNQ2、KCNQ3 和 KCNQ4；钙通道广泛存在于机体的不同类型组织细胞中，参与神经、肌肉、内分泌和生殖等系统的生理过程。钙离子的内流与阵发性去极化漂移、神经元同步放电及抑制性突触后电位形成有关。有研究用钙离子成像的方法观察了神经元参与癫痫发作的情况，证实钙离子的快速内流和细胞去极化有关，当去极化达到一定程度时可触发钠离子内流，从而爆发一系列迅速的去极化过程。

3. 免疫及炎症因子 动物实验及临床研究显示中枢神经系统和外周产生的免疫介质共同参与癫痫的发生发展。强大的免疫反应可降低癫痫发作的阈值、增强神经兴奋性、促进突触重建、导致血脑屏障受损，进而引发癫痫。癫痫患者的免疫系统功能紊乱远远多于其他人群。癫痫患者中淋巴细胞亚群 T3、T4 细胞含量下降，T8 细胞增加，T4/T8 比值下降。炎症细胞因子是人体免疫反应和炎症反应的重要调节者，细胞因子的失调和过度产生会导致神经元变性，可以诱导癫痫发作。目前认为白细胞介素 IL-1、IL-2、IL-6、IL-21B、IL-210，肿瘤坏死因子 α（TNF-α），干扰素（IFN）及血清可溶性白细胞介素 2 受体等细胞因子与癫痫有关，而且还与体液补体因子、IgG、IgA 及抗脑抗体等相关，特别是 IL-1 在发热性癫痫中有重要作用，因此对于难治性癫痫临床可用激素或丙种球蛋白治疗。

4. 神经血管完整性 中枢神经系统在结构和功能上的完整性取决于神经活动和脑血流（CBF）之间的耦联及血脑屏障（BBB）物质转运的调控。而这 2 个重要过程均依赖于神经血管单元的协调活动。神经血管单元主要由紧邻的小血管内皮、神经元和胶质细胞构成。目前已有研究显示在脑血管疾病，尤其是脑小血管病中，神经血管单元完整性的破坏与癫痫的发生存在相关性。其机制主要包括以下 2 个方面：①区域性脑血流量（regional cerebral blood flow，rCBF）的变化。②血脑屏障（BBB）完整性的破坏。

5. 神经胶质细胞 以往研究认为，神经胶质细胞只对神经元起支持作用，而近年来在对癫痫手术切除的病灶标本观察中发现，慢性癫痫患者脑组织中大量星形胶质细胞和小胶质细胞增生，且呈谷氨酸样免疫组化反应阳性，这提示神经胶质细胞在癫痫的发生中发挥着重要作用。神经元微环境中的电解质平衡是维持神经元正常兴奋性的基础。星形胶质细胞依靠细胞膜上多种具有调节电解质代谢功能的酶参与细胞间离子的交换，维持了细胞内微环境电解质的平衡。正常星形胶质细胞能够主动摄取 K^+ 离子并合成抑制性递质 GABA，而神经胶质细胞发生异常增生后形态和功能均出现异常，称为反应性星形胶质细胞，而反应性星形胶质细胞摄取 K^+ 离子的能力下降，使神经元容易去极化，发生过度放电，同时摄取谷氨酸及合成 GABA 的功能下降，神经元的兴奋性升高，使癫痫性发作的阈值降低。

第三节　癫痫临床表现及常见发作类型

癫痫是以反复癫痫发作为特征的慢性神经系统疾病或综合征，由遗传学因素、多种神经系统疾病及全身性疾病引起，临床发作特点有突发性、刻板性、重复性，发作间期正常，可表现为全面性发作、局灶性发作和不能分类的发作。

一、常见发作类型

（一）全面性发作（generalized seizures）

1. 全面性强直-阵挛发作（generalized tonic-clonic seizures，GTCS）　是一种表现最明显的发作形式，故既往也称为大发作（grand mal）。以意识丧失、双侧对称强直后紧跟有阵挛动作并通常伴有自主神经受累表现为主要临床特征。脑电图特征背景活动正常或轻度非特异性异常，发作间期可见棘波、尖波、棘慢波、多棘慢波等，发作期强直期可见 10~20Hz 节律性棘波发放开始，波幅渐高、频率渐慢，逐渐转为阵挛期的棘慢波，频率进一步减慢，发作结束后可见 10~30s 的低电压或电抑制，继以弥漫性慢波活动，并逐渐恢复背景活动。

2. 失神发作（absence seizures）

（1）典型失神：发作突发突止，表现为动作突然中止或明显变慢，意识障碍，不伴有或伴有轻微的运动症状（如阵挛/肌阵挛/强直棘波/自动症等）。发作通常持续 5~20s（<30s）。发作时 EEG 呈双侧对称同步、3Hz（2.5~4Hz）的棘慢综合波爆发。约90%的典型失神患者可被过度换气诱发。主要见于儿童和青少年，如儿童失神癫痫和青少年失神癫痫，罕见于成人。

（2）不典型失神：发作起始和结束均较典型失神缓慢，意识障碍程度较轻，伴随的运动症状（如自动症）也较复杂，肌张力通常减低，发作持续可能超过20s。发作时EEG表现为慢的（<2.5Hz）棘慢波综合节律。主要见于严重神经精神障碍的患者，如Lennox-Gastaut综合征。

（3）肌阵挛失神：表现为失神发作的同时，出现肢体节律性2.5~4.5Hz阵挛性动作，并伴有强直成分。发作时EEG与典型失神类似。

（4）失神伴眼睑肌阵挛：表现为失神发作的同时，眼睑和（或）前额部肌肉出现5~6Hz肌阵挛动作。发作时EEG显示全面性3~6Hz多棘慢波综合。

3. 强直发作（tonic seizures）　表现为躯体中轴、双侧肢体近端或全身肌肉持续性的收缩，肌肉强直，没有阵挛成分。通常持续2~10s，偶尔可达数分钟。发作时EEG显示双侧性波幅渐增的棘波节律（20±5Hz）或低波幅约10Hz节律性放电活动。强直发作主要见于Lennox-Gastaut综合征。

4. 阵挛发作（clonic seizures）　表现为双侧肢体节律性（1~3Hz）的抽动，伴有或不伴有意识障碍，多持续数分钟。发作时EEG为全面性（多）棘波或（多）棘-慢波综合。

5. 肌阵挛发作（myoclonic seizures）　表现为不自主、快速短暂、电击样肌肉抽动，每次抽动历时10~50ms，很少超过100ms。可累及全身也可局限于某局部肌肉或肌群。可非节律性反复出现。发作期典型的EEG表现为爆发性出现的全面性多棘慢波综合征。肌阵挛发作既可见于一些预后较好的特发性癫痫患者（如青少年肌阵挛性癫痫），也可见于一些预后较差的、有弥漫性脑损害的癫痫性脑病（如Dravet综合征、Lennox-Gastaut综合征）。

6. 失张力发作（atonic seizures）　表现为头部、躯干或肢体肌肉张力突然丧失或减低，发作之前没有明显的肌阵挛或强直成分。发作持续1~2s或更长。临床表现轻重不一，轻者可仅有点头动作，重者则可出现站立时突然跌倒。发作EEG表现为短暂全面性2~3Hz（多）棘慢波综合发放或突然电压减低。失张力发作多见于癫痫性脑病（如Lennox-Gastaut综合征、Doose综合征）。

（二）部分性发作（partial seizures）

1. 简单部分性发作（simple partial seizures，SPS）　发作时无意识障碍。根据放电起源和累及的部位不同，简单部分性发作可表现为运动性、感觉性、自主神经性和精神性发作四类，后两者较少单独出现，常发展为复杂部分性发作。

2. 复杂部分性发作（complex partial seizures，CPS）　发作时有不同程度的意识障碍，可伴有一种或多种简单部分性发作的内容。

3. 继发性全面性发作（secondarily generalized seizures） 简单或复杂部分性发作均可继发全面性发作，可继发为全面强直-阵挛、强直或阵挛发作。本质上仍为部分性发作。

（三）癫痫性痉挛（epileptic spasms）

在 2010 年 ILAE 分类工作报告中，明确把癫痫性痉挛作为一种发作类型。癫痫性痉挛可以是全面性起源、局灶性起源或起源不明。癫痫性痉挛表现为突然发作，主要累及躯干中轴和双侧肢体近端肌肉的强直性收缩，历时 0.2～2s，突发突止。临床可分为屈曲型痉挛或伸展型痉挛，以前者多见，表现为发作性点头动作，常在觉醒后成串发作。发作间期 EEG 表现为高度失律或类高度失律，发作期 EEG 表现多样化（电压低减、高幅双相慢波或棘慢波等）。癫痫性痉挛多见于婴幼儿，如 West 综合征，也可见于其他年龄。

（四）反射性发作（reflex seizures）

反射性发作不是独立的发作类型。它既可以表现为局灶性发作，也可以为全面性发作。其特殊之处是，发作具有特殊的外源性或内源性促发因素，即每次发作均为某种特定感觉刺激所促发，并且发作与促发因素之间有密切的锁时关系。促发因素包括视觉、思考、音乐、阅读、进食、操作等非病理性因素。可以是简单的感觉刺激（如闪光），也可以是复杂的智能活动（如阅读、下棋）。发热、酒精或药物戒断等病理性情况下诱发的发作，则不属于反射性发作。反射性发作和自发性发作可同时出现在一个癫痫患者中。

二、常见癫痫综合征

1. 良性家族性新生儿癫痫（Benign familial neonatal epilepsy，BFNE）是一种少见的常染色体显性遗传性疾病。主要特征是正常足月新生儿出生后不久（多数在 7d 内）出现强直-阵挛性惊厥发作，常合并自主神经症状和运动性自动症，发作频繁、短暂。发作间期患儿一般状态良好，除家族中有类似发作史和脑电图非特异性改变之外，其他病史和检查均正常。预后良好，惊厥发作多于 2～4 周消失。EEG 发作间期大多正常，部分病例有全面性或局灶性异常。与 *KCNQ2* 基因突变有关，苯巴比妥、左乙拉西坦临床疗效佳。

2. 良性婴儿癫痫 首发年龄 3～20 个月，有或无良性婴儿癫痫家族史，有家族史则称为良性家族性婴儿癫痫，女性更多见，表现为局灶性发作或继发全面性发作，发作常呈丛集性，无癫痫持续状态。EEG 发作间期背景正常，无典型癫痫样放电，睡眠期可有 Rolandic 区小棘波；发作期 EEG 放电可起源于颞区、顶区、枕区或额区。头颅影像学检查无异常，发病前后精神运动发育正常，本病对抗癫痫药物治疗效果好，长期预后良好，临床应与低血钙、低血糖鉴别。

3. 大田原综合征（Ohtahara 综合征） 又称早期婴儿型癫痫性脑病（early infantile epileptic encephalopathy），被认为是年龄依赖性癫痫性脑病的最早发病形式。主要特征为婴儿早期出现强直阵挛性发作，伴脑电图暴发抑制图形和严重的精神运动障碍，部分病例有脑部结构性病变。本病发作多难以控制，预后差。存活者常演变为 West 综合征和 Lennox-Gastaut 综合征。

4. 婴儿痉挛症（Infantile spasms） 又称 West 综合征。通常起病于 3~12 个月，病因复杂多样，可分为症状性、隐源性和特发性，是脑损伤的年龄依赖性反应。特征性表现为癫痫性痉挛发作、脑电图高度失律和精神运动发育障碍三联征。为临床最常见的癫痫性脑病，总体预后不良，临床常见病因有低血糖脑损伤，结节性硬化，葡萄糖转运因子 1 缺乏等，病因不同，临床预后有差别，但总体预后差。

5. 早期肌阵挛脑病（Early myoclonic encephalopathy） 特征为出生后第一天至前几周出现节段性、游走性肌阵挛，以后有频繁的局灶性发作，部分患者有明显的肌阵挛和强直痉挛性发作。与 *KCNT*1 基因突变有关，脑电图表现为暴发抑制图形。病因多不清楚，有些病例为先天代谢性障碍。病情严重，死亡率高，存活者常有精神运动发育迟滞，预后差，属于癫痫性脑病，目前临床研究，使用奎尼丁可能有一定疗效。

6. Lennox-Gastaut 综合征（LGS） 是一种临床常见的年龄相关性癫痫性脑病。多发生于 1~8 岁儿童。病因复杂多样，发病机制不清，部分病例由 West 综合征演变而来。主要特征为多种癫痫发作类型、脑电图广泛性（1.5~2.5Hz）棘慢综合波和精神智能发育迟滞三联征。最常见的发作类型有强直、不典型失神及失张力发作，也可有肌阵挛、全面强直-阵挛和局灶性发作。通常发作频繁，药物难以控制，总体预后不良。

7. Dravet 综合征 既往又称婴儿严重肌阵挛性癫痫（Severe myoclonic epilepsy in infarlcy），因本病有 1/4 的患儿可始终不出现肌阵挛发作，2001 年 IL-AE 将本病更名为 Dravet 综合征。其临床特点为 1 岁以内起病，首次发作多表现为热性惊厥，1 岁以内主要表现为发热诱发的持续时间较长的全面性或半侧阵挛抽搐，1 岁后逐渐出现多种形式的无热抽搐，包括全面性或半侧阵挛或强直-阵挛发作、肌阵挛发作、不典型失神、局灶性发作，发作常具有热敏感性。早期发育正常，1岁后逐渐出现智力运动发育落后或倒退，可出现共济失调和锥体束征。脑电图在1岁以前常无异常，1岁以后出现广泛性棘慢波、多棘慢波或局灶性、多灶性痫样放电。约70%的患儿可发现钠离子通道 *SCN1A* 基因突变，部分女性癫痫伴智力低下与 *PCDH*19 基因突变有关，多数患儿对抗癫痫药物疗效差，预后不良，属于癫痫性脑病。

8. 儿童良性癫痫伴中央颞区棘波（Benign childhood epilepsy with centro-temporal spikes，BECT） 又称良性 Rolandic 癫痫。是儿童期最常见的癫痫综合征，明显年龄相关性，多数患者于5~10岁发病。主要特点是面部和口咽部局灶运动性和感觉性发作，偶有继发全面性发作。大多数病例仅在睡眠中发作，通常发作不频繁。预后良好，几乎所有病例在16岁前缓解。EEG 的特征为中央颞区棘波，在睡眠中发放明显增多，部分变异型临床疗效欠佳。

9. 儿童失神癫痫（Childhood absence epilepsy） 是儿童期常见的特发全面性癫痫综合征。发病与遗传有关。一般起病于4~10岁。临床表现为频繁典型失神发作，持续5~20s缓解，过度换气可诱发发作。脑电图背景正常，发作期脑电图为双侧广泛、同步、对称性3Hz棘慢综合波。患儿体格智能发育正常，常在12岁前缓解，预后良好。

10. 晚发性儿童枕叶癫痫（Gastaut 型） 发病年龄3~16岁。主要临床特征为以视觉异常等枕叶癫痫发作为主，有时伴偏侧性或全身性抽搐发作，脑电图有枕叶阵发性放电。一般认为发病与遗传有关，预后良好。

11. Landau-Kleffner 综合征（Landau-Kleffner syndrome，LKS） 又称获得性癫痫性失语（acquired epileptic aphasia）。本病少见，是儿童期特有的癫痫综合征，病因不清。起病多在2~8岁。临床主要表现为获得性失语、癫痫发作、脑电图异常和行为心理障碍。癫痫发作和脑电图改变呈年龄依赖性，常在15岁后缓解，半数以上患者持续有语言、心理和行为障碍。脑电图以慢波睡眠期连续出现的棘慢综合波为特征，多为双侧性，颞区占优势，临床大剂量激素冲击治疗有效。

（宋丽芳）

第四节 癫痫的辅助检查

一、脑电图

癫痫发作最本质的特征是脑神经元异常过度放电，而脑电图（EEG）是能够反映脑电活动最直观、便捷的检查方法，是诊断癫痫发作、确定发作和癫痫类型的最重要的辅助手段，为癫痫患者的常规检查。当然，临床应用中也必须充分了解 EEG（尤其头皮 EEG）检查的局限性，必要时可延长监测时间或多次检查。

二、神经影像学

磁共振成像（MRI）对于发现脑部结构性异常有很高的价值。如果有条件，建议常规进行头颅 MRI 检查。头部 CT 检查在显示钙化性或出血性病变时较 MRI 有优势。某些情况下，当临床已确诊为典型的特发性癫痫综合征（如儿童良性部分性癫痫）时，可以不进行影像学检查。其他影像学检查，如功能磁共振（fMRI）、磁共振波谱（MRS）、单光子发射计算机断层扫描（SPECT）、正电子发射断层扫描（PET）等，均不是癫痫患者的常规检查。应注意，影像学的阳性结果不代表该病灶与癫痫发作之间存在必然的因果关系。

三、其他

应根据患者具体情况选择性地进行检查。

1. 血液检查 包括血常规、血糖、电解质、肝功能、肾功能、血气、丙酮酸、乳酸等方面的检查，能够帮助查找病因。定期检查血常规和肝、肾功能等指标还可辅助监测药物的不良反应。临床怀疑中毒时，应进行毒物筛查，如毒鼠强中毒。已经服用抗癫痫药物者，可酌情进行药物浓度监测。

2. 尿液检查 包括尿常规及遗传代谢病的筛查。

3. 脑脊液检查 主要为排除颅内感染性疾病，对某些遗传代谢病的诊断也有帮助，如葡萄糖转运子 1 缺乏综合征。

4. 心电图 对于疑诊癫痫或新诊断的癫痫患者，多主张常规进行心电图检查。这有助于发现容易误诊为癫痫发作的某些心源性发作（如心律失常所致的晕厥发作），还能早期发现某些心律失常（如长 QT 综合征、Brugada 综合征和传导阻滞等），从而避免因使用某些抗癫痫药物可能导致的严重后果。

5. 基因检测　目前已经成为重要的辅助诊断手段之一。既往利用一代测序技术，可以逐一检测已知的癫痫致病基因，仅适用于临床高度怀疑的某一种癫痫综合征，如 Dravet 综合征等。随着高通量二代测序技术及微阵列比较基因组杂交技术（array-based Comparative Genomic Hybridization，aCGH）的发展及应用于癫痫研究，越来越多的癫痫致病基因被发现。也发展出了基于二代测序技术的疾病靶向序列测序技术，此方法能够一次性检测所有已知癫痫相关致病基因，是一种快速、高效、相对成本低廉的临床遗传学诊断技术，很方便地为我们提供癫痫患者的基本遗传信息，目前已经成功应用于癫痫性脑病的病因学诊断。aCGH 技术能高效地检测出癫痫患者相关的致病性拷贝数改变（copy number variation，CNV）。目前，基因检测不作为常规病因筛查手段，通常是在临床已高度怀疑某种疾病时进行。

第五节　癫痫的诊断及鉴别诊断

一、癫痫的诊断可分为五个步骤

（1）判断患儿的发作是否为癫痫发作。

（2）临床发作的类型。

（3）癫痫综合征类型。

（4）引起癫痫的病因：遗传性、结构性、免疫性、感染性、代谢性、不明原因性。

（5）是否伴随功能损害，以及是否存在共病。

二、有关癫痫诊断中的几个概念

1. 癫痫（epilepsy）　是一种由多种病因引起的慢性脑部疾病，以脑神经元过度放电导致反复、发作性和短暂性的中枢神经系统功能失常为特征，临床出现意识、感觉、精神或自主神经功能障碍。

2. 癫痫发作（epileptic seisure）　和癫痫的含义不同，癫痫发作指的是一次发作过程，既可以是癫痫患者的临床表现，又可以出现在某些急性疾病中。

3. 癫痫综合征（epileptic syndrome）　指由一组特定的临床表现和脑电图

改变组成的癫痫疾患，即脑电临床综合征。

4. 癫痫性脑病（epileptic encephalopathy）　指由频繁癫痫发作和（或）癫痫样放电造成的进行性神经精神功能障碍或退化，如认知、语言、感觉、运动及行为等方面。

三、癫痫诊治中需注意的几个问题

（1）国际抗癫痫联盟（ILAE）和国际癫痫病友联合会于 2005 年发表了癫痫的新定义，要点包括：至少一次癫痫发作。脑内存在持久性损害，提示具有癫痫的易感性，即再次复发的可能性。伴随其他方面的多种损害，包括神经生物学损害、认知和心理社会适应性障碍等。

（2）ILAE 分类和术语委员会于 2014 年发布了癫痫新的临床实用性定义，根据新的实用性定义，诊断癫痫应符合以下条件：至少两次非诱发性发作，两次发作间隔 24h 以上。初次发作者，在未来 10 年内复发的可能性与两次非诱发性发作后再发的风险相当（至少 60%）。明确的癫痫综合征。

（3）确立癫痫的诊断，应力求弄清以下三个问题：判断是否是癫痫发作。若系癫痫，应进一步确定其发作类型或其归属的癫痫综合征。尽可能寻找病因。

四、癫痫诊断的重要环节

1. 详细而准确的病史询问对诊断尤为重要　首次发作的年龄、发作频率（每年、每个月、每周或每日多少次）；发作时的状态或诱因（觉醒、困倦、睡眠、饥饿或其他特殊诱发因素）；发作开始时的症状（先兆，或最初的感觉或运动性表现）；发作的演变过程；发作时观察到的表现（姿势、肌张力、运动症状、自主神经症状、自动症等）；发作时的意识状态（知觉和反应性）；发作持续的时间（有无持续状态病史）；发作后表现（嗜睡、蒙眬、Todd 氏麻痹、失语、遗忘、头痛或立即恢复正常）；有无其他形式的发作；是否服用抗癫痫药物，服用种类、剂量、疗程及疗效；发病后有无精神运动发育倒退或认知损失；有无围产期脑损伤病史；有无中枢神经系统其他病史（感染、外伤等）；有无新生儿惊厥及高热惊厥史；家族中有无癫痫、高热惊厥、偏头痛、睡眠障碍及其他神经系统疾病史。病史询问是癫痫诊断最重要的环节，可提供大量癫痫诊断的线索。如患者家属描述患者发作性痴笑提示下丘脑错构瘤病因所致的癫痫，学龄前后儿童入睡不久后发作性的感觉异常、肢体抖动提示伴中央-颞区棘波的儿童良性癫痫。

2. 体格检查 注意患者的头面部、皮肤有无异常，重点应放在神经系统方面，要注意患者的精神状态和智能，注意患者的言语是否正常，在检查眼部时，应注意检查眼底。体格检查对癫痫的病因诊断有一定帮助。如皮肤大量的咖啡牛奶斑提示神经纤维瘤病病因，色素脱失斑提示结节性硬化症病因。

3. 合理的辅助检查 是癫痫诊断的重要部分（见辅助检查章节），发作期及发作间期脑电图检查有助于判断癫痫发作类型及可能的综合征，影像学检查有助于查找病因，其他实验室检查有助于病因学、用药脏器功能监测及鉴别诊断。

五、鉴别诊断

临床上的发作性事件可分为癫痫发作和非癫痫发作。癫痫发作需要与各种各样的非癫痫发作相鉴别。非癫痫发作是指临床表现类似于癫痫发作的所有其他发作性事件。鉴别癫痫发作和非癫痫发作是癫痫诊断的首要也是最重要的部分。非癫痫发作包括心因性发作、晕厥、各种发作性感觉/运动/自主神经症状、睡眠障碍和感染、代谢中毒等引起的发作性症状。非癫痫发作的原因很多，既包括病理性，也包括生理性原因。

1. 不同年龄段常见的非癫痫性发作

（1）新生儿和婴儿期：呼吸异常（窒息发作/屏气发作）、运动异常（抖动或震颤/良性肌阵挛）。

（2）0~2岁：（惊跳反应/点头痉挛/异常眼球活动）、代谢性疾病（低血糖/低血钙/低血镁/维生素 B_6 缺乏）。

（3）学龄前期（2~6岁）：睡眠障碍（夜惊症/睡行症/梦魇）、习惯性阴部摩擦、惊跳反应、腹痛、注意力缺陷、晕厥。

（4）学龄期（6~18岁）：晕厥、偏头痛及头痛、抽动症、发作性运动障碍、精神心理行为异常（焦虑/恐惧/暴怒）、睡眠障碍。

（5）成人期（大于18岁）：晕厥、癔症发作、偏头痛及头痛、舞蹈症、发作性睡病、短暂性脑缺血发作、短暂性全面遗忘症、老年猝倒、多发性硬化发作性症状。

2. 常见非癫痫性发作和癫痫发作的区别

（1）晕厥（syncope）：表现为突然短暂的可逆性意识丧失伴姿势性肌张力减低或消失，由全脑血灌注量突然减少引起，并随着脑血流的恢复而正常，见表9。

表 9 晕厥和癫痫发作的鉴别要点

鉴别要点	晕厥	癫痫发作
诱因	精神紧张，疼痛刺激等	多无
前驱症状	有，可较长	无或短
发作与体位的关系	站立或坐位多见	无关
皮肤颜色	苍白	正常或发绀
惊厥伴尿失禁及舌咬伤	少见	常见
发作后意识模糊和自动症	无或少见	常见
发作间期脑电图异常	罕见	常见

（2）心因性非癫痫发作，见表 10。

表 10 心因性非癫痫发作与癫痫发作的鉴别要点

鉴别要点	心因性非癫痫发作	癫痫发作
性别年龄	中青年女性多见	任何年龄，儿童多见
发作场合	周围常有人	任何场所
促发因素	常在精神刺激后	无诱因
发作特点	发病相对缓慢，发作形式多样多变，不停喊叫和抽动，强烈自我表现，动作夸张，少有摔伤、舌咬伤或尿失禁	突然发病，发作形式单一刻板，可短暂尖叫，可发生摔伤、舌咬伤或尿失禁
运动特点	可突然倒地，抽动常为单侧性，既屈曲又伸张，动作多不同步协调，常有颤抖样动作，可对抗被动运动	突然倒地，阵挛性抽动常为屈曲性和节律性，动作多同步协调，通常不对抗被动运动
意识状态	可能对外界刺激做出反应	意识丧失（大发作时）
眼部	眼睑紧闭，眼球乱动，瞳孔正常，对光反射存在	眼球上窜或斜向一侧，瞳孔散大，对光反射消失
面色	发红或苍白	发绀
发作持续时间和终止方式	可达数小时，需安慰或暗示后缓解	持续 1~2min，多自行停止
发作后表现	一切如常，少有不适主诉	常有意识模糊、嗜睡、头痛和肌肉酸痛

续表

鉴别要点	心因性非癫痫发作	癫痫发作
脑电图	少有异常	与临床表现相吻合的发作期及发作间期痫样放电

（3）偏头痛：见表 11。

表 11　偏头痛与癫痫发作的鉴别要点

项目	偏头痛	癫痫发作
先兆症状	持续时间较长	相对较短
视幻觉	多为闪光、暗点、偏盲、视物模糊	除闪光、暗点外，有的为复杂视幻觉
主要症状	剧烈头痛，常伴恶心、呕吐	强直-阵挛发作
意识障碍	少见	多见
发作持续时间	较长，几小时或几天	较短，几分钟
精神记忆障碍	无或少见	多见
脑电图	非特异性慢波	癫痫样放电

（4）短暂性脑缺血发作（transient ischemic attacks，TIA）：临床多表现为神经功能的缺失性症状，如偏瘫、偏盲、偏身感觉减退等，而癫痫发作多为刺激性症状，如抽搐等。TIA 多见于有脑血管病危险因素的中老年人。

（5）睡眠障碍（sleep disorders）：包括发作性睡病、睡眠呼吸暂停综合征、夜惊症、睡行症、梦魇、快速眼动期行为障碍等。多发生在睡眠期间或睡眠-清醒转换期间。发作时意识多不清楚，发作内容包含运动、行为等内容。由于很多的癫痫发作类型也容易在睡眠中发病，也表现一定的运动、意识障碍等，如睡眠中发生的强直-阵挛发作、某些额叶起源的发作，因此，睡眠障碍易被误诊为癫痫发作。睡眠障碍多出现于非快速眼动睡眠的Ⅲ、Ⅳ期和快速眼动睡眠期，而癫痫发作多出现于非快速眼动睡眠Ⅰ、Ⅱ期。录像-睡眠多导监测是鉴别睡眠障碍和癫痫发作最可靠的方法。

（6）发作性运动障碍（paroxysmal movement disorders）：发作性运动障碍包括以下四种类型（详见发作性运动障碍章节），均需要注意与癫痫发作鉴别。

1）发作性运动诱发性运动障碍（paroxysmal kinesigenic dyskinesia，PKD）：是发作性运动障碍中最常见的类型，在儿童期或青少年期发病，由突然的运动诱发，常常出现在突然从坐位站起时，突然的惊吓、过度换气也可诱发。表现为姿势性肌张力不全或舞蹈手足徐动症，持续数秒至1min，一般不超过5min，每天可有多次发作，发作时意识清楚，一次发作后有短暂的恢复期，不能诱发第二次发作。发作间期神经系统检查无异常，发作间期及发作期脑电图正常，头颅MRI无异常。PKD可为散发病例，但65%~72%的患者有家族史，部分患者本人或家系成员可有婴儿良性癫痫病史。已报道PKD的主要致病基因是 *PRRT*2。

2）发作性非运动诱发性运动障碍（paroxysmal non-kinesigenic dyskinesia，PNKD）：PNKD并不因突然的运动引起，可自发也可由饮酒、咖啡、茶，疲劳、饥饿、精神刺激等诱发，发作时的症状与PKD相似，发作持续时间较PKD长，常常持续5min以上，甚至数小时，发作频率较低，每天仅有1~3次，并且可有数月的间隔期，可有感觉异常"先兆"，发作时语言功能也可受累，但意识不受损害。随年龄增长发作减少的时间规律和PKD相似，但发病的年龄要早于PKD。PNKD可有家族史，但也可为散发病例，已发现PNKD的致病基因包括 *PRRT*2、*MR*-1 和 *KCNMA*1。

3）发作性持续运动诱发性运动障碍（paroxysmal exercise-induced dyskinesia，PED）：通常在持续运动后，特别是行走和跑步后出现发作性的肌张力不全，多持续5~30min，停止诱发活动后数分钟可缓解。PED可有家族史，但也可为散发病例，已发现PED的病因为葡萄糖转运子1缺陷，致病基因为 *SLC*2*A*1。

4）发作性夜发性运动障碍（paroxysmal hypnogenic dyskinesia，PHD）：表现为睡眠期反复出现肌张力不全、舞蹈样手足徐动动作，发作不超过1min，一夜可发作多次 。PHD的病因至今不明。有学者认为PHD是一种起源于额叶的癫痫，但因发作时和发作间期脑电图没有癫痫活动证据，没有得到认可。因PHD表现与PKD和PNKD相似，而将其作为阵发性运动障碍的一种。抗癫痫药卡马西平对多数PHD病例有很好的疗效。

（7）抽动症：抽动症有时需要和癫痫发作（如肌阵挛）相鉴别，见表12。

表 12　抽动症和肌阵挛癫痫发作的鉴别

鉴别要点	抽动症	肌阵挛癫痫发作
发病年龄	5~10 岁	任何年龄
临床特征	一组或多组肌肉突发、重复和刻板性不随意抽动，通常是非节律性，多见于面部、颈部、肩部和上肢	局灶性：反复节律性抽动；多灶性：涉及多组肌肉快速抽动，可呈同步性
受意识控制	可能短时有效	无效
睡眠	症状减轻或消失	基本无影响
情绪紧张和心理刺激	可能加重	可能加重
发作时意识状态	清楚	清楚、迟钝或丧失
伴随神经系统症状	注意力缺陷，学习困难，强迫行为或秽语	无或脑病改变
脑电图	正常或与抽动无关的背景慢波	慢波或痫样放电

（索军芳　陈国洪）

第六节　癫痫的治疗及预后

一、治疗

1. 癫痫治疗的目标　完全控制发作；少或无药物不良反应；尽量提高生活质量。癫痫是脑部的慢性病，需坚持长期治疗。癫痫的治疗需要医生、家长、患者及社会的共同努力。

2. 癫痫的病因治疗　如癫痫患儿有明确的可治疗的病因，应积极进行病因治疗，如脑部肿瘤、某些可治疗的代谢病。

3. 目前癫痫的治疗方法较多　近年来在药物治疗、神经调控等方面都有许多进展，现在常用治疗的方法可以分为：癫痫的药物治疗、癫痫外科治疗（包括神经调控疗法）及生酮饮食等。

4. 癫痫的药物治疗　抗癫痫药物治疗是癫痫治疗最重要和最基本的治疗，也往往是癫痫的首选治疗。目前现有抗癫痫药物都是控制癫痫发作的药物，所以对于仅有脑电图异常没有癫痫发作的患者应当慎用抗癫痫药物。从 20 世纪 80 年代开始一直强调单药治疗，并认为至少进行 2 种或 2 种以上的单药治疗失败后再考虑进行联合药物治疗，但从 2007 年以后部分专家认为在第一种抗癫痫药失败后，即可以考虑"合理的多药治疗"。所谓合理的多药（联合）治疗应当注意几个方面：①作用机制不同；②药效动力学：具有疗效协同增强作用（synergistic effect）；③药代动力学无相互作用，至少是无不良的相互作用可以产生协同作用；④副作用：无协同增强或叠加作用。

（1）常用的抗癫痫药物名称：抗癫痫药物按出现早晚归为传统抗癫痫药物及新型抗癫痫药物：传统抗癫痫药物有卡马西平（Carbamazepine，CBZ）、氯硝西泮（Clonazepam，CZP）、乙琥胺（Ethosuximide，ESM）、苯巴比妥（Phenobarbital，PB）、苯妥英钠（Phenytoinum Natricum，PHT）、扑痫酮（Primidone，PRM）、丙戊酸（Valproate，VPA）；新型抗癫痫药物有拉莫三嗪（Lamotriaine，LTG）、拉科酰胺（Lacosamide，LCS）、非氨酯（Felbamate，FBM）、加巴喷丁（Gabapentin，GBP）、左乙拉西坦（Levetiracetam，LEV）、奥卡西平（Oxcarbazepine，OXC）、普瑞巴林（Pregabalin，PGB）、卢非酰胺（Rufinamide，RUF）、替加平（Tiagabine，TGB）、托吡酯（Topiramate，TPM）、氨己烯酸（Vigabatrin，VGB）、唑尼沙胺（Zonisamide，ZNS）。

（2）抗癫痫药物的作用机制：目前抗癫痫药物的作用机制研究尚不十分清楚。不同的抗癫痫药物有不同的作用机制，有的是单一作用机制，有的是多种作用机制。抗癫痫药物的作用机制主要有：电压依赖性的钠通道阻滞剂、增加脑内或突触的 GABA 水平、选择性增强 GABA 介导的作用、直接促进氯离子的内流。

（3）常用抗癫痫药物的用法及有效血药浓度，见表 13。

表 13　常见抗癫痫药物的用法及有效血药浓度

药物名称	患者年龄	起始剂量	增加剂量	维持剂量	最大剂量	有效浓度	服药次数（次/d）
卡马西平	成人	100~200 mg/d	逐渐增加	400~1 200 mg/d	1 600mg/d	4~12 mg/L	2~3
	儿童（<6 岁）	5mg/(kg·d)	5~7d 增加 1 次	10~20mg/(kg·d)	400mg/d		2
	儿童（6~12 岁）	5mg/(kg·d)	每 2 周增加 1 次，100mg/d	400~800 mg/d	1 000mg/d		2
氯硝西泮	成人	1.5mg/d	0.5~1mg/3d	4~8mg/d	20mg/d		3
	10 岁以下或体重 <30kg	0.01~0.03 mg/(kg·d)	0.03~0.05 mg/(kg·3d)	0.1~0.2 mg/(kg·d)，20~90μg/L		20~90 μg/L	2~3
苯巴比妥（鲁米那）	成人			90mg/d	极 量 250mg/次，500mg/d	15~40 mg/L	1~3
	儿童			3~5mg/(kg·d)			
苯妥英钠（大仑丁）	成人	200mg/d	逐渐增加	250~300 mg/d		10~20 mg/L	2~3
	儿童	5mg/(kg·d)	逐渐增加	4~8mg/(kg·d)	250mg/次		2~3

续表

药物名称	患者年龄	起始剂量	增加剂量	维持剂量	最大剂量	有效浓度	服药次数（次/d）
扑痫酮 (扑米酮)	成人	50mg/d, 每晚1次		750mg/d			3
	儿童	8岁以下 50mg/d, 每日1次； 5mg/(kg·d)；8岁 以上同成 人	逐渐增加	375～700 mg/d 或 10～25mg/ (kg·d)			3
丙戊酸钠	成人	5～10mg/ (kg·d)	逐渐增加	600～1200 mg/d	1800mg/d	50～100 mg/L	2～3
	儿童	15mg/ (kg·d)	逐渐增加	20～30mg/ (kg·d)			2～3
加巴喷丁	成人	300mg/d	300mg/d	900～1800 mg/d 2400～3600 mg/d	2400～ 3600mg/d		3
	儿童	12岁以下 剂量未定, 12～18岁 剂量同成 年人					
	老人	首次剂量 由肌酐清 除率决定					

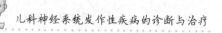

续表

药物名称	患者年龄	起始剂量	增加剂量	维持剂量	最大剂量	有效浓度	服药次数（次/d）
拉莫三嗪	单药治疗 成人	50mg/d	25mg/周	100~200 mg/d	500mg/d		2
	儿童	0.3mg/（kg·d）	0.3mg/（kg·d）	2~10mg/（kg·d）			2
	与肝酶诱导类的AEDs物合用 成人	50mg/d	50mg/2周	100~200 mg/d			2
	儿童	0.6mg/（kg·d）	0.6mg/（kg·d）	5~15mg/（kg·d）			2
	与丙戊酸类药物合用 成人	12.5mg/d	12.5mg/2周	100~200 mg/d			2
	儿童	0.15mg/（kg·d）	0.15mg/（kg·d）	1~5mg/（kg·d）			2
左乙拉西坦	成人	1 000mg/d	500~1 000 mg/2周	1 000~4 000 mg/d			2
	儿童	10~20mg/（kg·d）	10~20mg/（kg·d）/周	20~60 mg/（kg·d）			2
奥卡西平	成人	300mg/d	300mg/周	600~1 200 mg/d	2 400mg/d		2
	儿童	8~10mg/（kg·d）	10mg/（kg·周）	20~30mg/（kg·d）	45mg/（kg·d）		2

续表

药物名称	患者年龄	起始剂量	增加剂量	维持剂量	最大剂量	有效浓度	服药次数（次/d）
托吡酯	成人	25mg/d	25mg/周	100~200 mg/d			2
	儿童	0.5~1mg/ (kg·d)	0.5~1mg/ (kg·d)	3~6mg/ (kg·d)			
唑尼沙胺	成人	100~200 mg/d	100mg/1~ 2周	200~400 mg/d			2
	儿童	2~4mg/ (kg·d)	2~4mg/ (kg·周)	4~8mg/ (kg·d)			2

（4）抗癫痫药物的不良反应：

1）所有的 AEDs 都可能产生不良反应，其严重程度在不同个体有很大差异。AEDs 的不良反应是导致治疗失败的另一个主要原因。大部分不良反应是轻微的，但也有少数会危及生命。

2）最常见的不良反应包括对中枢神经系统的影响（镇静、思睡、头晕、共济障碍、认知、记忆等）、对全身多系统的影响（血液系统、消化系统、体重改变、生育问题、骨骼健康等）和特异体质反应。可以分为四类：①剂量相关的不良反应：如苯巴比妥的镇静作用，卡马西平、苯妥英钠引起的头晕、复视、共济失调等与剂量有关。从小剂量开始缓慢增加剂量，尽可能不要超过说明书推荐的最大治疗剂量可以减轻这类不良反应。②特异体质的不良反应：一般出现在治疗开始的前几周，与剂量无关。部分特异体质不良反应虽然罕见但有可能危及生命。几乎所有的传统 AEDs 都有特异体质不良反应的报道。主要有皮肤损害、严重的肝毒性、血液系统损害。新型 AEDs 中的拉莫三嗪和奥卡西平也有报告。一般比较轻微，在停药后迅速缓解。部分严重的不良反应需要立即停药，并积极对症处理。③长期的不良反应：与累计剂量有关。如给予患者能够控制发作的最小剂量，若干年无发作后可考虑逐渐撤药或减量，有助于减少 AEDs 的长期不良反应。④致畸作用：癫痫妇女后代的畸形发生率是正常妇女的 2 倍左右。造成后代畸形的原因是多方面的，包括遗传、癫痫发作、服用 AEDs 等。大多数研究者认为 AEDs 是造成后代畸形的主要原因。

附：常见抗癫痫药物的不良反应

卡马西平：头晕、视物模糊、恶心、困倦、中性粒细胞减少、低钠血症、皮疹、再生障碍性贫血、Stevens-Johnson 综合征、肝损害等。

氯硝西泮：常见镇静（成人比儿童更常见）、共济失调、易激惹、攻击行为、多动（儿童）、偶见白细胞减少等。

苯巴比妥：疲劳、嗜睡、抑郁、注意力涣散、多动、易激惹（见于儿童）、攻击行为、记忆力下降、少见皮肤粗糙、性欲下降，突然停药可出现戒断症状如焦虑、失眠等。

苯妥英钠：眼球震颤、共济失调、厌食、恶心、呕吐、攻击行为、巨幼红细胞性贫血、痤疮、牙龈增生、面部粗糙、多毛、骨质疏松、小脑及脑干萎缩（长期大量使用）、性欲缺乏、维生素 K 和叶酸缺乏、皮疹、周围神经病、Stevens-Johnson 综合征、肝毒性等。

扑痫酮：疲劳、嗜睡、抑郁、注意力涣散、多动、易激惹（见于儿童）、攻击行为、记忆力下降，少见皮肤粗糙、性欲下降、皮疹、中毒性表皮溶解症、肝炎等。突然停药可出现戒断症状如焦虑、失眠等。

丙戊酸钠：震颤、厌食、恶心、呕吐、困倦、体重增加、脱发、月经失调或闭经、多囊卵巢综合征、肝毒性（尤见于 2 岁以下的儿童）、血小板减少、急性胰腺炎（罕见）、丙戊酸钠脑病等。

加巴喷丁：嗜睡、头晕、疲劳、复视、感觉异常、健忘等。

拉莫三嗪：复视、头晕、头痛、恶心、呕吐、困倦、共济失调、嗜睡、攻击行为、易激惹、皮疹、Stevens-Johnson 综合征、中毒性表皮溶解症、肝衰竭、再生障碍性贫血等。

奥卡西平：疲劳、困倦、复视、头晕、共济失调、恶心、低钠血症、皮疹等。

左乙拉西坦：头痛、困倦、易激惹、感染、类流感综合征等。

托吡酯：厌食、注意力、语言、记忆障碍、感觉异常、无汗、肾结石、体重下降、急性闭角型青光眼（罕见）等。

（5）抗癫痫药物的使用原则：

1）治疗时机的选择：癫痫一旦确诊应尽早使用抗癫痫药物控制发作。治疗时机的选择不能一概而论，主要根据发病年龄，病因、发作类型及持续时间、神经系统损害、家族史、脑电图与神经影像学特征进行综合分析后再决定。一般首次发作开始用药的指征：①发病年龄小，婴儿期起病，伴神经系统残疾，如脑性瘫痪、精神运动发育迟滞。②患先天性遗传代谢病或神经系统退行性病变，如苯丙酮尿症，结节性硬化症等。③首次发作呈癫痫持续状态或成簇发作者。④某些癫痫综合征，如大田原综合征、WEST综合征、Lennox-Gastaut综合征等。⑤有癫痫家族史者。⑥脑电图明显异常者，如背景活动异常，频繁出现癫痫性放电。⑦伴头颅影像异常，尤其是局灶性异常者。

2）选择合适的抗癫痫药物：①按发作类型选药，抗癫痫药物分为广谱抗癫痫药物，如丙戊酸、苯妥英钠、拉莫三嗪、唑尼沙胺、氯硝西泮等，各种类型发作均可选用，多在全面性发作或分类不明的发作时选用；窄谱抗癫痫药，如卡马西平、奥卡西平、托吡酯，多用于局灶性发作或特发性全身强直-阵挛发作；特殊药物，如促肾上腺皮质激素、氨己烯酸等，应用于婴儿痉挛或癫痫性脑病。②根据癫痫综合征选药，不同的癫痫综合征适合不同的抗癫痫药物，癫痫综合征判断错误或选药错误可能导致病情加重。③选药时要注意药物的不良反应，如丙戊酸慎用于青春期后女性，因可能影响女性的性腺发育。④尽量采取单药治疗，如必须联合，要注意药物间的相互作用，尤其是拉莫三嗪联合丙戊酸钠、卡马西平联合丙戊酸钠及此三药合用。⑤药物剂量应个体化，自小剂量开始，逐渐增加剂量。⑥坚持长期规则服药，定期复查。

5. 癫痫的外科治疗　癫痫外科治疗是癫痫治疗的重要一部分，需要明确的是癫痫手术并不是癫痫治疗的最后一环，也可能是第一个环节。癫痫外科治疗是一种有创性治疗手段，必须经过严格的多学科术前评估，确保诊断和分类的正确性。

（1）外科治疗的目的需要明确为提高患者生活质量，终止或减少癫痫发作。当然，具体每一例考虑进行手术治疗的癫痫患者，均需要明确手术的具体目标，包括手术希望终止癫痫发作还是减少癫痫发作，癫痫终止或减轻的概率有多少，是否可以改善患者生活质量。

（2）目前癫痫手术的适应证尚不统一，切除性癫痫手术的适应证主要是药物治疗失败的且可以确定致痫部位的难治性癫痫、有明确病灶的症状性癫痫，同时还需要判定切除手术后是否可能产生永久性功能损害以及这种功能损害对患者生活质量的影响；姑息性手术主要可以用于一些特殊的癫痫性脑病和其他一些不能切除性手术的患者。不论是切除性手术还是姑息性手术，术前均应该运用可能的各种技术手段，仔细充分评估手术可能给患者带来的获益及风险，并且与患者及其监护人充分沟通手术的利弊，共同决定是否手术及手术方案。

（3）癫痫外科治疗的方法主要包括：切除性手术：病灶切除术、致痫灶切除术、（多）脑叶切除术、大脑半球切除术、选择性海马-杏仁核切除术；离断性手术：单脑叶或多脑叶离断术、大脑半球离断术；姑息性手术：胼胝体切开术、多处软膜下横切术、脑皮层电凝热灼术；立体定向放射治疗术：致痫灶放射治疗、传导通路放射治疗；立体定向射频毁损术：致痫灶放射治疗、传导通路放射治疗；神经调控手术：利用植入性和非植入性技术手段，依靠调节电活动或化学递质的手段，来达到控制或减少癫痫发作的目的，神经调控相对于切除性手术的优点是可逆、治疗参数可体外调整及创伤小。目前癫痫常用的神经调控手术有：迷走神经刺激术、脑深部电刺激术、反应式神经电刺激术、微量泵的植入技术及经颅磁刺激等。癫痫外科治疗后仍应当继续应用抗癫痫药物。癫痫外科治疗后应做好患者的早期和长期随访，早期主要关注癫痫控制、手术并发症、药物治疗方案和药物不良反应，长期随访重点做好患者的癫痫长期疗效和生活质量变化。可手术治疗的常见病变：外伤后癫痫（脑膜脑瘢痕、颅内异物、凹陷骨折等）；脑肿瘤（各类胶质瘤、脑膜瘤、转移瘤等）；脑炎（脑实质内炎症、脑膜炎脑脓肿后、Rasmussen 综合征）；脑血管性病变（AVM、海绵状血管瘤、脑缺血后、软化灶、脑面血管瘤病等）；各类脑寄生虫病，先天性脑室畸形、囊肿等；颞叶内侧硬化；皮质发育不良（灰质异位、脑回发育异常、脑裂畸形、半球巨脑症等）；结节性硬化、错构瘤等。

6. 生酮饮食治疗　生酮饮食是一个高脂、低碳水化合物和适当蛋白质的饮食。这一疗法用于治疗儿童难治性癫痫已有数十年的历史，虽然其抗癫痫的机理目前还不清楚，但是其有效性和安全性已得到了公认。生酮饮食由于特殊的食物比例配置，开始较难坚持，但如果癫痫发作控制后，患者多能良好耐受。

（1）生酮饮食的适应证：①难治性儿童癫痫：适用于儿童各年龄段的各种发作类型的难治性癫痫患者；②葡萄糖转运子 1 缺乏综合征：由于葡萄糖不能进入脑内，导致癫痫发作、发育迟缓和复杂的运动障碍；③丙酮酸脱氢酶缺乏症：丙酮酸盐不能代谢或乙酰辅酶 A 导致严重的发育障碍和乳酸酸中毒。

（2）生酮饮食的禁忌证：患有脂肪酸转运和氧化障碍的疾病者。

（3）治疗原则：治疗前全面临床和营养状况评价：在开始生酮饮食前，

需要详细的病史和检查，特别是患儿的饮食习惯，给予记录存档，以评价发作类型、排除生酮饮食的禁忌证；估计易导致并发症的危险因素；完善相关检查。

（4）选择合理食物开始治疗：首先禁食 24~48h，监测生命体征及微量血糖、血酮、尿酮，若血糖低于 2.2mmol/L 或血酮大于 3.0mmol/L，开始予生酮饮食。食谱中摄入食物中的脂肪/（蛋白质+碳水化合物）比例为 4∶1。

（5）正确处理治疗初期常见问题：早期常见的副作用包括低血糖、过分酮症、酮症不足、恶心/呕吐、困倦或嗜睡、癫痫发作增加或无效等，需要对症处理。

（6）随访：在开始的阶段应与家属保持较密切的联系，稳定后 3~6 个月随访一次。随访的项目包括对患儿营养状况的评估，根据身高、体重和年龄调整食物热量和成分，检测副作用，进行必要的实验室检查。

（7）停止生酮饮食：如果无效，应逐渐降低生酮饮食的比例，所有摄入食物中的脂肪/（蛋白质+碳水化合物）比例由 4∶1 调整至 3∶1，再至 2∶1，直到酮症消失；如果有效，可维持生酮饮食 2~3 年。对于葡萄糖载体缺乏症、丙酮酸脱氢酶缺乏症和结节性硬化的患者应延长治疗时间。对于发作完全控制的患者，80% 的人在停止生酮饮食后仍可保持无发作。

二、预后

影响癫痫的预后因素包括癫痫的自然病史、病因、病情和治疗情况等。由于大多数癫痫患者（尤其在发达国家）在诊断后接受了治疗，有关癫痫自然病程的认识还很少。总体看来，大多数癫痫患者抗癫痫药物治疗的预后较好，约 2/3 病例可获得长期的发作缓解，其中部分患者可完全停药仍长期无发作。

1. 经治疗的新诊断癫痫的预后　通常情况下，在出现两次及以上非诱发性癫痫发作时才诊断癫痫，并开始药物治疗。在随诊观察 10 年和 20 年时，经治疗的癫痫累积 5 年发作缓解率分别为 58%~65% 和 70%。在随诊 10 年时，经治疗的成人癫痫 5 年发作缓解率为 61%。在随诊 12~30 年时，经治疗的儿童癫痫 3~5 年发作缓解率为 74%~78%。对于儿童期发病的癫痫患者，在随诊 30 年时，有 64% 的病例可以达到 5 年终点无发作，其中 74% 的患者摆脱了药物。

2. 影响预后的因素　最主要的影响因素是癫痫的病因。总体上，特发性癫痫要比症状性或隐源性癫痫更容易达到发作缓解。在儿童癫痫中，能找到明确癫痫病因的患者预后差。其他影响癫痫预后的因素有癫痫早期的发作频率、脑电图是否有局灶性慢波或癫痫样放电、是否有全面强直-阵挛发作、首次发作后 6 个月内出现再次发作的次数。一般认为，起病年龄和性别对预后影响不大。

3. 癫痫综合征的预后　不同的癫痫综合征预后有不同的特点，大致可归类为以下几种情况：①很好预后：占 20%～30%，属良性癫痫。通常发作稀疏，可以自发缓解，不一定需要药物治疗。这类综合征包括新生儿良性发作、良性部分性癫痫（儿童良性癫痫伴中央颞区棘波/儿童良性枕叶癫痫等）、婴儿良性肌阵挛癫痫以及某些有特殊原因促发的癫痫。②较好预后：占 30%～40%。癫痫发作很容易用药控制，癫痫也有自发缓解的可能性。这类综合征包括儿童失神癫痫、仅有全面强直-阵挛性发作的癫痫和某些局灶性癫痫等。③药物依赖性预后：占 10%～20%。抗癫痫药物能控制发作，但停药后容易复发。这类综合征包括青少年肌阵挛癫痫、大多数部分性癫痫（隐源性或症状性癫痫）。不良预后：约占 20%。尽管进行了积极的药物治疗，仍有明显的癫痫发作，甚至出现进行性神经精神功能衰退。这类综合征包括各种癫痫性脑病、进行性肌阵挛癫痫和某些症状性或隐源性部分性癫痫。

4. 抗癫痫药物治疗与预后　目前的证据显示，抗癫痫药物治疗通常只能控制发作，似乎不能阻止潜在致痫性（epileptogenesis）的形成和进展。一线抗癫痫药物之间没有明显的疗效差别。如果正确选择抗癫痫药物，新诊断癫痫患者的无发作率能达到 60%～70%。有研究显示，使用第一种单药治疗后有47%的新诊断癫痫患者能达到无发作，再使用第二种及第三种单药治疗时则仅有 13% 和 1% 的患者可达到无发作。如果单药治疗效果不佳，可考虑联合用药。但即使经过积极治疗，新诊断的癫痫患者中有 20%～30% 发作最终控制不佳。需注意的是，上述数据主要来自传统抗癫痫药物，新型抗癫痫药物对癫痫长期预后的影响尚缺乏可靠的研究。

5. 停用抗癫痫药与预后　一项基于人群的长期研究显示，在停止药物治疗后，癫痫的 5 年终点缓解率为 61%。对于已有 2 年或 2 年以上无癫痫发作的患者而言，可以尝试减停药物。有研究显示，在癫痫减药过程中或停药后，癫痫复发的风险从 12% 至 66% 不等。停药后 1 年和 2 年的复发风险分别为25% 和 29%。在停药后 1 年和 2 年时，保持无发作的患者累积比例在儿童中分别是 66%～96% 和 61%～91%，而在成人中则分别是 39%～74% 和 35%～

57%。复发比例在停药后 12 个月内最高（尤其是前 6 个月），随后逐渐下降。停药后癫痫复发的预测因素：①高复发风险的预测因素：青少年期起病的癫痫、局灶性发作、有潜在的神经系统病变、异常脑电图（儿童）。举例：青少年肌阵挛性癫痫、伴外伤后脑软化灶的额叶癫痫。②低复发风险的预测因素：儿童期起病的癫痫、特发性全面性癫痫、正常脑电图（儿童）。举例：儿童良性癫痫伴中央-颞区棘波、儿童失神癫痫。

（索军芳　陈国洪　王　媛　周崇臣）

第七节　癫痫的医疗护理和家庭护理

一、医疗护理

1. 一般护理

（1）环境：保持室内安静，光线柔和，避免噪声。发作频繁的患儿尽量住抢救室或单间，室内定时通风换气、温湿度适宜。氧气设备、吸痰器等处于备用状态。

（2）休息：急性期绝对卧床休息，昏迷者取平卧位，头偏向一侧或取侧卧位。合理安排治疗护理，保证患儿充足的睡眠和休息。

（3）基础护理：保持床单位整洁，保持口腔、皮肤、会阴部的清洁。督促患儿饭前便后洗手，定时洗头、擦浴、剪指甲，每天温水泡脚等。

2. 饮食护理
合理膳食，给予富营养、易消化的清淡饮食。保持营养均衡，保证食品多样化。补充足够的维生素及纤维素，尤其是多食深绿色蔬菜、腰果等富含维生素 B_6 的食物。不吃辛辣刺激性的食物，不喝含酒精的饮料。

3. 用药护理

（1）口服药：遵医嘱准确、及时用药，确保正确的时间、正确的药物、正确的剂量、正确的患儿。看服到口，婴幼儿防呛咳窒息，青春期患儿防藏药漏服，注意观察用药效果及不良反应。

（2）静脉用药：遵医嘱现用现配、准确、及时用药，注意无菌操作、三查七对。注意观察疗效和不良反应。应用地西泮时注意观察呼吸频率、节律，应用苯巴比妥针时注意观察有无迟发的过敏反应，应用咪达唑仑针时一般需单独静脉通路，持续泵入，逐渐减量停药，注意有无呼吸道分泌物增多，有无静脉炎的发生。

（3）饮食疗法——生酮饮食：生酮饮食是一种高比例脂肪、适量蛋白、低碳水化合物的饮食组合，主要用于难治性癫痫的治疗。治疗期间严格控制碳水化合物的摄入，按营养师拟定的食谱喂养孩子。尽量不要选择含有淀粉、甘露醇、木糖醇、山梨糖醇、赤鲜糖醇、乳糖、蔗糖、乳粉、果糖等成分的生活用品和护肤品。

注意观察患儿精神、反应、生命体征、抽搐情况、体重、出入液量、饮食耐受情况；观察有无低血糖（面色、口唇颜色、有无盗汗）；观察有无血酮过高（脸发红、呼吸急促、心率过快、呼吸有无烂苹果味道）；观察应用生酮饮食的效果、不良反应等。

遵医嘱监测血糖、血酮：血糖低于 2.5mmol/L，血酮高于 5.0mmol/L 即报告医生，可给予口服果汁，并增加测量频次，低于 2.2mmol/L，警惕低血糖反应及酮症酸中毒表现，遵医嘱给予 50% 葡萄糖 10～20mL 或口服橘子汁 30～40mL。

4. 病情观察　密切观察患儿意识、瞳孔、精神、反应、面色、生命体征、肢体活动、大小便等情况；观察有无癫痫发作，癫痫发作时的表现、发作的诱因、场所、发作先兆、伴随症状、持续时间、发作次数，瞳孔大小、对光反射及神志改变，以抽搐为主还是以意识丧失为主，抽搐部位，有无大小便失禁、咬破舌头和外伤；抽搐发作时观察呼吸变化，有无呼吸急促、发绀，监测动脉血气分析及结果，及时发现酸中毒表现并予以纠正，监测患儿心率、血压，备好抢救物品、药品；观察癫痫发作后的情况，有无头痛、乏力、恶心、呕吐等。观察服药情况、用药的效果、药物副作用及不良反应，如发现病情变化随时通知医生；观察经抗癫痫治疗后，患儿癫痫发作、智力、运动发育等情况的转归。

5. 癫痫发作的护理

（1）保持呼吸道通畅——防窒息：

1）立即置患儿于侧卧位或平卧位，头偏向一侧，以利于呼吸道分泌物由口角流出。

2）松解衣物，保持呼吸道通畅。

3）床边备好吸引器、吸氧装置，及时清除口鼻腔分泌物。必要时吸氧、吸痰。

（2）做好安全防护——防受伤：有发作先兆时，应立即平卧，就地平放，移开旁边危险物品，确保周围环境安全。发作时不可用力按压肢体，防骨折或脱臼。躁动的患儿，应专人守护，放置保护性床挡，必要时使用约束带，防磕伤。

（3）病情观察：

1）严密观察生命体征、意识及瞳孔变化，注意患儿发作过程中有无心率加快、血压升高、呼吸减慢或暂停、瞳孔散大、牙关紧闭及大小便失禁等。

2）观察发作持续时间与频率和发作类型。

3）观察患儿意识恢复的时间，在意识恢复过程中有无自动症，有无头痛、疲乏及行为异常。

6. 癫痫持续状态的护理　癫痫持续状态是指一次癫痫发作持续 30min 以上，或反复发作间歇期意识不能完全恢复达 30min 以上者。是临床上常见的危重症，需要医护密切配合，全力抢救。一旦发现癫痫持续状态，应立即呼叫医生，同时立即赶至床旁评估患儿，查看患儿面色、生命体征。

（1）置患儿于去枕平卧位，头偏向一侧，解开衣领，保持呼吸道通畅，清除口鼻腔分泌物、呕吐物；遵医嘱氧气吸入；建立静脉通路，遵医嘱应用止惊药物、脱水剂等。

（2）密切观察患儿生命体征、瞳孔、意识、面色及 SpO_2，观察发作类型、部位、持续时间、间隔时间及发作时的症状表现和发作后情况；监测动脉血气、血生化，维持内环境的稳定；观察有无烦躁、哭闹、头痛、呕吐等脑水肿早期症状。观察药物的治疗效果和不良反应，静脉注射安定、咪达唑仑等对呼吸、心脏均有抑制作用的药物时，应严密观察呼吸、心跳、血压及有无呼吸道分泌物增多；应用脱水剂时，应注意血压及尿量变化，水、电解质紊乱情况，有无口渴、低颅压性头痛等表现。

（3）安全护理：加强安全意识，首先保持周围环境的安全，将床上的硬物移开；患儿惊厥发作时，将柔软的棉质物放在患儿手中和腋下，防止皮肤摩擦受损；患儿牙关紧闭时，不要用力撬开，以免损伤牙齿；床边放置床挡，防止坠床，在床栏杆处放置棉垫，以免碰伤；勿强力按压或牵拉患儿肢体，以免骨折或脱臼。

（4）心理护理及健康指导：关心患儿及其家长的情绪、心理变化，发现异常及时给予疏导，向家长讲解惊厥的病因和诱因，各种用药的作用、用法、不良反应，以及各项处置的目的及配合要点，指导家长掌握预防惊厥的措施。

7. 安全护理

（1）防坠床/跌倒：儿童坠床、跌倒常常会造成不同程度的伤害，轻者头部瘀青，重者骨折、脑震荡、颅内出血，甚至会出现更严重的伤害。医院对孩子来说是一个陌生的环境，尤其是年幼的孩子，往往无法识别危险的因素，好动的天性往往让他们做出一些危险的动作。为了维护孩子的安全，请做好以下几点：

避免穿大小不合适的鞋；无论在卧床或下床活动时，应随时有人陪伴在患儿身旁；注意患儿服药后情形，若患儿感觉头晕、软弱无力时，确保其在床上休息，并请告知医护人员；若患儿意识不清或乱动时，为维护患儿安全，需予以使用约束带；患儿如厕时，陪伴请勿随意离开患儿；病房的医疗设备如有损坏或使用不便时，请立即通知医护人员予以处理；有高危跌倒患者的标识、防滑标识；年长儿改变体位应遵守"三步曲"：即平躺30s，坐起30s，站立30s，再行走，避免突然改变体位，尤其是夜间。

（2）防烫伤：小儿烫伤是宝宝最常遇见的不良事件，日常我们应该注意些什么呢？

洗澡/洗脚时不要把小儿放入过热的洗澡水中，这样可能会使其烫伤。正确做法是，洗澡时先放冷水，再放热水，并用温度计或手肘试一下水温，适宜温度为35.5～37.8℃，试温后再让孩子入水；热水杯、热汤等不能放在小儿经常可触及的地方，也不要让小儿随意拿敞口的或没有隔热的热水杯；不可单独把小儿留在病房内；大人端热汤或热水时，要大声告诉小儿不要靠近，以免迎面过来撞翻；给小儿吃加热的食物时，如喝热牛奶时，待温度适宜后再喝。

（3）防走失：由于患儿好奇心强，对危险因素的识别能力差，而且医院内病房设置相同，容易造成患儿在串病房、上下楼梯、乘坐电梯玩耍、与陌生人接触后丢失。一些患儿原本就有智力障碍、认知障碍或闹情绪等，更容易走失。所以作为家长，一定要看护好自己的孩子，谨防患儿走失的发生。

8. 心理护理 由于癫痫发作的不确定性，家长知识缺乏、担心预后，以及癫痫发作给患儿带来的巨大痛苦等，均会给家长造成极大的心理压力，患儿及其家长往往产生焦虑、恐惧、自卑等情绪，医护人员应尽可能多地给予关心和照顾，多抽时间与家长进行沟通交流，了解家长的心理状况，及时发现并及时疏导。多向家长讲解疾病相关知识，解除其疑虑，减轻其焦虑和恐惧。对有困难的癫痫患儿及时伸出援助之手，给予力所能及的帮助，使癫痫家庭感受到医护人员的温暖。医护人员要疏导家庭成员团结协作、齐心协力对抗癫痫。鼓励社会援助。

9. 检查时的注意事项 CT 和磁共振检查是现在临床上最常用的、无创伤性的头颅影像学检查方法，能够非常有效地发现大脑的结构性病变，是发现症状性癫痫病因的最有效的检查方法，如各种先天性脑畸形、脑肿瘤、脑脓肿、脑出血、血管栓塞及脑寄生虫等均可通过上述检查显示病变部位。CT 和磁共振检查还能了解有无脑萎缩、脑室是否扩大、脑白质病变。磁共振成像比 CT 图像更清晰，在确定各种局部损害中更有价值。在确定动静脉畸形、脑脓肿时，比 CT 更具有特征性。另外，它对人体无害，可以反复用于各种不同年龄的人，甚至是胎儿。

（1）CT 注意事项：CT 也称为计算机 X 线体层摄影。它是利用 X 射线对人体扫描，取得信息，经电子计算机处理排成数字矩阵，然后再经数字/模拟转换，将数字矩阵转变成不同灰度的像素矩阵显示于电视屏上，再由照相机摄制成片，这就是常规的 CT 平扫片。做 CT 检查时有一些需要注意的事项：

1）各部位平扫及增强扫描者，进入 CT 室前要除去金属饰物。

2）如果前期做过 CT 和 X 线检查，务必携带以前的片子以供对比和参考。

3）CT 机属于放射线检查机器，所以有一定的放射线损伤，但人体所受的 X 线很少，一般不会引起损伤，但不能盲目地进行多次 CT 检查。

4）患儿在使用离子型造影剂增强扫描时，要详细询问过敏史，试验阴性者方可检查。凡是对青霉素和磺胺类药物过敏，肝肾功能不良者应慎用造影剂。

5）扫描前 1h，对婴幼儿和烦躁不安的患儿，在医生的指导下给予镇静剂，确保扫描过程中患儿能完全静卧而完成检查。

（2）磁共振注意事项：磁共振（MRI）又叫作磁共振成像技术，是继 CT 后医学影像学的又一重大进步。其基本原理是将人体置于特殊的磁场中，用无线电射频脉冲激发人体内氢原子核，引起氢原子核共振，并吸收能量。在停止射频脉冲后，氢原子核按特定频率发出射电信号，并将吸收的能量释放出来，被体外的接收器收录，经电子计算机处理获得图像，这就叫作磁共振成像。做磁共振检查需要注意以下事项：

1）磁共振检查时间较长，设备声音大，由于小儿的不合作性，为保证检查质量，对 5 岁以下（含 5 岁）不能配合的小儿，将使用镇静剂，在深度睡眠后方可检查。睡眠干预：做检查前保持 4~6h 清醒，禁食水。

2）检查前请去除小儿身上一切金属物品，不要穿着金属物质衣裤。

3）需要镇静的患儿请按预约时间提前 1h 到镇静观察室镇静，镇静成功后携带预约单到磁共振室报到。不需镇静的患儿提前半小时携预约单到磁共振室报到。

4）做腹部检查前禁食水 4~6h。可用腹带裹扎腹部以减少呼吸运动引起的伪影。

5）对危重患儿、不合作小儿扫描时，应有家属进机房陪护，请去除佩带的所有金属品如手机、项链、耳环、手表、硬币、戒指及各类磁卡等，除去假牙、义眼、眼镜等物品。

6）急危重患儿应由临床相关医护人员陪同检查。

7）扫描过程中患儿身体（皮肤）不要直接触碰磁体内壁及各种导线，防止患儿灼伤。

8）检查时，患儿应带耳塞，以防听力损伤。

9）检查时，请携带既往所做的检查资料、结果，包括 X 线片、CT 片、MRI 片等影像资料，以便对比诊断。

10）做过 CT 增强、特殊造影的患儿一天后方可进行 MRI 检查。

另外，对安装起搏器、脑内血管夹、主要部位有金属碎片、骨科手术后有不锈钢钢板的患者禁用。对幼儿、烦躁不安和忧郁、恐惧患儿应慎用，高烧患儿禁用。

（3）视频脑电图注意事项：

1）检查前向患儿及其家长解释视频脑电图监测的目的、意义、优势、花费、预约时间，并告知家长检查中局部皮肤可能会出现发红或起疱，属正常现象，可自行消退。

2）检查前一天剃光头、洗头，禁用含油脂护肤用品。

3）要解除患儿及其家长的恐惧心理。医务人员应向家长和年龄大的儿童解释清楚，脑电图是将脑细胞的放电通过仪器记录下来，不是用电刺激大脑，检查时不痛苦，更不会引起什么后遗症。因为有些孩子看到许多导线连在自己头上，导线还和机器相连，就会感到害怕。

4）穿宽松棉质衣服，勿穿套头衫及化纤衣服，避免静电干扰。

5）检查时请携带患儿病历本及监护人身份证，曾做过脑电图检查者请携带检查结果以便对照。

6）保持病室安静，不要大声喧哗，减少人员走动，勿大声说话，勿使用电子产品，避免干扰。

7）检查当天吃早饭，不要空腹进行检查。空腹造成低血糖时可影响脑电图图形。

8）正在服用抗癫痫药物者检查前不停药（除非有特殊医嘱）。

9）检查中，患儿要尽量面向摄像头，不能关灯。

10）如有其他疾病引起体温升高时最好不要做脑电图检查，应待体温正常后再进行，因为体温升高能影响脑电图图形。

另外，患儿抽搐发作时，勿触摸患儿，勿按压人中穴等，做好安全防护，观察并记录好发作时间和表现，3min 仍不缓解者，呼叫医护人员给予及时处置。

10. 出院指导

（1）日常生活指导：患儿生活要有规律，保证足够的休息和睡眠，避免劳累。少去人员密集的场所，如公园、超市、集市，尤其是冬春季节。随天气变化及时增减衣物，防止受凉感冒。营养均衡，饮食清淡富有营养，食物多样化，勿暴饮暴食，防止积食。

（2）用药指导：强调长期服药的重要性，耐心解释规律服药的必要性和不规律用药的严重后果。遵医嘱准确、按时服药，不随意减药、加药、停药。注意观察药物的治疗效果和不良反应。教会家长分辨；教会家长使用注射器。

（3）教会家长正确对待癫痫发作：如发现患儿癫痫发作时，家属不要惊慌，应根据具体情况采取一些预防措施，保护患儿免受跌倒、摔伤等意外伤害，但不要采用使劲压住患儿正在抽搐中的肢体等动作，更不可在患儿口中放置毛巾、筷子、压舌板或手指等任何物品，因这些操作对患儿没有任何帮助，并有引起窒息或损伤患儿牙齿等危险。一般情况下，癫痫发作有一定的自限性，如短时间内发作缓解并能完全恢复到正常状态，无须立即送医院就诊，但应将发作情况记录下来，家属要记录患儿历次发作情况，建立"癫痫日志"，避免一切诱发因素。

（4）预约与复诊：指导家长通过微信、官网预约挂号；按照"出院记录"要求定期复诊，不适时随诊。

二、家庭护理

1. 居家环境 癫痫患儿的房间宜宽敞，一般应选择通风及采光都比较好的房间，居室墙壁的颜色应以淡雅明亮为主，不应采用强烈的色彩、对比度较大的色彩装饰墙面或家具，强烈的颜色容易让人激动，或使人产生压抑感。保持室内空气流通，这样可以减少患儿缺氧而诱发癫痫。居室内应注意清洁消毒，避免空气中含有过多的尘埃和细菌。居室中的物品擦拭清洁即可，尽量避免使用化学药剂进行消毒杀菌，特别是具有刺激气味的药品。每日打开门窗，保证 30~60min 的空气流通。

居室内应保持一定的温湿度，一般保持在 18~22℃，患儿会感觉比较舒适。而最适宜的湿度应控制在 50%~65%。居室温湿度过高或过低都会引起患儿的不适，诱发或加重癫痫病情。湿度过大时可开窗通风或使用一些除湿设备将室内潮湿空气外排，而空气干燥时可以在室内洒水或使用加湿器。

保持环境的安静，避免噪声。家庭成员尽量轻声说话，不大声喧哗、吵闹、高谈阔论，尤其是节假日家庭聚会时。一般白天较理想的强度是 35~40 分贝，50~60 分贝即能产生相当的干扰。在我们生活的环境中，常有一些突发性噪声，如爆炸声、鞭炮声、警报声等，其频率高、音量大，虽然持续时间短，但其激烈程度可以严重干扰人们的生活，影响人的思维和情绪。科学实验表明，超过 115 分贝的噪声能引起人的严重的烦躁和不安，这种情况相当于癫痫病发作时的一系列大脑变化。

2. 居家饮食护理

（1）日常饮食：癫痫患儿应与一般孩子一样，吃"家常便饭"，保证食品多样化，米饭、面食、瘦肉、鸡蛋、牛奶、水果、蔬菜、鱼、虾等都要多吃一点。在临床中，有很多家长经常会问，饮食对药物治疗癫痫是否会有影响。有些家长认为某些食物可能会引起癫痫，因而对孩子有很多限制，比如不许吃肉、鸡蛋、虾等，这些都是没有科学根据的。

注意合理膳食，补充足够营养，在癫痫患儿的漫长治疗中，某些西药会对消化系统带来影响，导致营养物质的缺乏或代谢障碍，如维生素 B_6、维生素 K、叶酸、钙、镁等元素的缺乏。在合理饮食外，注意补充上述物质，并多食蔬菜、水果。米糠、麦麸含有维生素 B_6，所以应多食粗粮。鱼、虾、蛋、奶中含有丰富的叶酸、维生素 K，所以不能偏食、挑食，必须全面均衡营养，合理饮食，以保证小儿健康成长，利于疾病的治疗。此外，还应注意以下问题：

1）要供给丰富的蛋白质。应该让儿童多吃些瘦肉、鸡蛋、牛奶、鱼、虾、豆制品等含优质蛋白的食物，以促进小儿神经系统的发育，促进儿童记忆力与思维能力的增长与发挥。对癫痫患儿的治疗将起到很好的辅助作用。

2）要补充含钙质的食物。儿童多次发生癫痫发作常可引起低血钙的发生。因此平常饮食中应适当增加含钙的食物。钙可以抑制脑神经的异常兴奋，使之保持正常状态，有利于疾病治疗。含钙丰富的食物主要有虾皮、芝麻酱、骨头汤、排骨、酥鱼、豆及豆制品、蛋黄、苋菜、榨菜、蘑菇、牛奶等。补钙应与补充维生素同时进行，以便使钙质能够充分被人体吸收，以利于其骨骼生长发育。

3）多增加富含维生素 C、维生素 B_6、维生素 K 的食物。癫痫患儿特别是原发性癫痫患儿的一些神经递质缺乏会引起癫痫发作，补充大量的维生素 C、维生素 B_6 等有利于递质的合成，如大枣、橘子、花生、核桃、鱼、虾等。癫痫患儿由于长期服用抗癫痫药物能引起维生素 K 缺乏。维生素 K 与血液凝固过程有关，缺乏时易引起出血。蔬菜、豆油、蛋黄中含有丰富的维生素 K。

4）要增加维生素 E 的摄入。维生素 E 有抗氧化作用，可以清除人体内有毒性的自由基，同时它还是一种膜稳定剂，可以防止脑细胞的渗透性增高，起到预防抽搐发作的作用。因此应该多给儿童吃些富含维生素 E 的食物，如海藻、牡蛎、胡萝卜、芝麻油、花生油、鸡蛋、豆芽等。

5）要低盐少水。过度饮水使胃部过度牵张，容易诱发癫痫发作；大量的水和盐分进入体内，会加重间脑负担，从而导致癫痫发作。包括果汁、可乐、西瓜、咸菜等要尽量少食用。

6）少吃油腻及辛辣刺激食物，如姜、葱、蒜和辣椒等。咖啡、茶等具有提神功用的饮料具有兴奋神经细胞的作用，儿童也最好少喝。

7）要补充微量元素锰。有调查显示 1/3 癫痫儿童血清锰低于正常儿童，而豆类食物和谷类食物，如黄豆、扁豆、小麦等富含微量元素锰，所以多进食这些食物可以补充癫痫患儿锰的摄取不足。

癫痫患儿饮食虽然无须特殊禁忌，但饮食要有规律，勿暴饮暴食。切忌过饥或过饱。过度饥饿使血糖水平降低，而低血糖往往诱发癫痫发作，而过饱后血糖水平会快速升高，体内胰岛素分泌增加，加速葡萄糖代谢，血糖水平先高后低，波动很大，也会诱发癫痫发作。当患儿腹泻、呕吐，大量失液后，应及时补充水分和电解质以维持水及电解质平衡，避免诱发癫痫。大量饮酒能诱发癫痫，慢性酒精中毒可引起大脑皮质结构和功能改变，从而使癫痫发作。酒精还可加速抗癫痫药物的代谢，降低血浓度从而降低疗效。因此，癫痫患儿应禁饮一切酒类和含酒精的饮料。

（2）生酮饮食：生酮饮食疗法可使 30%~60% 的癫痫患儿发作减少或发作停止，一般在医院观察一段时间后出院，在家里继续应用生酮饮食治疗。建立档案，与营养师保持联系。遵从营养师的食谱，正确配制生酮粉，根据孩子的喜好、口感，尽量使生酮食物多样化，保证生酮饮食的有效摄入。

应用生酮饮食注意事项：遵医嘱监测尿酮，定期复查。注意观察疗效和不良反应。注意饥饿时低血糖引起的困倦、脱水，过量的酮体和酸中毒引起的呕吐，尤其要警惕酮症酸中毒的发生。

生酮饮食的治疗也同药物治疗一样，有一些不良反应，常见的不良反应有呕吐、腹泻、腹痛、手脚肿、血尿、便秘、拒食等。宜少量多餐，延长进食时间，调整脂肪比例，额外补充蛋白饮食或蛋白粉，增加蔬菜量，如莴苣叶、菠菜、芹菜，增加液体摄入量，更换不同口味的生酮伴侣、制作生酮奇趣蛋糕、使用生酮面条等改善。如不能缓解应及时就医，进一步详细检查，遵医嘱对症治疗。

生酮饮食的停止一般分为两种情况：一是因无效或无法坚持而中止，二是癫痫发作得到控制而逐渐恢复到正常饮食。如果有效，可坚持生酮饮食 2~3 年，然后视患儿及其家长是否愿意继续坚持。应在营养师的协助下每 2~3 周降低一次生酮饮食的比例，如将 4∶1 降到 3∶1，3∶1 降到 2∶1，直到酮症消失。不建议家长自行中止生酮饮食。

3. 活动与休息

（1）一般活动：癫痫患儿居家生活注意休息，保证充足的睡眠，以睡醒后精神好为宜，每天要保证 7~9h 的睡眠。不要熬夜，不要长时间看电视、电脑。每次看电视、电脑的时间最好控制在 1h 之内，避免电视或电脑的内容是刺激、快速的，以防诱发癫痫发作。过多的睡眠也不好，晚上最好 22 点前睡觉，早睡早起。

虽然癫痫发作没有规律可循，但是有些因素可以诱发癫痫发作，比如睡眠不足、过度劳累等，都可以引起发作。孩子的日常活动以温和、无刺激、不会产生安全意外的运动为宜，如画画、慢走或散步。

（2）体育运动：患儿在日常生活中使用常规的药物治疗外，体育锻炼也有很重要的作用。上学后能不能参加体育运动，也是家长非常关心的一个问题，因为癫痫发作不可预知，在运动过程中发作怕引起危险。体育运动是增强体质的有益方法，同时对患儿的心理障碍的改善及生长发育都是有益的。特别是参加集体运动能使患儿的社会交往范围扩大，对患儿的身心健康与疾病的治疗有非常显著的帮助。

体育锻炼能改善心血管系统功能，有利于把氧气和营养物质输送到全身，同时把人体内的废气、浊气输送到肺、肾和皮肤，再排出体外，减少体内病变产生的机会，对癫痫患儿来说，就是排除了发作内环境。体育锻炼能增强体质，血液供应增加，营养物质的吸收和贮存能力增强，肌肉变得结实有力，肌肉内毛细血管的数量增多，更好地抵御外邪入侵，在同等条件，使寒、暑、风、意外打击等所造成的发作机会大大减少。体育锻炼有助于改善大脑调节能力，使大脑皮质兴奋性增强，抑制加深，还能改善神经系统对全身各器官的调节作用，使整个机体对外界环境的适应能力提高。体内环境调节好了，就能较好地排除患者的体内诱因，适应外界环境的能力及抵抗外邪入侵能力增强，对控制发作是非常有益处的。

体育锻炼要消耗一定的养料和氧气，促使呼吸器官努力工作，使它得到锻炼。呼吸系统功能增强，保证了人体其他脏器对氧气的需要，调节了人体气血运行。

癫痫患儿只要发作不频繁，就可以参加体育运动。进行适当的体育锻炼，增加身体机能的康复，以孩子能耐受为宜，不要过于疲劳。积极的体育锻炼可以减少发作的机会。至于参加哪种体育活动，可根据孩子的年龄特点及兴趣选择，年龄小的孩子可以参加各种游戏、慢跑、拍球等，大孩子可以参加体操、跳绳及各种球类活动。在成人的监护下，也可以参加游泳。假如癫痫发作没有得到控制，发作仍然频繁，则最好不要参加危险的运动，如登高、荡秋千、骑自行车等。癫痫的孩子虽然可以参加运动，但要注意休息，运动不要过量。

4. 日常生活禁忌

（1）不宜参加的运动：癫痫患儿不宜参加剧烈运动或大运动量体育运动，如长跑，往往出现过度换气现象，而过度换气时由于二氧化碳排出过多，使体内产生呼吸性碱中毒而诱发癫痫发作，特别易诱发失神发作和全身强直-阵挛性发作。

不适宜癫痫患儿参加的活动通常有如下几种：

1）攻击性、冲撞性、对抗性强的体育活动。这一类体育活动方式最容易导致外伤，形成人身伤害，还会由于运动方式过于激烈，引起发作。

2）剧烈的个人锻炼方式。如快速奔跑、长距离大运动量奔跑、游泳等。这些活动或锻炼方式，会突然加快心动速度，也会造成短暂缺氧，大运动量锻炼，能造成患者体力上的消耗，呼吸过度，从而诱发发作。

3）危险游戏活动。如玩过山车、旋转飞轮等。

4）长时间用脑的活动。这些活动，癫痫患儿有些不宜参加，如下围棋，往往容易造成用脑过度。有些则应加以节制，如下象棋。在这些活动过后，要尽快做些体力活动，进行调节。

另外，对带有危险性运动项目也不宜参加，如跳水、游泳等，如要游泳，最好在有旁人陪伴下游约20min，以防发生意外。癫痫患儿中对控制不理想的患儿，不要骑自行车，过河、过桥等最好应有成人或家属陪同保护。

（2）不宜一次性大量饮水：一次性大量饮水易产生饱胀感，有可能诱发癫痫发作。大量饮水能够使患儿在很短的时间里增加小便次数，一般情况下，这样会改变血液中抗癫痫药物的浓度，相当于减少了用药量。另外，频繁的尿意刺激，也可能是诱发癫痫发作的因素之一。

（3）不宜长时间使用手机：现在的手机应用已经到了非常普遍的程度，几乎到了人手一部。而且，我们经常会看到很小的孩子，已经在使用手机给父母和其他亲人通话。孩子单独出门，家长也会给孩子准备一部手机，方便和家人、朋友联系。那么，癫痫患儿是否适合用手机呢？

手机通话时会发出电磁波，使用者大脑周围产生的电磁波是空间电磁波的4~6倍，少数劣质手机产生的电磁波超过空间电磁波百倍，而癫痫又是大脑细胞异常放电的一种中枢神经系统疾病，如果长时间地接打电话，电磁波强度超过一定值时，会诱发脑部组织的不正常放电，从而使癫痫患儿或隐匿性癫痫患儿癫痫发作。所以癫痫患儿或有癫痫家族史的人，应减少手机的使用频率和通话时间。

（4）不宜长时间看书、阅读：长时间看书、阅读会使人非常疲劳，人的心理活动及情感状态常随着书中的内容而相应发生起伏变化，加之在看书、阅读时，人的唇、舌、喉也在相应地运动，而长时间的朗读，又呼出了大量的二氧化碳，使体内呈现出酸性状态，这样一系列的因素都会直接刺激大脑，从而改变其功能。所以，对于原发性阅读性癫痫的患儿来讲，一定要注意不能长时间地看书或大声朗读，以免引起癫痫发作。

（5）癫痫患儿不宜洗澡太勤：洗澡时，由于大量的水蒸气被吸入体内，使得体内含氧量下降，加之机体排出的汗液增多，电解质平衡被打乱，易造成暂时性机能紊乱，诱发癫痫。

（6）不宜长时间使用计算机、观看电视、玩游戏机：癫痫是由多种病因引起的慢性脑功能障碍综合征，长时间使用计算机、观看电视、玩游戏机是诱发癫痫疾病的一个主要因素。分析认为，癫痫是神经元异常放电所引起的，而计算机、电视和游戏机正是一种光的刺激，能够支配人体中枢神经系统，从而迅速引起神经细胞的异常兴奋，这种兴奋作为诱发源，对脑发育不良、脑血管畸形、脑肿瘤以及曾经脑外伤等患儿，很容易引起癫痫疾病的发作。

（7）不适合玩电子游戏：电子游戏是儿童最喜欢的一种游戏，但这种游戏不适合癫痫患儿玩。电子游戏中快速的画面转化及不同的光刺激可以诱发光敏性癫痫发作。如果曾经有过癫痫发作，建议接受脑波检查，测试是否为光觉敏感性。如果曾经有过玩电子游戏而癫痫发作的记录，绝对不要再去玩。对于没有光敏感性的癫痫患儿，也不要沉迷于电子游戏，一方面玩物丧志，另一方面容易引起情绪失控，对控制癫痫没有好处。此外，这种兴奋对长期处于学习、精神压力过大的患儿，也会逐渐影响脑神经，破坏脑部神经细胞正常的新陈代谢，导致癫痫疾病的发生。

5. 居家安全护理 孩子的天性就是贪玩、对新鲜事物好奇，他们在家玩耍的时候可能会喜欢到处乱跑，摸摸这个，碰碰那个，但并不是每件家庭器具都适合孩子玩，所以家长们要做好监护的重任，不要让孩子触碰危险物品，以免受到伤害。

（1）家具的日常维护及选购建议——防磕伤：患儿在家玩耍的时候免不了会碰到桌角、椅角，导致患儿被磕破皮，或是受伤，尤其是患儿发作时，不慎磕碰到尖锐的棱角上，后果不堪设想。因此，父母们要把桌椅的角、暖气片用布或者是海绵包起来，或是装上保护套，这样便可以保证孩子不会受到伤害，至少不会被磕破。居室内尽量减少家具的数量，扩大孩子的活动空间。如果购买新家具，其边角最好为圆形，以防患儿磕碰受伤。

（2）室内地面的处理——防摔伤：室内地面保持清洁干燥，如有水渍应立即擦干，防跌倒。如果家中是比较坚硬的地面，比如瓷砖或水泥地，孩子发作倒地时会受伤。可以在地面上铺一些防滑垫或地毯或是类似于幼儿园、室内游乐场所铺的地垫，能有效减轻孩子在跌倒时的伤害。另外如果家里的房子结构是复式，请让孩子住在楼下，避免在上下楼梯时因癫痫发作而发生坠落。住楼房的家长勿让孩子独自行走楼梯，以免发生坠落等意外。

（3）浴室洗护注意——防溺水及滑倒：要避免孩子自行爬进浴缸，因可能导致磕碰致伤，所以，尽量把卫生间的门关上，不要让孩子进去玩。洗澡的时候一定要拉稳孩子，不要让他们独自在浴缸里玩耍，更要注意排水塞，千万不要使得排水塞脱落，否则排水的吸力很可能会让孩子溺水。

建议给孩子洗淋浴。因为洗澡水会被及时排出，减少在洗浴过程中因癫痫发作发生溺水风险。浴室内可以准备个小凳，让孩子坐在凳子上洗澡，可以降低癫痫发作时跌倒的损伤程度。洗漱用品放置在塑料的容器内，浴室内地砖应防滑或选用防滑地垫。

（4）床的选择和安装——防摔伤：家里的床面不宜太高，方便孩子上下。在床的两侧地面可铺上地毯或地垫，也能降低因癫痫发作时坠床造成的伤害，孩子睡觉时尽量不要在床边，有条件的家庭可以在床的四周安装护栏。

（5）防药物误服/中毒：平时吃的药，要放在孩子不能随意拿取的地方，更不能将药品当作玩具给孩子玩，鼠药、农药等对人体亦有害的药物应妥善存放。生活中小儿因为误服成人药物、鼠药、农药等而导致的意外伤害时有发生。

（6）保护电源插座——防触电：电源插座最好用防护套盖上，这样孩子便不会触碰得到里面，又或者把插座装在孩子够不着的地方，这样便可以避免让孩子受到伤害了。

另外不要让癫痫患儿吃带壳、豆类食物，如青豆、瓜子、花生、杏仁、小糖豆等小而硬的食物等，勿嚼口香糖、果仁等零食，避免发作时进入气道，出现呛咳窒息。让患儿远离热水、热汤等热源，防烫伤，远离火源，防烧伤。患儿应远离河边、沟渠、坑等地方，以防孩子不慎坠落。癫痫患儿不建议登高、爬高，以防突然发作而引起跌伤。

6. 用药护理 不论是原发性癫痫还是继发性癫痫，都要进行抗癫痫治疗，到目前为止，治疗癫痫的最佳手段还是长期服用抗癫痫药物。抗癫痫药物一旦开始服用，一般至少需要3~5年。除了急性期或伴随疾病住院时间外，大部分时间是由孩子的主要照护者负责管理癫痫患儿服药的，因此家长应掌握一定的药物相关知识。服药的原则是遵医嘱按时、按量服药，不随意减药、加药、停药。

（1）掌握药物相关知识：家长拿到药品后先看外包装，看是否在有效期内及其失效期。学会看药品说明书，正规医院开具的药都有明确的商品名、成分名，附有药品说明书。重点看药品的成分、规格、储存、配伍禁忌、副作用、不良反应、注意事项等。

学会分药，小儿用药一般是按公斤体重由医生计算好的，但因患儿年龄不同，服用剂量不同，且因药品规格不同，许多小儿用药都需要家长来分药才能确保剂量准确。比如水剂的药需要注射器或带刻度的喂药器来抽取，片剂需要分包，片剂分药时建议最长不超过一周的用量。家长也要学会计算药量，正确使用注射器等。

常用的抗癫痫药物：

1）丙戊酸钠：适用于治疗各种类型的癫痫，是治疗典型失神发作、肌阵挛发作及全身性强直-阵挛、失张力发作、部分性发作的首选药。作为广谱抗癫痫药，在癫痫发作类型不能确定的情况下，丙戊酸钠是选择之一。不良反应有恶心、呕吐、食欲减退、肝脏受损（15%~30%患儿服后数月出现肝功能异常，也有肝功能衰竭致死的报告，2岁以下小儿慎用）、震颤、平衡失调、眩晕、复视、脱发、白细胞减少、血小板减少、血清碱性磷酸酶升高等。服药方法：不可碾碎，缓释片只可掰成两半，不能再细分。如需碾碎，可用口服溶液代替。用餐时或用餐后服药影响不大。丙戊酸钠缓释片一般每12h服用一次，丙戊酸钠普通片可以每8h吃一次，两种不同剂型一定要注意区分。

2）卡马西平：适用于复杂部分性发作、全身性强直-阵挛发作、上述两种混合性发作或其他部分性或全身性发作。此药可改善癫痫患儿的精神状态，对其学习能力和行为影响小，因此成为学龄期儿童上述发作类型的首选药。不良反应主要有消化系统反应，如恶心、呕吐、腹痛，或因消化系统反应引起的皮疹、粒细胞下降、血小板降低等。中枢神经系统反应如眩晕、嗜睡、运动失调、复视、眼颤、头痛、抽搐。中毒表现为震颤、发绀、颜面潮红、神经反射亢进或减弱，甚至抽搐昏迷。服药方法：可以用餐时或用餐后服用。

3）苯巴比妥：是最早用于临床的抗癫痫药物，对强直-阵挛性发作、部分性发作、热性惊厥有效，对失神发作、颞叶癫痫、婴儿痉挛效果差。苯巴比妥肌内、静脉注射对癫痫持续状态有重要治疗作用。其抗惊厥作用较镇静作用强，且价格低廉，尤其是农村和偏远地区的首选药物。不良反应：疲劳、虚弱、注意力分散、嗜睡、抑郁，儿童中可以出现攻击行为，有成瘾性，长期应用后会出现戒断症状，如焦虑、震颤、兴奋、惊厥，甚至惊厥持续状态，长期应用影响儿童智力。服药方法：用餐时或用餐后服药影响不大。

4）氯硝西泮：又名氯硝安定，可用于各种类型的癫痫发作，尤其是丙戊酸钠疗效不好或不能耐受的肌阵挛发作是主要适应证，亦是顽固失神发作、失张力发作及光敏感性癫痫的二线药物。一般作为一些难治性癫痫的添加治疗。癫痫持续状态时可静脉给药，长期服用可产生耐药性（平均33%）。最主要的不良反应是比较明显的镇静作用，有一定成瘾性，在儿童中还可能引起攻击行为。青光眼患儿禁用。服药方法：用餐时或用餐后服药影响不大。

5）左乙拉西坦：用于癫痫部分性发作的辅助治疗。不良反应主要有恶心、呕吐、食欲减退、腹痛、腹泻、眩晕、复视、乏力/疲劳、嗜睡、焦虑、抑郁、皮疹等。服药方法：空腹或与食物一起服用。

6）托吡酯：用于初诊为癫痫的单药治疗或曾合并用药现转为单药治疗的癫痫，也用于部分性癫痫发作的辅助治疗。不良反应主要有嗜睡、头晕、疲乏、易激惹、食欲减退、注意力障碍、体重下降、抑郁等。服药方法：用餐时或用餐后服药影响不大，但患儿每日要少量多次喝水，因托吡酯会影响泌汗功能，会导致基础体温升高。

7）奥卡西平：用于治疗原发性癫痫全身强直-阵挛发作和部分性发作，伴有或不伴有继发性全面性发作。不良反应主要有恶心、呕吐、腹泻、腹痛、头晕、头痛、复视、疲乏、嗜睡、抑郁等。较卡马西平出现皮疹概率低。服药方法：空腹或与食物一起服用。

8）拉莫三嗪：用于12岁以上儿童及成人癫痫部分性发作或全身强直-阵挛发作的单药或辅助治疗；用于2~12岁儿童的癫痫部分性发作或全身强直-阵挛发作的辅助治疗；也用于治疗合并有 Lennox-Gastaut 综合征的癫痫发作。不良反应主要有恶心、呕吐、腹泻、食欲增强、复视、疲乏、易激惹、抑郁等。服药方法：用餐时或用餐后服药影响不大。

（2）药物的备用：癫痫患儿家庭要储备足够患儿服用的药物，一般至少备用一个周期的药物，即备用药的总量要稍多于两次复诊时间阶段内的服药量。

（3）药物的储存：抗癫痫药物不管是西药还是中成药都要认真保管，一旦保存不好，发生药物变质，虽然按医嘱服药，但药效起不到控制作用而使癫痫发作，或发生其他不良反应。所以患儿家长买到药后，要认真阅读说明书，并按说明书保管。如没有特别注明，则按防潮、防晒、防热、防污染的原则去储存。将药品放置于阴凉、干燥及孩子拿不到的地方，妥善保管。开启包装后，不要将所附的干燥剂随意丢弃，服药后应将干燥剂置于原包装瓶内，糖衣片尤应如此。如果是散装药片或胶囊，可用避光玻璃瓶（如棕色）或塑料瓶盛放，最好内放干燥剂，注意不同药品一定要分开盛放。

（4）正确服用药物：

1）遵医嘱服药：每天服药次数和剂量，饭前、饭后还是在饭时服药，以及更换药物、减药、停药一定要听从医生的医嘱，不要随意减药、停药、换药，遇到疑问及时咨询专科医生。

2）确保药品质量和有效期：患儿在服用药物前要注意查看药品有效期、药品有无变质等。过期药是不能服用的，散装药品出现变色、有斑点，糖衣片失去光泽或表层粘连、破损，胶囊变软，片剂变色、开裂，液体制剂混浊、霉变等，均不能服用。

3）按时按量服药：对于患儿癫痫的治疗，保证患儿按时按量服药，对疾病的控制尤为重要，所以家长要采取一定的措施保证孩子按时按量服药，不能事事迁就，也不能粗暴简单。由于癫痫患儿可能存在一定的认知功能障碍，容易忘记，常记不清自己是否已经服过药物。因此，年长儿也要在家人的帮助下，保证每天按时按量服药。

对于哺乳期的婴幼儿，如果是母乳喂养，首先将药研碎，在哺乳前或哺乳中，用乳头蘸药粉喂小婴儿；或在哺乳前将药溶于少量糖水（或蜂蜜水中）用奶瓶喂服。喂完后，最好往奶瓶中再少倒一点水，把奶瓶残留的药液也喂了，保证用药剂量。为防止服药后出现呕吐，可以采取分次分量的方法，将原来一次服用的药分成 2~3 份，1h 内服用。如果在服药后 20~30min 呕吐，因药物未被吸收，应给予全量重新服用，以确保足量，家长应观察患儿吐出的药量，至少应补足一半的药量。这样可以有效防止因少量服药而导致发作。如果这些都不奏效，可以与医生协商是否将口服药改为注射剂。总之，总药量要保证达到有效。

由于身心的逐渐发育和成熟，青春期癫痫患儿有了一定的特定意向和责任感并自己决定某些活动如何进行，这一时期的癫痫患者服药的依从性明显下降，常常出现漏服、自行停服（藏药）、随意增减药量等现象，造成血药浓度过低引起癫痫发作，或浓度过高而中毒。另外一些青春期的患儿开始饮酒，或饮用大量的含酒精的饮料，不但影响正常进食，还会导致睡眠不足，最严重的是忘记服药，从而增加了癫痫发作的机会。作为家长一定要让患儿清楚遵医嘱服药对治疗癫痫是何等的重要。对患儿讲清滥用药物的危害性，并鼓励患儿像一个成年人一样坚持。同时家长、医生应与患者之间建立良好关系，让孩子感受到大家对他的支持和关爱。

4）注意服药姿势：服药时宜取坐位或站位，躺着服药会使药物在胃和食管内溶解，对食管有害。

5）服药方法：服药的时候一般用温开水送下药片，不要干吞，否则容易使药物黏附于食管壁，损伤黏膜，导致出血。不宜用饮料、茶水或牛奶服药，不利于药物吸收；不要用酒类送药，因酒中的乙醇与多种药物相互反应，升高毒性反应。对于可以自行服药的患儿，家长应劝说患儿主动服药，可以先试服以消除患儿顾虑。如果患儿因为药物的味道不愿服药，可将药物溶于糖水中服用，或用糖水送服。但不可以采取强行灌服或强制执行措施，要善于引导。

（5）观察治疗效果：在癫痫治疗中，往往需要评价抗癫痫药物是否有效，以决定是否继续应用还是换药。要达到这一目的，首先是药物剂量要达到治疗量，小剂量不能控制发作，剂量过大，副作用必然加大，而效果也未必好。个体不同，对药物的敏感性不同，每个患儿治疗量也不一样，应该区别对待。其次，用药后应观察一段时间，千万不可操之过急，欲速则不达。短时间内，频繁换药绝对不可取。家长要观察患儿服药后发作的形式、次数、持续时间是否有变化，为医生提供准确的信息。

中华医学会第一届全国癫痫病学术会议制定了抗癫痫药物的四级疗效判断标准：

1）完全控制：服药后未再有任何形式的发作，时间已超过用药前最长间歇期2倍以上；

2）基本控制：发作次数减少75%以上，症状减轻；

3）有效：发作次数减少50%~75%，发作程度减轻；

4）无效：与治疗前无明显差别。

最好的效果：用药后达到完全控制的标准，坚持治疗，巩固疗效，癫痫基本上可以治愈；一般的效果：用药后达到基本控制的标准，需要进一步修正治疗方案，直至达到完全控制的标准，这样才有进一步治愈的可能；较差的效果：用药后达到有效的标准，需要推翻以前的治疗方案，重新制订治疗方案；用药后评定为无效的，该药就不可继续服用，需要重新寻找其他方法治疗。

（6）观察药物不良反应：药物不良反应是指药品在预防、诊断、治病或调节生理功能的正常用法用量下，出现的有害的和意料之外的反应。它不包括无意或故意超剂量用药引起的反应以及用药不当引起的反应。药物不良反应包括药物的副作用（副反应），还包括药物的毒性作用（毒性反应）等。抗癫痫药物常见的不良反应有：消化系统反应，如恶心、呕吐、腹痛等；中枢神经系统反应，如眩晕、嗜睡、运动失调、复视等；肝肾功能受损；认知功能障碍；精神障碍等。每个家长要知晓自己的孩子所服用药物的主要不良反应，以便重点观察，如发现异常情况及时就医。

（7）服用抗癫痫药物的注意事项：

1）家长要督促和检查患儿是否按时按量服药，防止少服、漏服和多服。抗癫痫药物必须按时服用。患儿家长有时会忘记为患儿喂药，如睡懒觉错过早晨的药物，晚上直接上床睡觉忘记服用药物等。漏服药物的危害性有多大，怎么补服，是很多患儿及其家属关心的问题。

因为一次漏药会大大增加癫痫发作的风险，多次漏药则可能造成癫痫发作且很难控制（如癫痫持续状态），漏服每日1次的药物比漏服每日3次的药物后果更为严重。抗癫痫药物如漏服1次或错过用药时间，应在记起时立即补用。若已经超过了数小时或接近下一次用药时间，则无须补用，应按常规使用下次剂量。请勿一次使用双倍剂量。倘若多吃了一顿药也不必担心，只要没有什么特殊不适，多吃一顿一般不会造成什么影响。因为药物的有效浓度都是在一段有效范围之内波动的，多服一顿药不会对血药浓度产生剧烈影响。因此只要及时发现，下次按照正常剂量服用就行了。

2）临床口服抗癫痫药，至少要观察数天后才能判断这种药物是否有效，切不可服用1~2d发作得不到控制就随便加药或换药。

3）小儿正处于发育和学习的阶段，有其独特生理特点。应用抗癫痫药物治疗时应注意几点：小儿胃容量相对较小，胃蠕动不规则，口服药后易诱发胃食管反流和呕吐，家长要注意给婴幼儿喂药后将患儿竖起拍背，防呛咳、呕吐或窒息；家长要注意观察服药后患儿有没有出现学习成绩下降、社交活动减少等智能减退的早期表现；要注意药物间的相互作用，定期测定血药浓度。

4）许多家长带孩子复查、看病时，经常买很多药回去，但是服用的药物需要在有效期范围内。另外，不同的厂家、不同批号之间的药品含量、有效期都不一样；即便是同一厂家的药品存放时间过长难免会影响药效。因此，不建议家长一次性购买2年以上的药品。

5）勿突然停药，如突然停药可导致体内血药浓度下降发生反跳引起癫痫严重发作，甚至发生癫痫持续状态。癫痫是一种需要长期服药治疗的疾病，一旦确诊，为确保治疗效果，要在医师指导下长期规范服药，每次的剂量要根据半衰期的长短分次口服。绝对不能因症状控制而停药。

7. 癫痫发作的正确处理 癫痫发作是小儿神经系统的常见急症，是癫痫患儿的主要临床表现，如何正确处理癫痫发作是每个癫痫患儿的家长应该具备的技能。家长们面对正在抽搐的孩子，往往表现出惊慌失措，常做出一些不当之举，促使病情发展或造成不必要的二次伤害，因此，家长应掌握一些癫痫发作时的家庭护理常识。

一般来说，癫痫患儿在发作前会有一些先驱自觉症状，如胸闷、上腹部不适、恐惧、流涎、听不清声音、视物模糊等。因此，患儿本人在预示到癫痫发作前应尽快离开如公路上、水塘边、炉火前等危险境地，及时找安全的地方坐下或躺下。患儿家长要及时发现患儿发作时的表现，以便尽早采取预防措施，防止其他意外伤害的发生。

（1）当看到孩子癫痫发作时，到底该做些什么来帮助他？癫痫发作的类型很多，一些类型的发作是不需要旁边的人做什么的。例如：

1）失神发作：发作时只有短暂的几秒钟失去意识，不会倒下去，在旁边的人有时甚至不知道患儿正在发作，所以是不需要做任何事的。

2）肌阵挛发作：瞬间全身像被电到一样地抖动，就抖这么一下就过去了，也不需要做什么事。

3）整个人眼神呆滞，神情恍惚，跟他说话也不理不睬或答非所问，或仅有眼皮眨动，这种颞叶癫痫也不需要旁边的人做什么来帮助他。

（2）需要旁边的人帮助的癫痫发作大概只有发作时看起来很吓人的全身发作：双眼上翻、嘴唇发紫、口吐白沫、四肢强直抽动，有时伴有尿失禁。这种发作看起来很吓人，但绝大多数都会在 2~3min 自行停止，旁边的人其实不需要做任何事或任何动作，只需要陪伴在旁边，静待发作结束即可。要知道一旦抽搐开始，只有两种方式可以让其停止：一是"自动停止"，二是靠药物来停止，任何其他的呐喊、掐人中或搓揉都没有办法使其停止，只有徒增不必要的意外伤害。

一旦发现癫痫发作，保持镇定，不要慌张，协助患儿躺下侧卧，以利于口中分泌物的流出，避免呛咳窒息，松开衣物，保持呼吸道通畅。移开旁边的障碍物，务必"制造一个安全的环境"，让患儿"安全地结束发作"。切记不要拿手指头或任何东西塞入患儿的口中，因为发作时患儿很少会咬伤舌头，这个动作只会造成双方的伤害。这些做法，既增加了对患儿的刺激，又可能伤及患儿的牙齿，甚至使牙齿脱落、误吸，造成生命危险。另外也不需要大声叫喊或用力摇晃患儿企图使抽搐停止。要保护患儿勿摔伤、跌伤。对于抽搐患儿不可用力按压其肢体，以免骨折。注意心脏、呼吸情况，把维持生命放在首位。为防止患儿吐出的唾液或呕吐物吸入气管，家长应始终守护在患儿身旁，随时擦去吐出物，救护过程中及时记录病情变化，如发作持续时间、抽搐的部位、呼吸、面色及意识状况等，也可以用手机随手录下患儿发作时的情景，以便就诊时给医生提供可协助诊治和判断病情的资料。当癫痫发作停止后，患儿会面临一段所谓的"发作后疲倦期"，这时患儿还没有完全清醒，不要去吵他，但要在一旁陪伴到患儿完全清醒方可离开。

一般来说，大部分的癫痫发作都是"自动停止"，而且多在 5min 内就会停止，所以癫痫发作时并不一定需要立即送医，只要按上述方法看护患儿，即能使他们安全度过发作期，待缓解后再送往医院进一步诊治。但一旦发现抽搐没有停止的迹象，即这个"自动停止"的机制可能失败了，即可能成为"癫痫持续状态"，那只有尽快送医以便于及时治疗，有条件的最好致电"120"，由专业医护人员护送。转运途中，注意保持患儿颈部的舒展，切勿在匆忙之中捂住患儿口鼻而引起窒息。

8. 情绪调控与心理护理 疾病的治疗也是需要一定时间的，如果大家能积极地面对疾病，及早地治疗，就能够保证疾病的治疗效果。在治疗疾病的同时，还应该保持乐观的心态，不要因为自己的情绪影响疾病的治疗效果。家庭成员应经常给予患儿关心、帮助、爱护，针对患儿及其家长的思想顾虑要及时给予疏导，使其有一个良好的生活环境、愉快的心情、良好的情绪。

癫痫的治疗不仅是控制痫性发作，更重要的是让患儿能身心健康地生活、成长。癫痫是一种常见的神经系统慢性疾病，同时癫痫本身也经常合并心理障碍。癫痫病灶的位置、性质及发作的频率、时间都会引起不同性质、不同程度的心理障碍，如颞叶癫痫比全身性发作或其他部位的局灶发作更易发生行为问题，如攻击或反社会行为。频繁癫痫发作后患儿常带有兴奋或抑郁情绪、活动过多、不服管教、学习落后等表现，而经恰当治疗，上述症状可明显改善或消失。

另外，癫痫的病因有症状性和特发性，这些造成癫痫患儿的脑发育障碍、组织结构破坏、代谢异常，必然会影响所有心理发育的领域。发生愈早，程度愈重，影响也愈大。

癫痫的病理生理机制之一就是抑制性神经递质不足、兴奋性神经递质过多或二者不平衡所致。而这些神经递质对行为认知也产生很大的影响。兴奋性神经递质如乙酰胆碱、谷氨酸、脑肽类，在维持行为、促进记忆和学习、影响情绪等方面有密切关系。而具有抑制功能的儿茶酚胺类及 γ-氨基丁酸等递质与许多行为、情绪障碍关系更大。

迄今为止，各种抗癫痫药物对认知、行为均有一定的影响，但绝不能因此而拒绝进行抗癫痫的药物治疗。因为抗癫痫药物的不良影响受药物种类、药物剂量、使用方法、个体耐受性差异等多方面影响，应在专科医生正确指导下服药，密切观察药物反应、进行药物浓度的测定及消除不良的环境影响，可将副作用降至最小。考虑癫痫疾病本身对心理发育的不良损害及对生活质量的影响，不应过分强调药物副作用。

社会环境因素也是造成癫痫患儿心理障碍的重要原因，当一个家庭有了癫痫患儿，父母的心理反应是复杂的，一般经历震惊、否认、埋怨、适应和调整阶段。有的父母可较快适应，也有的父母可长期停留在某一个阶段。此时往往过分夸大患儿的不利因素，对患儿采取过多的保护、过分的包办、行为的放纵、学习的疏忽，使癫痫患儿更易出现行为问题，如学习困难及情绪障碍。父母的否认态度可使患儿得不到最好治疗或受嫌弃，更可加重孩子的心理负担。目前社会上对癫痫还广泛存在恐惧、拒绝态度，这也加重了患儿的自卑、消极、孤立情绪，或对前途丧失信心。

临床上许多癫痫患儿单用药物并不能有效地控制其发作，那些发作频繁、症状严重的患儿常常还遭受到抗癫痫药物的副作用带来的痛苦。因此，寻求多方面科学的方法控制癫痫发作是非常必要的。心理治疗是癫痫治疗中的重要一环，因为一方面，癫痫病可能与患儿的素质、性格等有关；另一方面临床观察也证明，明显的精神刺激是癫痫促发的重要因素之一，刺激确能诱发或加重癫痫的发作。此外，癫痫患儿由于疾病多年缠绵、经久不愈，对治疗失去信心，常产生自卑感，情绪抑郁，加之来自家庭和社会等方面的不良刺激，诸如被歧视、成长和教育的多种麻烦，有些患儿因受到过度的照顾和呵护而与集体疏远等，也常可导致严重心理障碍，说明对癫痫进行心理疏导是合理的和必要的。

部分癫痫患儿可导致智能减退，患儿多因学习、生活、交往能力下降，智力缺损常伴有精神抑郁或焦虑，甚至悲观情绪，或存在恐惧、担心被遗弃、被嘲笑或成为他人负担的心理，后期可出现多疑、狭隘，甚则人格行为的改变。这些精神因素对患儿的病情发展及治疗预后均有相当程度的影响。因此对癫痫的治疗，除药物外，精神心理治疗亦为智能康复中不可忽视的重要组成部分。

一般对癫痫患儿的心理治疗应当从医生、患儿自身、家庭、社会四方面入手。

（1）医生、患儿自身的疏导与调控：

1）建立良好的医患关系，是心理情志疗法实施的基础。医生应有深刻的同情心，通过深入的交谈，帮助患儿及其家属认清患病事实，接受治疗方案及建立起同疾病斗争的勇气和信心。应让患儿知道，癫痫发作是可能消失的，或因为药物治疗的良好效果，或因为自然病程的结束。所以，应让患儿明白，他的社会接受程度有赖于他在社会环境中形成的良好关系以及他作为社会一员的责任感。对此类患儿要态度和蔼、耐心、热情，尊重患儿，不使用会伤害患儿自尊的词语，对患儿由于疾病引起智能障碍的行为改变予以理解。并从关心患儿的角度适当予以引导。

对症疏导，有的放矢。根据患儿性格特点、心理、精神障碍的不同，分别予以解释、开导、劝慰，消除患者抑郁、紧张、恐惧的心理，解除患儿心理压力，鼓励患儿积极配合治疗。或通过中医以情胜情法，帮助患儿平衡精神、心理状态。此外，还可实行精神转移法，如听音乐及鼓励患儿从事感兴趣的游戏活动，引导患儿谈论既往经历，等等，分散患儿对疾病的注意力。

由于癫痫的特殊性，家属必须要学习与患儿有关的癫痫方面的防治知识。任何疾病的康复，均需要患儿自身的抗病和修复能力。因此，医生和患儿之间的配合甚为重要，只有医患协同攻关，才能最终战胜顽疾。医生的态度、信心、语言、语气都会强烈地感染患儿。在治疗癫痫时，首先医生的态度要诚恳、负责，对诊察一定要细致、严谨，并恰如其分地向患儿解说病情，从而取得患儿的信任，并由此激发患儿树立战胜疾病的信心，使患儿能够积极配合医生进行治疗。

2）创造良好的休养环境和心理环境：整洁、安静、舒适的休养环境，可以使患儿的心情愉快、身体舒适、睡眠充足、食欲增强。经常注意通风换气，保持病室内的空气新鲜，去除秽气，又可使患儿神清气爽、情绪倍增，从心理上使患儿得到相对的满足，增强其生命的活力，从而利于病情的转归。

患儿要正视现实，要有勇气战胜恐惧，保持乐观、向上的心态，积极配合治疗，充分发挥自己的潜能和优势，使生活更美好。患儿在树立战胜疾病的信心的同时，一定要做到遇事乐观，并保持心情愉快，此外，还要配合医疗所需的饮食宜忌，注意生活起居中的劳逸结合，而且还要树立治疗的恒心，坚持治疗等。在适当的时机，医生或家属应与患儿共同讨论癫痫，使他了解这方面的知识，消除误解。可以着重指出，癫痫只是脑电活动紊乱的一个症状，短时间的抽搐会影响脑功能，即使是长时间的抽搐，在发作得到控制后也极少产生中枢神经系统的不可逆损伤。癫痫是可治之症，把癫痫与智力低下划等号是没有科学依据的。

3）提高和加强患儿自身的心理调节：癫痫患儿最重要的调养，就是在精神上要积极乐观，消除一些不必要的恐惧心理和精神负担，树立"既来之，则安之"的正确思想。实践证明，积极乐观，生活有规律就可以大大减少癫痫发作的次数。俗话说："三分治疗，七分调养"，说的就是这个道理。中医学在很早以前就强调精神疗法对疾病恢复的重要作用，提出人们的饮食起居以及喜怒都要有所节制，不可过度，也就是说应当保持心情舒畅、精神愉快，设法避免过度疲劳、过度兴奋、过度紧张，一个人特别是一个患儿，生活起居应该定时、规律化，养成良好的生活习惯，就可以使机体内在平衡、精力充沛，从而提高战胜疾病的能力。并且也要适当地参加一些文体活动，如散步、慢跑等。

患了癫痫以后，很多患者精神负担很重，把它视为"不治之症"，担心一辈子也治不好，因而丧失了战胜疾病的信心，其实这是很不必要的，反而会使病情加重。癫痫不是什么"不治之症"，只要经过合理的治疗，有50%~80%患者的症状能够完全缓解，也就是说绝大多数的患者，癫痫发作可以得到完全的控制，并逐渐恢复健康，有15%~25%的患者，癫痫发作次数减少、症状减轻，可以得到部分控制，甚至还有少数人是不治自愈的（但这仅是少数，患癫痫绝对不可不进行治疗）。这说明癫痫不是什么严重的，甚至致命的疾患。

另外，也有些患儿害怕这种病会影响智力，也增加了对癫痫的恐惧心理。其实除了癫痫发作过于频繁，或癫痫发病年龄过小者以外，一般来说癫痫本身不会直接影响智力发育。大多数曾患过癫痫的患儿，智力仍和正常人一样。癫痫这种病，只要经过及时、耐心的治疗，多数患儿的预后是好的，引起智力衰退的只是少数。所以患这种病的人，应该建立足够信心，对未来的生活和工作要充满希望。

（2）家庭、社会的关心爱护：

1）家庭方面：癫痫是需要长期治疗的，每个癫痫患儿的家庭都有共同的责任和使命关心、爱护患儿，这能给其以战胜疾病的勇气和动力。如果是一个孩子得了癫痫病，父母应当尽量保证患儿的正常生活，让孩子有充分的休息和睡眠，使其心情舒畅。对于那些智能低下，有行为障碍或癫痫频繁发作的患儿，则应该留在家里，给予特殊照顾。

平时，家属除了学习有关癫痫方面的知识，配合医生积极治疗外，还要细心照料患儿的饮食起居，尽量避免一切诱发癫痫发作的因素，如感冒、暴饮暴食、疲劳过度、睡眠不足等。特别是家长要善于疏导患儿的心理不适，心平气和地帮助他们解决问题，使日常生活保持一个温馨和睦的环境。家属应根据患儿年龄、理解力告诉他有关癫痫的知识，使其自己管理自己。鼓励患儿参加各项有益活动，做其能做的事情，增强自我意识，克服羞怯、无能感的心理状态。一般说来，抛弃"过分保护"的观念，避免强调发作的复发性对于减轻、调节患儿的心理障碍有一定帮助。另外，还要培养患儿高度自尊及独立的意识和个性。

学龄期患儿尽量安排在普通学校就读，家属应亲自与学校联系，让老师了解患儿的发育、发病及治疗情况，取得老师和同学们的同情、理解和照顾。同时，使患儿在集体生活中认识自我，增强社会交往的适应能力。

2）社会的爱护：社会的爱护是促进患儿及其家庭心理健康的重要方面，学校是患儿学习的重要场所，老师、同学的举止和态度有时会潜移默化地影响患儿的一生。热情友好、平等互助的师生和同学关系是对患儿最大的支持与安慰。由于无知与偏见，癫痫患儿在许多情况下会遭到拒绝与嫌弃，在交往上不很受人欢迎。对于患儿来说，他人的态度可以成为其心理障碍的原因，因此努力改善大众对癫痫患者的态度是医务工作者和社会工作者共同的责任。

作为癫痫患儿的亲人，包括父母、兄弟姐妹，以及幼儿园阿姨、学校老师、邻居等患儿周围的人，都应该对患儿抱有正确的态度，改变那种歧视或嫌弃的错误做法。大家都来关心、照顾患儿，有人认为这是一种"社会疗法"，这种社会疗法在我们这个社会主义国家里，具有无比优越的条件，完全可以实现。这对减轻患儿沉重的精神负担是大有益处的，可以协同药物治疗取得更为满意的效果。在态度上首先不要歧视患儿，不要冷落、嘲笑及随意批评患儿，以免造成患儿的精神紧张及心理伤害；应帮助患儿克服心理障碍如焦虑、羞怯、易怒、自卑等；可以与患儿共同讨论，让他们对所患疾病有所了解，认识到自己可以与正常儿童一样正常生活、学习，树立起战胜疾病的信心；不要在患儿面前流露出紧张、神秘的神情，更不要随意与外人谈论患儿的疾病，应该帮他们建立自尊。

（3）癫痫患儿应具备的心理素质：癫痫病的治疗与控制，除了依赖家庭和社会的帮助外，与癫痫患儿良好的心理素质有着密切的关系，尤其是处于青春期的癫痫患儿。

1）正视现实，做好同疾病长期做斗争的思想准备。癫痫不是不治之症，只要积极有效地治疗，是可以治愈的。即使有些癫痫类型现在还没有什么好的治疗方法，但随着医学的进步，相信很快就能找到解决的办法。患儿不要有太大的心理压力。

2）诚恳接受善意的帮助和支持，不要产生逆反心理。要引导患儿正确认识自己的优点和缺点，在特定的环境中稳定自己的情绪，控制好自己的情感，保持心境自然。提高心理素质和自我修养，给自己创造轻松愉快的精神环境，使自己能维持最佳精神状态。

3）积极配合医生治疗，遵守医嘱，按时检查、服药，掌握自己癫痫发作时的特点以及容易引起发作的诱因。尽量避免接触容易引起情绪波动的事情，远离能够激发情感的场所。阅读一些书籍，了解有关癫痫的常识。

9. 共患病的管理

（1）注意缺陷障碍（ADHD）：ADHD 是癫痫患儿最常见的共患病，可见于各种癫痫发作类型，但在颞叶癫痫、额叶癫痫、失神癫痫和青少年肌阵挛癫痫中常见。我国学龄癫痫患儿 ADHD 发生率约为 40%，发生的原因不清楚，目前认为可能与以下因素有关。①癫痫通过影响电活动和化学物质而导致脑功能异常。②遗传因素：家族中可以询问到类似的病史。③抗癫痫药：苯巴比妥等药物可以出现该类不良反应。

ADHD 的治疗是一个长期的过程，父母需注意学习了解如何以较和谐的方式与孩子相处，选择合理的期望水平，配合医生制订一个适合孩子的综合治疗计划。治疗主要包括以下几个方面。①认知行为治疗：常用的行为治疗方法包括强化、塑造、消退、惩罚等。通过语言的自我指导、角色排演、自我奖赏和自我表扬的方法，促进正确行为的出现，减少不良行为，改善矫正孩子的行为问题。②特殊教育：不给孩子贴上落后或学习迟滞的标签，而采用适合孩子的教育环境和方法，发掘孩子的潜力。③社会化技能的培训：在有条件的情况下，适当让患儿与有同情心的伙伴多接触，参加一些活动，以学习社会交往技能。④躯体训练，渐进进行躯体训练，以个体项目为主，指导孩子控制冲动和攻击行为，使他们听从指导，增强自尊心和自信心。⑤药物治疗：目前对癫痫合并 ADHD 的药物治疗意见不一，常用的治疗单纯 ADHD 的药物哌甲酯等中枢神经兴奋药有可能降低癫痫发作的阈值，但多数专家认为癫痫合并 ADHD 治疗的首选药物仍是哌甲酯，该药物是安全有效的，常用的不良反应有食欲减退、嗜睡、腹痛、口干、头痛和紧张。

（2）睡眠障碍：癫痫患儿的睡眠障碍发生率很高，癫痫本身及抗癫痫治疗都可能影响睡眠，癫痫发作常常与睡眠障碍同时存在。患儿可表现为白天乏力、嗜睡或夜间睡眠表浅、睡眠呼吸暂停、不安、易醒、打鼾、说梦话、磨牙和肢体异常活动等缺乏特异性的症状，这些在单纯睡眠障碍、并发抑郁症、抗癫痫药不良反应、夜间癫痫发作时均可出现，有时难以鉴别。

因此，当孩子出现睡眠障碍时，家长应在夜间仔细观察孩子的动作，甚至录像记录，以方便就诊时向医生提供确切病史，并带孩子进行睡眠脑电图检查及多导睡眠监测，以明确癫痫和睡眠障碍之间的关系。同时，睡眠障碍可能影响癫痫控制，有效改善睡眠障碍可以控制癫痫发作，提高患儿的生活质量。

治疗干预方面，首先家长应积极选择正规抗癫痫治疗，在医生的指导下权衡选用针对孩子发作类型又对睡眠影响小的药物，同时给予孩子睡眠干预，主要方法有：①创造良好的睡眠环境，改善卧室环境、灯光、卧具等；②制定作息时间，提高睡眠效率；③帮助孩子建立规律的睡眠习惯，避免日夜颠倒，家长要以身作则，不要熬夜，尽可能养成良好的睡眠习惯；④采取正确的睡眠方式，如坚持分床睡、不抱着玩具入睡等；⑤睡前避免过度兴奋，如不看刺激的电视和故事书、玩游戏，或进食刺激性食物等，睡前可喝热牛奶；⑥加强锻炼与行为矫正，增强体质，改变不良睡眠习惯。

以上干预措施在真正实施过程中可能存在一些困难，家长和患儿易产生倦怠情绪，必须有计划、有步骤地进行，家长对癫痫的认知水平及其对患儿的态度影响患儿的治疗效果和生活质量，因此家长需重视并发挥自己的作用。

（3）偏头痛：偏头痛是癫痫患儿常见的共患病，平日应仔细观察偏头痛发作的情况，注意其与癫痫发作的关系，并寻找偏头痛发作的诱因。如果偏头痛每次出现在癫痫发作后，则无须单独治疗偏头痛。有时偏头痛是独立于癫痫出现的，与癫痫发作无关，则视偏头痛程度决定是否用药。偏头痛成为癫痫的诱发因素是极少见的。如果能找到诱发因素，避免触发，便可减少头痛的发作。家长可完成一些简便易行的非药物治疗，包括帮助孩子正确认识疾病、放松训练、食物和睡眠调节等。繁重的学习任务使孩子睡眠时间减少，疲劳过度，情绪易于改变，会诱发头痛的发作，此时改善睡眠质量对降低头痛发作频率十分明显。饮食方面，需避免摄入过多的牛奶、鸡蛋、影响血管收缩扩张的胺类食物、食品添加剂等。非药物治疗中的放松训练也被认为是一种有效的方法。

药物方面，急性发作期可短期使用布洛芬、舒马曲坦等非特异性止痛药物。如发作频率高、时间长或影响生活学习，可考虑预防用药，主要推荐药物为氟桂利嗪；同时需强调的是，规范应用抗癫痫药物亦可起到预防偏头痛发作的作用，特别是丙戊酸钠、托吡酯、左乙拉西坦，具有明确可治疗偏头痛的临床证据。但药物治疗需在医生的指导下完成。

10. 就医指导　当患儿出现癫痫发作后，其本人和家属首先不要惊慌失措，不要受社会风俗的影响而讳疾忌医，隐瞒病情，以致延误治疗的最佳时机，也不要过分谨慎地对患儿倍加呵护，以致影响其正常的生活和学习，更不要"病急乱投医"，按照马路广告和听信小道消息随便找就医的地方。这样做不但容易耽误病情，而且耗费钱财，甚至会因用药不当而出现毒副作用。

在癫痫专科门诊，有相对固定的具有精湛治疗技术的医生，有统一的诊断标准，能对诊断和治疗进行深入的分析和研究，并进行定期的随访观察；能根据患儿病情的具体特点，制订个体化、有针对性的诊疗计划，建立相应的卡片、病历及观察表格等，为癫痫的治疗研究提供了方便。宣传有关癫痫的基本知识，对患儿的生活、学习提供合理化建议；使患儿的诊断、选药、剂量、用法、副作用、疗效、伴随疾病、智力发育、精神行为、心理状态等都处在医生的严密观察之下。癫痫专科门诊既提高了癫痫的疗效，又使医生对癫痫的诊疗水平有所提高，为更多的癫痫患儿带来福音。

（1）神经内科或普内科就诊：首先，患了癫痫之后，患儿应到设有神经内科的医院就诊，如因条件所限也要到二级医院以上的内科就诊。上述医院除了有经验丰富的医生外，一般还配有较完善的辅助医疗设备，这些条件对做出准确的诊断无疑是决定性的。

倘若诊断有误，对患儿在经济上和健康上的影响是很大的。因为一旦癫痫的诊断确立，患儿大多要长时期地服药，这需要患儿及其家属很好地配合，患儿的依从性对癫痫的治疗是很重要的，依从性好的患儿往往发作控制良好。部分患儿因文化、经济等因素的影响往往自行随意加药、减药、停药，这些都对病情的控制极为不利。其次，一旦诊断成立，开始治疗后还有许多问题要解决，如选择药物、调整剂量和用法、随访观察（包括监测"血药浓度"和随访脑电的改变等），以及针对病因所采取的治疗方法。

（2）复诊与随访：一旦确诊癫痫，开始治疗，就要"遵医嘱用药，定期复诊"，这是每个癫痫患儿家长要遵循的。如果经治疗后发作已控制，为方便患儿就医也可以到社区医疗机构（有相应资质的医生）随访用药，但隔一阶段（3个月或半年）要到原就诊医院随访，以便了解病情和治疗效果，从而决定治疗方案的调整。

癫痫患儿需要定期复查血常规，包括白细胞计数、分类、血小板计数及凝血时间，定期复查肝功能，包括转氨酶、黄疸指数及血氨等。定期检查血钙、T_3（三碘甲状腺原氨酸）、T_4（四碘甲状腺原氨酸）及其他内分泌激素含量，以便发现一些药物引起的内分泌及代谢的异常。进行免疫学检查，包括免疫球蛋白A、免疫球蛋白M、免疫球蛋白G等指数检查，以便发现免疫功能障碍。定期查血药浓度，以指导用药。在治疗的开始阶段、中间及减药的开始和减药过程中，要经常复查脑电图，观察脑中癫痫灶放电控制情况，以便指导药物剂量，调整减药速度。定期进行智力测试，及时了解患儿认知状况，指导其学习和社交。

11. 学习与社交　癫痫患儿应享有受教育权、工作权、保险权、娱乐权、婚姻权及一系列的社会福利权利，此外，癫痫患儿还应享有专门为特殊需要的患儿所涉及的各种法权，如特殊训练班、特殊教育学校和某些社会医疗机构等。有些家长因为孩子得了癫痫，就不让他上学，不让患儿和别的孩子玩，不让患儿参加任何活动，这样是不正确的，这样只会使孩子越来越孤僻，对孩子人格的培养也是不利的。一个患癫痫的孩子应当尽量参加正常儿童的活动，这样可以减轻孩子的自卑感。一般情况下应允许患儿上学，学习、思考、记忆等，不会诱发癫痫发作。

家长应该清楚，在控制发作的前提下，绝大部分患儿可以享有与正常儿童一样的生活、学习。许多癫痫患儿都健康成长，顺利地升学、就业。而把患儿关在家里不让他和外界接触，这样做对康复不利，而且有损身心健康。但为了避免学习过度紧张和疲劳诱发癫痫发作，建议学校和家长对癫痫患儿的学习要求不要过高、过严，不要造成患儿精神上过度紧张和疲劳，特别是不要熬夜。让患儿在学习中合理调配时间，将兴趣和爱好与将来服务社会的理想和目标结合起来。

凡是学龄儿童在癫痫基本得到控制、没有严重的智能障碍和精神障碍的情况下均可办理入校学习。入学后家长要把病情如实向班主任介绍以取得老师的理解和帮助，同时要通过老师向同学们讲清楚，使同学们不至害怕，特别是不要让同学们歧视、疏远他们。家校联合使患癫痫的儿童有一个温暖、友好的生活、学习环境。

在癫痫患者中有智力、记忆力超群之人，也有著名作家、科学家等，但从整个癫痫群体来看，癫痫患者智力、记忆力不如正常人，存在智力低下、学习能力差等问题。但癫痫患儿和健康孩子一样享有受教育的权利，教育工作者尤其不能歧视癫痫患儿。只要智力正常，就应该接受规定的义务教育，而且癫痫患者要积极升学，提高学历。

为了帮助癫痫患儿克服学习困难，家长、老师和医生之间必须相互配合，保持密切联系。

智力低下、认知障碍均可造成癫痫儿童学习困难。癫痫儿童的智力低下程度主要取决于脑损害程度，而引起癫痫儿童智力低下的重要原因是其原发病，癫痫儿童的认知障碍与癫痫类型、发作频率、病程，以及抗癫痫药物使用有关。癫痫的类型如颞叶癫痫可引起感觉障碍，复杂性部分性癫痫影响认知、运动能力、语言技巧、记忆力和注意力。大多数抗癫痫药物都有中枢镇静的作用，使患儿出现困倦、嗜睡、烦躁、注意力不集中、记忆力下降等副作用，这些均影响患儿的学习能力和成绩。

另外还有家庭因素，有些家长对癫痫患儿过分溺爱，认为学习是件苦差事，会对患儿造成更多的压力。于是把患儿关在家中过所谓轻松闲散的生活，这种"牢笼"似的生活，使患儿的病态性格越来越严重，势必造成学习困难。还有癫痫患儿自身有不良心理反应，有些癫痫患儿在学校里出现癫痫发作后常因自己的"失态"如大小便失禁而感到尴尬、痛苦和害羞，久而久之，学习主动性和积极性变差，甚至自暴自弃而影响学习成绩。有的患儿为了减轻学习引起的焦虑，往往以发怒来获取安全感。有的患儿习惯了外界和自我迁就，害怕癫痫发作的控制和消失威胁到他们受照顾的闲散生活方式，这些心态都会影响患儿的学习。

在患儿考试成绩差、学习不好时，家长和老师要耐心帮助和指导，千万不要严厉批评更不要以某某为参照对象来批评，如看某某多好，看你多差，以免给孩子造成心理负担。对孩子要多鼓励，稍有进步就要表扬，同时也不要因发作几次就中途退学或停学。另外家长要学会抓住重点，因材施教。如果患儿喜欢语文，擅长写作，家长不应强求数学方面的发展，而应因势引导他的兴趣和爱好。

家长要多与老师沟通，最好每学期开始到学校与老师座谈，或隔一段时间给老师打个电话咨询一下情况，并把患儿的情况告诉老师。如果怀疑孩子在学习方面比较费劲儿，应告诉老师和医生，并寻找原因。有些学习困难与癫痫无关，但有时是相关的。如果患儿智力下降较严重，并且很难克服，应考虑将来将孩子送到特殊教育学校就读。有一些家长认为患癫痫会导致老师戴有色眼镜看待患儿，担心同学嘲笑患儿，因而隐瞒病史。这是非常危险的行为，可能导致意外伤害发生概率明显上升。其实，告知老师病情是有好处的，在癫痫患儿的社会环境中，老师起着关键作用，告知学校老师，老师将会学习癫痫有关症状和基本急救知识，老师的理解和关怀不仅能帮助患儿，并且可以对其他同学产生良好的影响，减少谴责和歧视，并在患儿发作时知道如何处理，使患儿及时得到帮助。如果孩子知道自己患有癫痫，而父母却叮嘱他不要告诉任何人，要保守秘密，父母的这种行为其实暗示孩子患有癫痫是一件很不好的事，这会对孩子的自尊心产生不必要的负面影响。

因此，正确的做法是入学时把患儿的病情如实向班主任老师介绍，以取得老师的理解和帮助，具体包括：①目前发作时的症状（精确行为表现）和医学上癫痫分类（局灶性、全面性或其他）：发作过程中会发生哪些情况，如眼睛和头是否转动，是否会停止动作，是否存在双眼凝视，是否会在衣服上乱摸，以及手臂和腿是怎样的。如果你的孩子有多种发作形式，那么每种发作形式都需详细告知老师。②发作持续时间、发作的频率和诱发的因素。③发作前是否有先兆及先兆的表现（恐惧、反复吞咽、大叫等）。④发作后患儿的表现。如是否会立即恢复正常，是否会意识模糊，是否需要睡一觉才能恢复正常，发作后孩子技能（理解力、认知力等）是否会有变化。⑤孩子发作时的处理。如是否需要防止孩子跌倒，发作时只需观察还是需要急救。如果孩子发作时大小便失禁，需不需要换衣服等。⑥是否希望孩子每次发作都让老师通知父母。⑦孩子发作时何种情况下（如癫痫持续状态）需要急救。将需要急救干预的具体发作形式或持续时间告知老师，如家长不清楚，可询问就诊医生。⑧目前服用的药物（包括种类、用法用量）。⑨如孩子病情或用药情况有变化，应及时告知老师。还可以请老师监督患儿在校期间是否规律服药，避免漏服药物，并且在患儿发作时老师能做到心里有数，能及时有效处理，尽量避免意外伤害的发生。癫痫患儿还有其他特殊学习需要。一些儿童有记忆困难，记忆包括几个步骤：最初编码，转移信息至长期记忆储存库和储存后再次回忆该信息。癫痫发作和药物均可影响任何一个或全部步骤。一旦确定哪一个步骤被影响，那么可以通过修改学习方法来帮助患儿。部分癫痫患儿意识有短暂中断，从而打断注意力，这就需要一个学习伙伴，需要老师密切监督患儿或允许教学录音。部分癫痫患儿处理信息的能力低于平均水平，所以应减少作业或给予额外时间来完成作业或考试以示公平。部分癫痫患儿在组织能力和计划能力方面有困难，导致不能独立学习，这些患儿需从老师那里获得更多的直接指导。

据国外流行病学调查统计，有95%的癫痫患儿能够在普通学校学习，他们在智力和学习方面与正常人并无差异，学习后进步的比例比正常儿童高52%。只有癫痫发作频繁的患儿学习障碍才较为突出。对于有智力障碍但还能在一般学校学习的患儿，老师要给以特殊的指导，使之取得较好的成绩，为将来成人后独立生活打下基础。对于智力明显低下，不能在一般学校就读的患儿，如有条件可转入特殊培训学校，或由父母培训，尽可能地让患儿生活能够自理而不发生意外。要记住，即使孩子有学习困难的"高风险"，他仍可以学习新事物！但学习前进的步伐可能会慢一些。孩子可能需要更多的练习和记忆，需要某些特殊种类的材料（可视材料或口头描述）来供学习使用。

另外，癫痫性性格改变是否出现及程度轻重也与教育密切相关。到学校上学对于癫痫病患儿来讲，除了可以学到各种知识外，更主要的是让他们可以和其他孩子一起参加活动、建立友谊，让他们感到自己和其他孩子是一样的。这些对于孩子全面健康进展很重要。对于癫痫性性格改变的儿童，一定要防止与其他同学发生矛盾或打架。有精神症状的患儿，要在医生指导下服药治疗。

癫痫患儿不仅可以上学，而且可以参加学校组织的各种活动，如春游、参观及课外文娱活动。如果癫痫发作特别频繁，用药也不能控制，此时就不宜参加学习和课外活动。

父母是孩子的第一位老师，要培养患儿独立生活的能力，从小培养自己的事情自己做的习惯，不要对他们做不必要的行为限制，全家都要做到生活有规律，不要采取放任不管的态度，提倡热心教育。当孩子渐渐长大后，家长要积极鼓励患儿参加集体生活和社会活动，克服羞怯、自卑的心理障碍，增强社交适应能力。

（1）父母应鼓励和教育患儿多与其他小朋友做游戏，交朋友，主动与人交往。无论碰到认识的人也好，不认识的人也好，主动地和人家打招呼，"哥哥好、姐姐好、弟弟好、阿姨好、奶奶好"等。对人说话彬彬有礼是有教养的表现，也能受到其他小朋友的欢迎。

（2）对患儿进行感恩教育，让其学会关心他人。比如说，小弟弟的玩具掉了，你可让他帮助捡起来；小弟弟、小妹妹摔倒了，鼓励他去扶。让他体会到人和人之间是一种相互依存的关系，每个人都需要别人的帮助，每个人都应该尽可能帮助别人。

（3）鼓励患儿去探索新事物，激发他们的兴趣，并应根据孩子的具体特点制定具体措施，支持孩子的爱好，开发孩子的潜能和特长。

（4）家长要鼓励患儿大声说话，放声唱歌，让他们把喜怒哀乐尽情地表现出来。

（5）劝阻患儿不要贪食，如果过度肥胖，应设法帮助患儿减轻体重。

通过参加社交活动，可以促使患儿身心健康，克服学习困难，缩短癫痫患儿在心理和生活中与正常儿童之间的距离。

12. 关于预防接种 癫痫患儿疫苗接种缺失目前已成为计划免疫工作中不能再回避的问题。国内相当一部分医生和家长倾向于不给或不建议癫痫患儿接种疫苗，从而导致癫痫患儿普遍疫苗接种率偏低，患传染病的风险增加。许多家长对接种疫苗存在着错误的认识，认为打疫苗会导致癫痫，会加重癫痫，认为患有癫痫的孩子不能接种疫苗。也有些防疫站、保健站不愿意给癫痫患儿打疫苗。以上这些现象都说明了癫痫本身这一疾病的特殊性，对于癫痫患儿接种疫苗的相关问题没有兼具科学性和权威性的操作指南和操作规范。但是癫痫患儿预防接种需要社会的关注和支持，特别是临床医生、公共卫生人员、媒体等，应提高辨别信息和应对不科学信息干扰的能力，向公众传递正确的声音。

通常情况下，癫痫患儿是可以正常接种疫苗的，但应该注意某些特殊情况。某些疫苗，如百白破（尤其是全细胞百白破）和麻腮风（尤其是联合水痘疫苗），均可导致发热，引起热性惊厥；也会导致某些热敏感癫痫发作频率增加。也有病例表明，疫苗接种可能引起抗癫痫药物血药浓度的变化，应引起重视。如流感疫苗接种后引起患儿所服卡马西平血药浓度增加，甚至出现中毒症状。

目前尚未有报道证明癫痫患儿接种疫苗更容易出现神经系统并发症。若无其他禁忌证，发作控制稳定（6个月无发作）的癫痫患儿建议正常接种疫苗。7岁以上患儿，若癫痫未能控制，不应再补种百日咳疫苗，因为年龄大的小儿患严重百日咳的可能性很小，而此时疫苗注射后不良反应却较高，因此不应再接种。癫痫患儿在第一次接种后3d内出现抽搐，不应再进行同一疫苗的加强接种；若第一次接种后7d内出现脑病表现，也不应再进行第二次接种；若患儿发作频繁或有原因不明逐渐进展的脑病时，应暂缓接种。同时，家长需仔细了解疫苗的说明书中所标注的禁忌证，对于有"神经系统疾病"

或"癫痫"等相关禁忌证的疫苗，家长要被告知。

患儿有免疫缺陷病，应禁用减毒疫苗。

在动物实验中，有人证明了百日咳疫苗是自身免疫性病毒性脑病的强力佐剂，推测婴儿在注射疫苗后可能使一些常见的、不重要的病毒的传染作用增强，以致发生脑病。

总的来说，预防接种虽有不利的一面，但其效益却远远大于其风险。一般情况下，癫痫患儿可按时进行预防接种。但在小婴儿如癫痫发作频繁，或是有原因不明的逐渐进展的脑病时，则应推迟接种时间。

（贺秋平　陈国洪）

第三章　新生儿期生理性发作性障碍

第一节　周期性呼吸

周期性呼吸（periodic breathing，PB）是中枢性睡眠呼吸暂停（central sleep apnea，CSA）的一种类型，周期性呼吸是异常呼吸型之一，由延髓呼吸中枢发育不成熟所致，表现为呼吸加强加快与减弱减慢交替出现。如果呼吸暂停5~10s以后又出现呼吸，叫周期性呼吸。

【临床特征】

主要表现为周期性的呼吸频率和幅度呈现渐强渐弱的改变，诊断标准为周期性呼吸的幅度逐渐上升和逐渐下降的变化连续出现至少10min，每小时睡眠时间中存在5次或以上中枢性呼吸暂停或低通气。周期性呼吸是良性的，因呼吸停止时间短，并不影响气体交换，在周期性呼吸时心率可正常或稍慢。由于呼吸节律及心血管系统的不稳定，出现周期性呼吸是早产儿的常见特征。PB在早产儿及出生48h内的足月婴儿中都能发生，随着年龄的增加，约6个月到通气控制系统稳定期时PB也逐渐减少，这被认为是通气控制系统发育不稳定期的反应。相比于正常体重出生儿，PB在早产儿和低体重出生儿中持续的时间较长，但很少超过10%的记录时间；6个月和18个月之间的健康婴儿可能表现出高达1%~2.5%总入睡时间的PB。另有研究发现发生于婴幼儿的PB与海拔间也存在密切联系，随着海拔的升高，婴幼儿的PB存在生理性的改变，在中海拔2560m时PB在1~4个月大小的婴幼儿中发生率下降0.5%。PB在大多数早产儿和足月婴儿中是一种正常现象，由于婴幼儿童的肋骨骨架尚未完全钙化、大脑发育不全及中枢神经系统不稳定，出现矛盾呼吸不一定就是异常的或病理性的。

第二节　非惊厥性呼吸暂停

非惊厥性呼吸暂停指在一段时间内无呼吸运动。呼吸停止 20s 以上，或短于 20s 而伴发绀，或突发明显的苍白及肌张力减退，或心率过缓（心率少于 100 次/min）。多见于生后 3~5d，胎龄愈小，发病率愈高，不伴其他疾病，也可见于足月儿，常发生在早产儿的快速眼动睡眠期，主要由于呼吸中枢调节功能发育不完善。

【临床特征】

呼吸暂停常发生在睡眠中，伴有心搏徐缓，无面部、四肢等微小发作，脑电图多数正常。长时间的呼吸暂停可伴有青紫、肌张力减低、反应消失及肌阵挛样运动，但并不是癫痫发作。如呼吸暂停出现在完全清醒状态，多在婴儿平卧位喂食时发生，可能伴有胃-食管反流胃内容物刺激喉部黏膜化学感受器，以及酸性溶液进入食管中段胃食管反流，可反射性地发生呼吸暂停。早产儿在体温过高或过低时，咽喉部受到刺激时（导管吸引、插胃管），均易发生呼吸暂停。因此在给婴儿喂奶时必须密切观察，即使未出现呕吐，少量奶汁反流即可引起呼吸暂停。早产儿若颈部向前弯或气管受压时也易发生呼吸暂停，所以在护理早产儿时切忌枕头太高，用面罩吸氧时，面罩下缘应放在颏部，如放在颏下使气管受压即可发生呼吸暂停。

【护理方法】

新生儿尤其早产儿，呼吸中枢发育不完善，任何细微外界干扰均可影响呼吸调节。尽可能避免干扰，减少不必要的操作。保持环境舒适安静。应预防体温过高或过低，喂奶时必须密切观察，护理新生儿避免颈部向前弯或气管受压，切忌枕头太高。呼吸暂停发作时需要专人守护，给予患儿托背、弹足底或给其他的触觉刺激，常能缓解呼吸暂停的发作。如出现发绀，立即予呼吸囊加压给氧。

第三节　颤　抖

新生儿颤抖是发生于新生儿阶段的常见运动现象，多发生在 3~10 个月婴儿，可自发产生，类似于婴儿良性肌阵挛。

【临床特征】

新生儿颤抖表现为快速抖动，可单次或连续出现，累及头、颈、躯干及双侧上肢，偶可累及下肢。发作时可有点头、摇头、耸肩、双上肢上举或类似于夸张的寒战动作。发作一般由兴奋、生气、恐惧、排小便诱发，突然看到明亮的光线或听到响亮的声音以及换衣服、洗澡时更容易发生。由于新生儿神经系统发育不完善，受刺激引起的兴奋容易"泛化"，表现为在打开新生儿包被或是噪声、强光、震动以及改变体位都会使小儿抖动起来，出现粗大震颤样自发动作，或缓慢的、不规则的、抽搐样的手足动作，甚至有时可见踝部、膝部和下颏的抖动等这些无意识、不协调的动作。发作时意识清楚，反应正常。神经精神发育正常。这些在新生儿期出现并没有病理意义。

【鉴别诊断】

易与肌阵挛发作相混淆，可通过视频脑电图来鉴别。

【治疗方法及预后】

新生儿出现颤抖时，只要用手轻轻按住他身体的任何一个部位，就可以使他安静。没有裹包被的新生儿，只要扶住他的双肩或将其一双小手交叉按在胸前，也可以使他安静下来。新生儿颤抖对脑的发育没有影响。

本症状为良性经过，随着年龄的增大，大脑皮质不断发育成熟，神经纤维的髓鞘也不断完善，生理性抖动一般在 1 岁后便会逐渐消失。所以家长们尽可放心，这种抖动与抽搐和缺钙无关，更不会影响孩子将来的智力发育。

第四节　新生儿震颤综合征

震颤综合征又称惊恐障碍，为常染色体显性遗传，由 5q 染色体甘氨酸受体亚单位基因异常引起的遗传性疾病。起病于胎儿期或新生儿期，以至新生儿期至成人期的任何阶段。发病没有性别差异。

【临床特征】

震颤是患儿对未预料的听觉或触觉刺激（突然出现的噪声、运动或触摸）的病理性过度惊吓反应，表现为清醒时全身僵硬、睡眠期肌阵挛发作及过度惊恐反应，症状轻微而不持续。过度惊跳症的特征是突然出现的全面性肌肉僵硬，对刺激不产生适应性。婴儿期肌肉僵硬经常导致可能是致命性的呼吸障碍和窒息。在唤醒或听觉、视觉刺激下，出现伴有呼吸暂停的全身强直发作，反复发作可引起脑干缺氧致脑损伤。

如果未出生的婴儿发病，母亲可能首先注意到宫内运动异常。轻微类型可以仅仅表现为过度惊跳反应，症状轻微而不持续。发作不伴有意识损害，反应后，肌肉强直持续较短时间。婴儿期，发热相关性疾病可能增强这种反应，刚出生的新生儿，在出生 24h 内，阵发性严重的全面性肌肉强直可能会导致窒息和喂食困难。随着年龄的增长，发作引起的损伤越重。

【鉴别诊断】

在新生儿期的过度惊跳症可能会误诊为先天性僵人综合征、惊吓性癫痫、肌阵挛发作、新生儿破伤风、脑瘫以及药物（吩噻嗪）中毒。对新生儿过度惊跳症的准确认识非常重要，早期的适宜治疗，甚至可以挽救生命。

【诊断】

触鼻试验是最常用的试验。触动正常婴儿的鼻尖会引起眨眼或没有反应，并且每一次触鼻时都能重复出现。

受累者出现惊吓反应时脑电图正常，但是脑电图可出现背景活动的减慢甚至波幅最终会变平坦，但这与惊跳反应所导致的缺氧、心动过缓相关。

【治疗方法及预后】

当长时间全身强直影响呼吸时，最简单有效的终止方法是屈曲患儿颈部及臀部可使发作停止。氯硝西泮和托吡酯有效。经治疗的病例一般预后好。未经治疗的婴儿在 1 岁前会反复出现窒息。过度的惊吓反应可持续到成年期，而肌张力增高在 1~2 岁期间逐渐消失，肌张力在 3 岁时基本正常，但在成年期，肌张力增高可能重新出现。

（石景鹤　宋丽芳）

第四章　儿童心理行为障碍

第一节　癔　症

癔症别称歇斯底里，是由于心理受到刺激或情绪障碍导致的一类神经心理性疾病，是神经官能症的一种常见类型，多数起病急骤，主要临床表现为感觉、运动和自主神经功能紊乱或短暂的心理障碍，一般无器质性病变。

【概述】

癔症的发病率及临床表现随环境的不同有所改变。我国和国外比较，患病率有所减少。在普通人群患病率在3%～10%。女性患者多于男性。农村发病率高于城市，儿童癔症发病多为学龄期，20世纪中叶报道有增多趋势。经济文化落后地区集体癔症发作频率较高。其中儿童癔症有显著的集体性发作特点。

【病因及发病机制】

多数认为癔症发生与心理因素及遗传有关，多在精神刺激或不良暗示后发病。癔症的易患因素多有性格异常，如情感丰富、暗示性强、自我中心、富于幻想、爱自我表现等性格特点。有研究表明，一些癔症患儿的父母自身存在癔症病史或性格特征。其中儿童期发病，多由于情绪障碍诱发导致，如紧张、焦虑、委屈、气愤、恐惧、突发生活事件等均可诱发发作，部分由于父母教养方式不当导致，或者由与同学关系不和、老师的批评教育、父母关系紧张等产生心理压力导致，可见心理压力对患儿造成的不良影响相当大。患儿性格有明显幼稚表现，多为易受心理暗示、情绪反复无常及不稳定、轻浮等，导致多次发作的类同情景、事物、谈话内容等因素均具暗示作用，可诱导癔症下次发生。同时合并有躯体疾病、月经期、疲劳、体弱、睡眠不足等情况也均易诱发。癔症的发作本质上是一种精神及情绪的发泄，以此得到外界的同情、关心、谅解。多数有诱发因素存在，部分有集体性发病，多发生在集体生活中。

【临床表现】

癔症的临床表现多种多样，最常见有两种表现形式：一种是转换型癔症反应障碍，一是分离型癔症反应障碍。

1. 转换型癔症反应（conversion type） 多见于躯体功能障碍所致，是指将心里所想的某种疾病转换成躯体的器质性相关疾病的临床症状，其实身体上本来无病，常常表现出躯体上真有病的样子。情绪反应较强烈，易出现躯体功能障碍，如各种运动、感觉障碍和抽搐、震颤等症状，而躯体症状一出现，情绪反应立即消失，对情绪反应不能回忆。通过暗示或自我暗示可以消除症状。常见症状有截瘫、痉挛及类似癫痫发作、失聪、失明、失忆、失语等。具体表现为肢体瘫痪、不能站立或不能步行、麻木、感觉过敏、突然失明、突然完全性听力障碍；跌倒昏迷状，四肢挺直或角弓反张，失语或喉部梗阻感、异物感；但无肌萎缩及肥大；痉挛发作，倒地、抽搐，手足舞蹈。这类症状可在同一患者身上同时或前后多次出现。该型儿童少见，如有类似发作易受周围人发作的暗示而发作。

2. 分离型癔症反应（dissociative type） 多见于情感爆发型，是指患者的性格特点和意识状态出现了偏离变化。患儿出现精神活动有解体及分离。易出现发作性意识改变、附体体验、梦游、假性痴呆和心因性遗忘等。常见于幼儿期表现大哭大闹、四肢乱动、屏气、面色苍白或青紫、大小便失控等；较大儿童具体表现为精神刺激后歇斯底里大发作，哭闹、叫喊交替出现，易冲动、砸物、咬衣服、揪发、撕衣，或地上打滚抽搐、捶胸顿足、撕衣毁物、碰壁撞墙。有人围观时症状明显而且更加典型。部分发作长达数十分钟后可自行缓解，常常有急剧情绪转变和戏剧性变化，部分为心因性遗忘，表现为有选择地遗忘与心理创伤及情感异常有关的内容或某一阶段的经历。发作时间长短不一，发作后有部分遗忘。其中发作时间长短与周围人的关注态度和程度呈正相关，在人多且易引起周围人注意的地方持续时间较长。

【诊断及鉴别诊断】

1. 诊断依据

（1）具有转换型或分离型癔症反应的临床表现。

（2）常规器质性疾病的逻辑思维；不能用神经、生理学、医学解剖等知识所解释。

（3）有应激事件发生；有情绪及心理诱发的相关性或暗示性依据存在，

表现为时间上与本病无明显的相关性。

（4）有暗示性，发病时容易受周围环境的暗示发病、加重、恶化或好转，部分患者还表现为在自身暗示情况下发病。

2. 鉴别诊断 与癫痫发作、反应性精神障碍和精神分裂症相鉴别。其中部分鉴别困难的患儿可在长程视频脑电图检查的同时，在医生的语言暗示下诱发症状出现。了解发作时脑电图的变化，具有鉴别意义。

（1）癫痫发作：多数无诱因，发作特点突发突止。表现为意识不清、呼之不应，双眼上翻、口唇发绀、不避危险，过后遗忘，脑电图有痫样放电等。

（2）反应性精神障碍：症状较少，病程较长，不易复发，不具有癔症相关性临床表现特征。

（3）精神分裂症：表现为行为荒谬，让人捉摸不透、不易理解，癔症易反复发作，病程短，较好治疗后可以缓解。

【治疗】

癔症患儿治疗多采用综合性治疗原则，有心理治疗、暗示治疗和药物治疗。治疗医生要保持镇静和自信、乐观的态度，多用鼓励性和肯定、有力的语言进行系统的治疗。

1. 心理治疗 首先治疗前医生要充分取得患儿的信任以及家长、老师的积极与密切配合。治疗前应对病史进行详细了解，包括个人个性特征、家庭环境、生长发育史及与家庭成员、同学之间的关系，以及症状特点及病因等。耐心细致地向家属交待患儿的病情及患病特点，要求家属积极配合。患儿病情发作时不要手忙脚乱、哭哭啼啼，要与医护人员配合使用鼓励安慰性语言，取得患儿的充分信任，制订诊疗方案，合理安排相关时间进行心理辅导治疗，使患儿放下心理包袱，轻松生活，其中以语言暗示为主，效果不佳时可予药物暗示或针灸、系统脱敏法行为治疗等方案，达到减少发作或治愈的目的。对患儿及其家长隔开询问病史，详细、充分了解病因及病情状况，温馨的谈话形式有利于消除患儿的紧张情绪，鼓励患儿自己说出内心的痛苦与矛盾，让患儿了解本病可以治愈，重树自信；避免不必要的治疗及重复检查加重症状；告知避免家长负性行为或语言暗示，消除导致癔症发作的负性精神因素。在学校与家庭环境中改善不利于诊疗方面的诱因。

确立诊断后即予心理暗示治疗，癔症最有效的治疗方法之一即为暗示治疗，也有助于诊断与鉴别诊断。对癔症集体发作给予相关集体心理辅导治疗，可分组按病情、年龄及文化程度诊治，以组织讲座、集体游戏、户外活动等方式，消除患儿情绪紧张，使躯体不适得到缓解。也可让患儿尝试使用情绪自我调整法，让患儿了解自己，承认不足。

系统脱敏疗法可用于暗示疗法无效的年龄较大的患儿，让患者倾诉与发病最有关的精神因素、内心矛盾，并进行录音、录像，然后让患儿学会全身松弛进行脱敏。

2. 药物治疗　对癔症有明显精神症状或痉挛发作者可予小剂量药奋乃静或安定 5~10mg 应用。儿童不宜长程用药，防止增加暗示作用而加重病情。

3. 其他治疗　对癔症嗜睡状态、强直痉挛发作、木僵状态者可应用中医康复、针刺治疗。

【预防及心理护理】

癔症是一种很容易复发的疾病，对于患儿要力争一次治愈，以免病情反复。预防复发的措施包括：避免精神刺激因素，提高对失败的抗压性，用充满信心的言语指导和鼓励。消除患儿以自我为中心的家庭模式，建议及改善患儿的父母及其亲属对患儿的过分宠爱，对患儿的一些不正当的要求要明确拒绝，避免对患儿的不良暗示。培养患儿广泛的兴趣爱好，积极参加学校的各种有益的文体活动，鼓励患儿与同学多接触。

（梅道启　贺秋平）

第二节　屏气发作

儿童屏气发作又称为呼吸暂停综合征，是指婴幼儿由于在某些方面未得到满足剧烈哭闹时突然出现呼吸暂停的症状。屏气发作时，由于哭闹时屏气引起脑缺氧和高碳酸血症，脑血管收缩和继发性的呼吸道痉挛，导致心搏减慢，回心血流量减少，继而导致昏厥及抽搐等症状发生。屏气发作是儿童时期常见的神经官能症发作性疾病之一。多为儿童与环境产生矛盾时好发，表现为初次发作后家长给予不当安抚后再次持续产生。好发于 2~3 岁儿童，6 月龄前和 6 岁后发生者相对少见。

【病因】

屏气发作主要与情绪及心理因素有关，情绪因素或物理因素刺激为诱发因素。部分研究发现屏气发作和机体缺铁有关；部分患儿同时有缺铁性贫血发生。发作次数不一，只要有刺激因素产生即可发作。常常随着年龄的增长，发作次数逐渐减少。于 5~6 岁发作停止，约 1/3 患儿有屏气发作家族史。

【临床表现】

屏气发作最多见为 6 个月至 3 岁的患儿。由于物理因素（如疼痛）或情绪刺激后（如恐惧、发怒、痛哭或受到挫折）哭叫导致急剧情感暴发，产生过度换气，出现屏气—呼吸暂停—口唇发绀—四肢强直抽动—意识丧失、角弓反张、四肢肌肉阵挛性抽动。发作过程约 1min。发作停止后全身肌肉放松，哭出声后出现呼吸、神志恢复或短暂发呆，精神状态逐渐恢复正常。

【辅助检查】

屏气发作时可见血氧分压下降等低氧血症改变，血常规可有缺铁性贫血改变；心脏彩超提示有卵圆孔未闭或房间隔缺损改变。脑电图提示：正常脑电图改变。

【诊断】

可根据正确和细致的病史采集，发作时描述的过程和情景，发作开始年龄段、次数、诱发原因、环境因素，发作时的颜面部和躯干部皮肤颜色、躯体姿势、有无痉挛以及家族史等表现，结合临床症状，进行诊断。

【鉴别诊断】

屏气发作和癫痫相鉴别，屏气发作时常常有明显相关诱因，以屏气和呼吸暂停开始，随后表现为发绀、意识丧失和肢体抽搐、角弓反张，发作时视频或动态脑电图无异常。癫痫患儿先表现抽搐，后出现发绀，脑电图有异常放电。而屏气发作多在呼吸恢复正常后意识即正常，癫痫常在发作后嗜睡、困乏。

【治疗及心理护理】

1. 一般治疗　首先充分与患儿家长进行沟通，解释屏气发作的机制和病因，父母不要在患儿哭闹之前采取姑息、忍让、妥协的办法，否则会加重患儿日后用哭闹达到自己的无理要求，易引起屏气发作。正确的教育方式是矫治的关键，家庭成员要对孩子和蔼可亲，让患儿感到家庭的温暖；同时耐心教育，自觉地严格要求自己。若过分强调其情绪，无原则地满足孩子的愿望及需求，易造成屏气发作频发，对患儿健康不利。

2. 应急措施　在屏气发作时，特别是重型患儿，家长应使小儿侧卧或仰卧，清除口腔和气道内的异物，保持呼吸道通畅。避免头部损伤和异物吸入。

3. 药物治疗　本病一般不需药物治疗，发作时家长要镇定，患儿发作一般可自行恢复。若发作时间过长，会造成脑部缺氧，可以按压人中、印堂、合谷等穴位，使其尽快恢复。若有缺铁性贫血则应及时补充铁剂。对频繁发作的患儿，可在医生指导下，预防应用阿托品、苯巴比妥钠。

【预防】

家长平时不要过分溺爱孩子，要合理安排孩子的生活环境，消除精神紧张和环境冲突因素，避免意外的刺激发生。

（梅道启　贺秋平）

第三节　儿童恐怖症

儿童恐怖症是指对某些事物明知不存在真实的危险，却产生异常强烈的恐惧，伴有焦虑情绪及自主神经系统功能紊乱症状，并有回避行为以期达到解除恐惧所致的痛苦。

【概述】

儿童恐怖症的患病率尚无确切统计，主要与焦虑症、强迫症等一同统计，一般倾向女性多于男性，女孩以恐惧黑暗、雷电、动物、昆虫多见。多发于青少年或成年早期，而且起病较急，往往在某一事物或情境面前引起一次焦虑和恐怖发作以后，该物体或情境就可能成为恐怖的对象。

【病因与发病机制】

1. 精神分析学说　认为本症起源于童年的性心理冲突，通过置换的防御机制，将某种无关重要的物体或情境象征地取代了引起心理冲突的人，从而避免了性心理冲突和分离性焦虑。精神分析学派的创始人弗洛伊德（Sigmend Freud）认为，恐怖症作为一种焦虑来自于自我对危险的反应，反应水平的差异是由于最初的归因所致。因此，这种危险体验的唤起，并非完全是由于外部情境造成的，还与内驱力的影响以及自我所受到的挫折和被拒绝有关。焦虑作为一种信号表明自我在竭力阻止潜意识驱力给意识造成的挫折体验，从而允许自我对造成其挫折经验的本能加以有效的监控和管理。在弗洛伊德的理论中，恐怖症又称为"焦虑性歇斯底里"，是由于儿童早期的恋母情绪冲突所致。到了成人阶段，由于性驱力继续表现出强有力的恋母或恋父色彩，从而激起了一种关于被阉割的恐怖和焦虑。

2. 条件反射学说　按照行为主义的观点，认为恐怖情绪的出现是由于形成了不良的条件反射（或称行为学习）的结果，或者说，承认所产生的恐怖症是由于儿童时期的早已消失了的恐怖经验中学习得来的。具体说来，该理论认为本症是由于某些物体和情境令人恐怖的刺激多次联合出现而形成条件反射，因而获得了引起焦虑的性质，使这些物体和情景成为恐怖对象，由于患者对此采取回避措施，从而使这种焦虑恐怖得以强化而固定下来。

在经典的刺激-反应理论中，条件反射被看作在很大程度上依赖于无条件刺激物的定期强化而维持存在的，也就是说，一旦强化消失，这种条件反应也就随之减弱。但是，在恐怖症中，这种情况却是例外，患者可以在长达几年的时间中维持这种恐怖症状，而不需要其他外部强化物的影响。对于这种现象，在后来出现的操作性条件反射理论中得到了有效的解释。按照这个理论，焦虑被看作是一个驱动，用为促使个体去承受和面对那些被理解为会对自己造成伤害的情景，个体在一个行为发生的随即情景下，迅速学会了一种帮助自己回避情境压力的但却是痛苦的体验方式。因为这种回避方式能成功地帮助个体减少压力因而不断提到强化，从此便长期保留下来。在今天，这种理论已经被接受用来解释那些以情境刺激为主要原因造成的恐怖症。

3. 遗传因素 通常，恐怖情绪的产生取决于与生俱来的先天素质的影响，个体的心理特点和后天的社会生活经验的影响。例如，新生婴儿容易对喧闹或突然强烈的刺激产生惊恐反应，1 岁以内的正常婴儿能分辨陌生人和家庭熟悉成员的差别之后多恐怖陌生人；正常儿童多恐怖动物；稍大一些的儿童多恐怖黑暗和鬼怪；再大一些的儿童则恐怖暴风雨和雷鸣电闪等，以上这些现象都可能与先天因素有关。

4. 家庭因素 儿童先天的素质因素、不良的社会环境、家庭及学校不良的教育等都可称为发病的原因，而其中又以父母的行为方式、教育方法的不当为主。

（1）父母对孩子溺爱。父母由于溺爱和不放心，过于保护、限制儿童的许多行动。

（2）父母用吓唬威胁的方法对待孩子的不听话、不顺从。父母的教养方法不当，在孩子调皮时采用威胁方式制服孩子，久而久之，造成孩子的心理疾患。

（3）父母的言行对孩子的影响。有的父母当着孩子的面毫无顾忌地讲述自己的所见所闻或经历过的一些可怕的事情，有的父母对某一事物或现象存在恐怖，在孩子面前毫不掩饰地表现出来，使孩子也深受其害。

（4）家庭成员关系不和睦或对孩子缺乏一致性、一贯性的教育等。家庭成员的不和睦本身就会给孩子带来惊恐与焦虑，而朝令夕改式的教育更使孩子无所适从。

5. 生化学说　约有 50%的社交恐怖患者，在出现恐怖的同时出现肾上腺素含量的升高，惊恐发作则无这种现象。

【临床表现】

临床表现主要有以下 3 个方面：

（1）患儿对某些物体或特殊环境产生异常强烈、持久的恐惧，明知恐怖对象对自身无危险，但无法自制恐惧与焦虑情绪，内心极其痛苦。表现出对黑暗、昆虫、动物、强光、雷电、细菌、出血、死人、社交如上学等对象的恐惧。

（2）患儿有回避行为，往往有逃离恐怖现场的行为。表现对昆虫恐怖者，一见到昆虫即刻有远离有昆虫现场的行为。

（3）自主神经系统功能紊乱，表现为心慌、呼吸急促、出汗、血压升高、恶心、四肢震颤或软弱无力，重者可瘫软在地、昏迷、痉挛或有饮食和睡眠障碍等。

【诊断及鉴别诊断】

1. 诊断依据

（1）由于存在或预期某种特殊物体或情景而出现的过度或不合理的、显著而持续的害怕。

（2）一接触所恐惧的刺激，几乎毫无例外地立即发生焦虑反应，采取一种仅限于此情景或由此情景所诱发的惊恐发作形式。这种焦虑表现为哭闹、发脾气、惊呆或紧紧拖住他人。

（3）患儿一般都设法避免这种情景，否则便以极度的焦虑或痛苦烦恼忍耐着。

（4）这种对所恐怖的情景的逃避、焦虑或痛苦、烦恼，会显著地干扰个人的正常生活、学习或社交活动或关系，或者对这种恐怖感到显著的痛苦、烦恼。

（5）应有至少 6 个月的病期。

（6）这种伴于特殊物体或情景的焦虑、惊恐发作或恐怖性避免，都不可能归于其他精神障碍，如强迫症（如对污染有强迫思维的患儿在接触脏物时的害怕）、社交恐怖症（因害怕、窘迫、难堪而避免社交场合）等。

2. 社交恐怖症的诊断标准

（1）在与熟悉的人们发生与年龄相称的社交关系时发生问题，或在同伴中出现焦虑。

（2）处于所害怕的社交场合，几乎必然不可避免地产生焦虑，因而可能采取限制这个场合或为此场合所诱发的形式。这种焦虑可能表现为哭闹、发脾气、惊呆，或从有不熟悉的人们在场的场合退缩出来等。

（3）患儿一般都设法避免这种场合，否则便以极度的焦虑或痛苦烦恼而忍耐着。

（4）这种对所恐怖情景的设法避免、焦虑或痛苦烦恼，显著地干扰个人的正常生活、学习或社交活动或关系，或者对这种恐怖感到显著的痛苦和烦恼。

（5）应有至少6个月的病期。

（6）这种害怕或逃避都不是某种物质（如滥用药物、治疗药品）或由于一般躯体情况所致的直接生理反应，也不可能归于其他精神障碍（如分离性焦虑障碍、某种广泛性发育障碍或分裂样人格障碍）。

（7）如存在某种一般躯体情况或其他精神障碍，那么"在与熟悉的人们发生与年龄相称的社交关系时发生问题，或在同伴中出现焦虑"也与之无关。

【鉴别诊断】

与癫痫发作、反应性精神障碍和精神分裂症相鉴别。其中部分鉴别困难的患儿，在给予长程视频脑电图检查的同时，医生的语言暗示会使症状复制。了解发作时脑电图的变化，具有鉴别意义。

1. 癫痫发作　多数无诱因，发作时突发突止。表现为意识不清、呼之不应，双眼上翻、口唇发绀、不避危险，过后遗忘，脑电图有痫样放电等。

2. 反应性精神障碍　症状较少，病程较长，不易复发。

3. 精神分裂症　表现为行为荒谬，让人捉摸不透、不易理解。

【治疗】

1. 心理治疗　在支持和认知疗法的基础上，加以行为疗法，能取得较好效果。行为疗法可采用系统脱敏法、阳性强化法或冲击疗法等。

2. 放松或生物反馈治疗　训练患儿主动全身放松或采用生物反馈治疗仪进行全身放松治疗，可取得一定效果。此外，音乐及游戏对幼小儿童恐怖症治疗效果也较好。

3. 药物治疗　对症状较为严重的患儿给予小剂量药物，如丙咪嗪

12.5mg，每日 2 次；氯米帕明 12.5mg，每日 2 次；多塞平 12.5mg，每日 2 次。根据病情适当调整剂量。另外亦可用抗焦虑药物如地西泮、阿普唑仑等。

【预防及预后】

（1）对于健康儿童，父母应有意识地培养其对客观事物的危险与安全的识别能力，让其学会和增强应激应变能力，以增强其应对客观事物的勇气和毅力。

（2）对已患有恐怖症的儿童，首先是进行心理咨询诱导治疗，绝不能强行让其"不怕"或"一味顺从"，否则将会加重病情。其次，行为疗法，必须在专业人员的指导下进行系统性精神脱敏。

经过悉心系统的治疗，一般来讲，儿童恐怖症预后较好，在起病后四五年内，几乎全部可以好转或者痊愈。

（梅道启）

第四节　过度换气综合征

过度换气综合征（hyperventilation syndrome）是指换气过度大于生理代谢需求导致的一组临床症候群，是一种身心性疾病。

【概述】

本病是由于急性焦虑及劳累（疲倦过度、精神紧张）引起的生理、心理反应，无器质性病变原因，而发作时出现呼吸运动加快、心搏加速、心悸、出汗；手脚麻木，严重时四肢抽搐。导致二氧化碳排出过多，动脉血二氧化碳分压降低（低于 5kPa），出现交感神经系统兴奋、呼吸性碱中毒，从而产生多种临床症状。全部症状和体征均可用过度换气和呼吸性碱中毒来解释。

【病因】

人工呼吸过度、精神过度紧张是呼吸性碱中毒的常见原因，多见于女性；有诱发精神紧张的因素或神经官能症临床表现，症状一般不严重。重者可出现头晕、感觉异常、抽搐。多见于癔症发作患者。

【临床表现】

发病时患者快速呼吸，CO_2 大量呼出体外，导致机体出现呼吸性碱中毒，而出现胸闷压迫感或窒息感明显，表现为胸闷、胸痛、呼吸困难、呼吸加深加快、呼吸费力，心悸、大汗、心动过速、面色苍白、口唇麻木、头痛、头晕，严重时出现意识障碍、肢体抽搐等一系列临床症状，查体无阳性体征。

【辅助检查】

血气分析 $PaCO_2$ 降低，pH 值升高。

【诊断】

（1）病史：本征女性患儿多见，有神经官能症的症状及表现或有诱发精神紧张的原因。

（2）临床表现：有躯体方面的表现症状；过度通气的呼吸调节异常改变；躯体症状与呼吸调节异常有因果联系，即躯体症状是由呼吸调节异常引起的。

（3）实验室检查。

（4）试验治疗：试用含 CO_2 的气体让其吸入，可阻止症状的发生。

（5）排除鉴别诊断。

【鉴别诊断】

过度换气综合征应与癫痫、低血糖反应、甲状腺功能低下等疾病相鉴别。

【治疗及心理护理】

1. 积极防治原发病

2. 一般处理　心理疏导。该类患者多存在精神刺激等方面的诱因，医护人员要同情、关心患儿，多与患儿及其家属积极沟通，耐心交谈，寻找其发病的诱因，进行心理疏导与安慰。向患儿及其家属解释清楚症状与过度换气之间的关系，消除患者精神情绪，解除恐惧心理。

降低患儿的过度换气，必要时给予 O_2、CO_2、谷维素、溴剂，精神性通气过度可用镇静剂等药物配合。手足抽搐明显时可给予葡萄糖酸钙止惊治疗，可肌内注射维生素 B 类药物，并且告知患者是治疗本病的有效药物，效果确切。大部分患儿受暗示后即能终止发作。

3. 暗示疗法

（1）首先，不良的刺激会加重其发作，要求家人、老师不要惊慌失措，不要在患儿面前谈论病情内容，不要将紧张、焦虑情绪等流露给患儿。

（2）把握正确的呼吸方法及重复呼吸疗法：即缓慢呼吸、腹式呼吸，减慢呼吸频率或消除过度通气的倾向性。嘱患者全身放松，均匀呼吸，有意识地减慢呼吸频率或屏气，以减少 CO_2 的呼出，改善碱中毒，缓解症状。

（3）症状严重者，可用面罩或袋囊罩住口鼻，让呼出的 CO_2 重新吸入体内，提高血液 CO_2 浓度，增加呼吸道无效腔，减少 CO_2 的呼出和丢失。可用

5%CO$_2$ 的氧气吸入，起到对症治疗的作用；以改善碱中毒症状。

（梅道启）

第五节　儿童擦腿综合征

儿童擦腿综合征又称情感交叉擦腿综合征（masturbation syndrome）是指儿童反复用手或其他物体摩擦自己的下肢及外生殖器的行为，属于心理行为异常的一种。

【概述】

本症是一种目前病因尚未明确、治疗无统一指南的行为障碍，在儿童中多见，女孩多于男孩。大多数儿童在生长发育过程中，都可或轻或重地出现。6 个月左右的婴儿就可出现，多见于 2 岁以后，大部分在幼儿至学龄前明显，学龄儿多数消失，至青春期后再次明显。

【病因】

本病病因尚未完全明确，常见于女孩。大多数为会阴部局部刺激，是幼儿导致摩擦外生殖器行为的常见病因，后逐渐成习惯动作。如会阴部的湿疹、炎症、包茎、包皮过长、蛲虫症等引起局部瘙痒，少数儿童因为不良环境、情绪紧张、焦虑、寂寞擦腿及外生殖器，儿童将此习惯作为减轻情绪焦虑的方式。

【发病机制】

其发病可能和神经介质异常紊乱相关。由于胆碱系统代谢障碍，导致多巴胺受体亢进所致。有两种学说，一种为神经介质紊乱学说；另一种为传统辨证观点。

1. 神经介质紊乱学说　患儿发病时有 82% 尿氨基酸筛查分析增高，70% 症状消失后复查恢复正常，考虑本病可能与氨基酸代谢相关。75% 患儿的铁蛋白检查结果低于正常值，提示储铁不足，储存铁下降可引起儿茶酚胺代谢异常紊乱。儿茶酚胺分解代谢过程中，单胺氧化酶是茶酚胺的关键酶，同时为铁的依赖酶。铁量充足可激活单胺氧化酶，维持正常儿茶酚胺功能。

2. 传统辨证观点　外阴炎症、局部刺激：如外阴湿疹、蛲虫、尿布潮湿或裤子太紧等刺激引起外阴局部发痒，摩擦外生殖器，而外阴充血的患儿采用抗感染治疗效果差，有蛲虫者驱虫治疗症状无缓解，外阴充血是交叉擦腿的原因而不是外阴炎症所致。心理因素：部分儿童因家庭氛围紧张，遭受歧视，缺乏母爱，感情上不能满足，通过自身刺激来寻求宣泄，导致产生夹腿动作。另外，还有不良生活习惯、性早熟也会导致发生此病。在较大儿童中，黄色录像、书刊的影响，也是导致"夹腿"不良行为的原因。有些人提出反对意见，认为部分患儿发病年龄小于2个月，药物治疗有效，停药又复发，可证实不完全为"习惯"。对临床症状明显患儿测血促卵泡激素与促黄体酮激素，均为正常结果，并无明显性早熟表现。

【临床表现】

发病年龄好发于1~5岁幼儿，以1~3岁为常见，女孩多于男孩。患儿智力正常，发作时神志清醒，常在睡前、醒后发作，在外玩耍时及分散注意力不发作。女孩喜坐硬物，手按腿或下肢，摩擦外生殖器，双腿之间夹物；男孩多俯卧床上来回摩擦，阴茎有勃起，尿道腔水肿。女孩阴道内分泌物增多，面色发红，出汗，呼吸急促，会阴肌肉收缩，每次持续数分钟或数小时。严重患儿持续不断擦腿及外生殖器，若中途中断症状，患儿往往哭闹、烦躁不安，要求恢复以往状态。

【诊断及鉴别诊断】

根据患儿病史、好发年龄、临床症状即可确诊。本病与颞叶癫痫或顿挫型癫痫相鉴别。

【辅助检查】

血清促卵泡素、促黄体酮激素正常；尿氨基酸代谢筛查升高；血清铁蛋白低于正常值2个标准差。脑电图、B超检查正常。

【治疗和心理护理】

1. 心理咨询指导 确诊本病后应对患儿及其家长进行心理咨询辅导。短暂的习惯性交叉擦腿行为是儿童的正常现象，不是病态。家长应采取忽视的态度，分散其注意力即可纠正。反复频繁的发作应积极寻找和去除局部刺激因素。建议儿童穿宽松的内衣裤，勿穿紧身内裤；养成上床即睡、睡醒即起的良好的睡眠习惯。当婴幼儿双腿交叉时可轻轻分开其双腿，并转移其注意力，勿大声训斥、吵骂患儿，防止婴幼儿错误理解此种行为可以吸引父母的关注，导致本行为得到不恰当的强化。对于儿童频繁地用手摩擦外生殖器的动作，则可采用阳性强化法。主要让儿童了解此种行为的害处，积极强化其良好的行为，增强自控能力。

2. 药物治疗 症状严重者可采用多巴胺阻滞药氟哌啶醇进行治疗。氟哌啶醇 0.5~1mg/（kg·次），2 次/d，口服。有人主张以苯海索（安坦）与氟哌啶醇联合治疗，剂量与氟哌啶醇相同。约有半数以上病例停药后又复发，需长期维持药物治疗。药物的副作用有急躁、嗜睡、凝视或眼球上翻。服药疗程以多久为宜，根据病情决定。

【预后】

本病对智力无影响，短期内停药后易复发，有长期观察 3~6 年无复发的报道，多数预后尚佳，远期预后需进一步观察研究。

（梅道启）

第五章 偏头痛

【概述】

偏头痛（migraine）是常见的血管性头痛，早在 2500 年前由古希腊医生希波克拉底发现，并且将该名称一直沿用至今。从国内外的资料显示，偏头痛的患病率有着很大的差别，并且随着现在竞争增强、学习及就业压力的增大、人民生活水平提高等许多因素的影响，偏头痛的发病率也在逐年增高。有人对 1961—1978 年间发表的各国文献材料进行了全面分析，得出偏头痛患病率成年男性为 9.1%，成年女性为 16.1%；未成年男性为 3.4%，女性为 4.9%。有学者在 2001 年的调查结果中显示有 90% 的美国人曾经历过至少 1 次头痛，采用国际头痛协会（IHS）诊断标准的流行病学资料显示，美国女性偏头痛发病率为 17.6%，男性为 6.0%，据另一调查显示，22.8% 的 12~15 岁日本儿童曾经有过剧烈头痛的经历，其中 4.8% 的人被确诊为偏头痛，男：女为 1：1.8，仅有 29.1% 的人是有先兆的偏头痛。因为目前缺乏统一的诊断标准和年龄调查范围，小儿偏头痛的调查结论也很不一致，并且随着年龄的增长，发病率也显示出性别差异，3~7 岁发病率为 1.2%~3.2%，男：女为 1：1.4；7~11 岁发病率为 4%~11%，男：女为 1：1；15 岁以后发病率为 8%~23%，男：女为 1：（2~3）。而目前大家比较公认的结论为儿童期典型偏头痛的发病率为 2%~5%，起病年龄多在 6 岁左右并且无低年龄限度。10 岁以前女孩略少于男孩，10 岁以后女孩比男孩发病率升高。

【病因】

小儿偏头痛有很多相关因素，但在其发生及发展中的具体详细作用尚不完全清楚。

1. 遗传因素 偏头痛的发生与遗传和环境因素有很明显的关联性，为多基因、多因素的一种疾病，具有比较明显的家族聚集性。家族性病例可占到 34%~90%，有先兆的偏头痛患者受遗传因素的影响比无先兆偏头痛的患者高 1 倍。母亲的遗传因素要强于父亲。若父母双方均患有偏头痛，其子女发病率约为 75%；若近亲中有偏头痛的则发病率为 50%；远亲有偏头痛则发病率为

20%。虽然有很多人对偏头痛的遗传因素进行了很多的研究，但到目前为止关于偏头痛的遗传特征、发病机制仍不明确，推测可能与4q24.6p12.2p21.14q21.2~q22.3及其Xq有一定关系，但对应的易感基因尚不明确。

2. 内、外环境因素

（1）内分泌和代谢因素：研究显示女性发病多于男性，多在青春期发病，发现女性患者容易在月经前出现偏头痛，有部分患者仅在月经前后发病，妊娠期或绝经后发作减少或停止，这提示内分泌和代谢因素参与偏头痛的发病。此外，5-羟色胺（5-HT）、去甲肾上腺素、P物质和花生四烯酸等代谢异常也可影响偏头痛发生。

（2）饮食因素：偏头痛发作可由某些食物和药物诱发，食物包括含苯乙胺的巧克力、含亚硝酸盐防腐剂的肉类和腌制食品、食品添加剂如谷氨酸钠（味精）、红酒及葡萄酒等。药物包括口服避孕药和血管扩张剂如硝酸甘油等。食物包括含酪胺的奶酪、巧克力、脂肪等；另外，对于富含酪氨酸的食物和药物过敏可作为独立因素诱发偏头痛。

（3）情绪因素：脑力、体力劳累、情绪起伏变化、长期惊恐、抑郁、紧张等均可诱发偏头痛。

（4）其他因素：睡眠太多或太少、剧烈体育活动、异常声音或灯光等也是儿童偏头痛的常见病因。

【发病机制】

迄今为止，对于偏头痛的发病机制已提出很多种学说。虽然近年来在基础与临床等研究方面都取得了很大进展，但至今仍无确切一致的结论，比较公认的学说有以下几种。

1. 血管源学说　Volff提出的血管源学说则表示偏头痛是原发性一支或数支脑主要动脉痉挛性缺血引起视觉前兆症状，紧接着颅内外血管扩张，使得血管四周组织形成血管活性多肽而引起头痛，并有很多临床表现可以证明：偏头痛先兆期用血管扩张剂可使先兆消失；头痛的搏动性与脉搏是一致的，压迫颈动脉和颞浅动脉可使头痛明显缓解；血管收缩剂麦角胺医治有效。偏头痛发病时有很多患者脑血流量有变化，或升高，或降低，或先降低后升高，也有不少正常者。有先兆偏头痛多与皮质扩展性抑制有一定关系，即先有颅内血管收缩，局部脑皮质血流降低，血运灌注减少。总之，各种方法检测颅内血管的变化与头痛类型、先兆或发作期的头痛均无恒定关系。

2. 神经源学说　该学说认为由于原发性中枢性神经功能的紊乱引发了继发性血管运动发生改变，从而导致了偏头痛的爆发，并且认为神经源性炎症是引起偏头痛的关键，1958 年 Milner 应用扩散性抑制（spreading depression，SD）现象来解释先兆，SD 是指各种原因刺激大脑皮质出现的由刺激部位向周围组织扩展的皮层电活动的抑制。Lance 等认为位于脑干蓝斑的去甲肾上腺素能神经元及中缝核的 5-羟色胺能神经元是偏头痛发作的关键和起始部位。情绪紧张、焦虑、疲倦、过度冷热刺激等诸多原因引起脑干神经元兴奋及神经递质释放的增多，引起脑血管运动改变、脑缺血及血管的无菌性炎症，三叉神经血管系统受刺激后，其血管周围神经末梢释放出具有血管活性强烈作用的神经肽，如降钙素基因相关肽可引起硬脑膜血管扩张；P 物质、神经缓激肽 A 可引起脑膜血管渗漏；炎症相关因子、血小板激活、白细胞聚集等导致无菌性炎症等，后者传入脑内引起疼痛。另外有学者观察到三叉神经节在受到刺激时可以释放强有力的扩张血管的神经肽，即降钙素基因相关肽（CGRP）。这种肽存在于支配脑循环的三叉神经元内，在头痛急性发作时，脑循环中 CGRP 浓度增高。有学者认为偏头痛的疼痛与 CGRP 和三叉神经传入纤维末梢释放的 P 物质介导的硬脑膜无菌性炎症有一定的关联。偏头痛病发的时候血浆 5-羟色胺（5-HT）含量降低，而其代谢的 5-羟吲哚乙酸（5-HIAA）在尿中含量升高。对 5-HT 受体亚型 5-HTID 的研究显示，该受体主要分布于大脑脉络丛血管，调节大脑血流并与精神活动有关。5-HTID 可以影响三叉神经元的放电。研究表明现在各种治疗偏头痛的药物都是直接或间接经过 5-HTID 受体发挥作用来达到治疗和缓解的效果。

3. 其他学说

（1）高钾诱导的血管痉挛假说：1992 年 Young 等提出一个新的假说——高钾诱导痉挛假说，该学说认为先兆型偏头痛既有扩展性皮质抑制，又有局部缺血，两者皆存在于高钾诱导的血管痉挛的恶性循环中。

（2）脑胶质细胞功能障碍假说：该学说的观点是偏头痛的基础是脑神经胶质细胞功能障碍，不能重新分配神经细胞内外的 K^+，包括神经细胞回收 K^+ 障碍，使细胞间隙 K^+ 增多，神经胶质细胞缓冲作用丧失，神经胶质细胞去极化，并引起缓慢抑制性电位扩展，水分进入神经胶质细胞，Na^+、Ca^{2+}、Cl^- 进入神经细胞，水分及离子变动引发典型偏头痛时的神经障碍。

（3）大脑皮质神经兴奋性增强：近年来，大脑皮质兴奋性增强在偏头痛发病机制中受到人们的重视，神经元兴奋性受多种因素的影响，如 Mg^{2+} 水平下降，Ca^{2+}、H^+、K^+、Na^+通道异常等，影响前突触神经递质的释放，使刺激的阈值下降，细胞膜兴奋，易感性增加。

（4）内皮细胞功能障碍学说：Vanmolkot 等发现偏头痛患者小动脉、动脉毛细血管直径缩小，顺应性降低，周围血管张力增加，中心和周围血压增高；内皮系统异常导致血小板纤维蛋白原结合糖蛋白Ⅱb、Ⅲa受体激活，从而改变内环境稳定。内皮细胞功能障碍在偏头痛发病作用还有待于进一步探究。

（5）除此之外还有免疫学说、自主神经功能紊乱学说等。

【分类】

2004 年 IHS 制定的偏头痛分型，分为：

1. 无先兆偏头痛（migraine without aura）

2. 有先兆偏头痛（migraine with aura）

（1）伴典型先兆的偏头痛性头痛（typical aura with migraine headache）。

（2）伴典型先兆的非偏头痛性头痛（typical aura with non-migraine headache）。

（3）典型先兆不伴头痛（typical aura without headache）。

（4）家族性偏瘫性偏头痛（familial hemiplegic migraine）。

（5）散发性偏瘫性偏头痛（sporadic hemiplegic migraine）。

（6）基底型偏头痛（basilar-type migraine）。

3. 常为偏头痛前驱的儿童周期性综合征（childhood periodic syndromes that are commonly precursors of migraine）

（1）周期性呕吐（cyclical vomiting）。

（2）腹型偏头痛（abdominal migraine）。

（3）良性儿童期发作性眩晕（benign paroxysmal vertigo of childhood）。

4. 视网膜性偏头痛（retinal migraine）

5. 偏头痛并发症（complications of migraine）

（1）慢性偏头痛（chronic migraine）。

（2）偏头痛持续状态（status migrainosus）。

（3）无梗死的持续先兆（persistent aura without infarction）。

（4）偏头痛性梗死（migrainous infarction）。

（5）偏头痛诱发的痫样发作（migraine-triggered seizure）。

6. 很可能的偏头痛（probable migraine）

（1）很可能的无先兆偏头痛（probable migraine without aura）。

（2）很可能的有先兆偏头痛（probable migraine with aura）。

（3）很可能的慢性偏头痛（probable chronic migraine）。

【临床表现】

从临床表现来看，小儿急性偏头痛的发作与成人偏头痛发作十分类似，但也有一些区别。小儿偏头痛发作时间短于成人，双侧性头痛比成人多见，视觉症状比成人少见，恶心、呕吐比成人多见，腹型偏头痛也只发生在小儿病例中。小儿偏头痛伴有夜尿、夜惊、夜游症者也经常能看到。有家族遗传史者发病率比成人要高，基底动脉型偏头痛小儿常见，有部分小儿偏头痛可过渡到成年期以后。偏头痛的频繁发作将影响患者的生活和工作，下面介绍偏头痛主要类型的临床表现。

1. 无先兆偏头痛（migraine without aura） 在小儿发作性头痛中是最常见的。大多数患儿以此型临床表现为主，每次发作持续数小时至 2~3d，与典型偏头痛不一样的是没有先兆，尤其是没有视觉先兆，但经过详细询问病史及观察后，发现头痛前常有一些非特异的临床表现如嗜睡、疲劳、周身不适、食欲减退等，发作时头痛程度比典型偏头痛略轻，常为偏侧搏动性的中-重度头痛，头部活动可加重头痛，伴随症状与典型偏头痛一样，发作的时候所持续的时间与典型偏头痛也基本相同，儿童患者一般发作时间较短而次数较多。

2. 有先兆偏头痛（migraine with aura） 患者在头痛发作前常有一项或多项表明局部皮质或脑干功能障碍的可逆性的先兆症状，先兆可持续数分钟至1h，先兆与头痛发作之间可有 1h 以内的间隔，但所谓"先兆"也可以发生在头痛后或同时发生，该类型在儿童中的发病率比成人要低，且在成人偏头痛中也仅仅占 10%，大多数发病者有家族史。头痛发作前 10~60min 有明显的先兆症状，少数患儿先兆与头痛同时发生或在头痛出现后不久发生，个别病例只有先兆而未发展为头痛。其中视觉先兆最常见，可表现为一侧眼的中心部位出现闪烁暗点，视野不清晰、缺损，眼前"冒金星"，甚至一过性黑蒙，视物变小、变大、变形等。视觉先兆结束到头痛开始这段时间有人称之为自由间期（free interval），此期间可能伴随有情绪、思维或语言上的障碍、躯体症状、偏身麻木感觉、肢体的轻微偏瘫、疲乏无力等，提示可能与额、颞叶皮质及下丘脑受累有关。头痛开始时为一侧额、颞部、眶上或眶后疼痛，呈搏动性，有的患儿称之为"跳痛"，逐渐加重，可扩展到半侧头部或上颈部，伴恶心、呕吐、面色苍白、疲乏无力、畏光、怕声，或有嗅觉过敏。患儿会叫家长拉上窗帘、关灯，甚至自己用被子遮光、蒙头、避声、防味。一般持续

2~3h，常于入睡后缓解，醒后一切恢复正常。发作时间长者可达1~2d，但第2日往往头痛已有所减轻。发作间歇期完全正常。发作诱因多为疲劳、情绪紧张、焦虑、恼怒、生气等，有时因吃酪胺类食物、巧克力、糖等诱发。

3. 伴典型先兆的偏头痛性头痛（typical aura with migraine headache）　为最常见的有先兆偏头痛类型，先兆表现为完全可逆的视觉、感觉或言语症状，但无肢体无力表现。与先兆同时或先兆后60min内出现符合偏头痛特征的头痛，即为伴典型先兆的偏头痛性头痛。若与先兆同时或先兆后60min内发生的头痛表现不符合偏头痛特征，则称为伴典型先兆的非偏头痛性头痛；当先兆后60min内不出现头痛，则称为典型先兆不伴头痛。后两者应注意与短暂性脑缺血性发作相鉴别。

4. 家族性偏瘫性偏头痛（familial hemiplegic migraine）　临床少见，先兆除必须有运动无力症状外，还应包括视觉、感觉和言语三种先兆之一，如在偏瘫性偏头痛患者的一级或二级亲属中，至少有一人具有包括运动无力的偏头痛先兆，则为家族性偏瘫性偏头痛，头痛发作开始或发作后对侧轻偏瘫，可有交替性偏瘫，头痛时或头痛不久出现以下症状：头痛对侧肢体瘫痪也可伴瘫肢麻木，长时间持续甚至可能导致瘫肢抽搐。偏瘫一般来说会较轻，持续时间也比较短，几个小时或一至两天，重者数日，甚至有一个月的患者，但能够完全恢复；发作间期神经体征检查均为阴性。若无家族史，则称为散发性偏瘫性偏头痛。

5. 基底型偏头痛（basilar-type migraine）　较其他偏头痛来说比较少见，但小儿的发病率比成年人高，其中女孩的发病率高于男孩。该型发作以视觉障碍和脑干功能紊乱为主。可有视觉异常、复视、失明、眩晕、耳鸣、听力减退、构音障碍、眩晕、共济失调等表现，甚至数分钟后可发生晕厥，症状一般持续数分钟至10min，意识恢复后仍出现枕部或一侧头部搏动性疼痛，伴恶心、呕吐等。先兆症状明显源自脑干和（或）两侧大脑半球，临床可见构音障碍、眩晕、耳鸣、听力减退、复视、双眼鼻侧及颞侧视野同时出现视觉症状、共济失调、意识障碍、双侧同时出现感觉异常，但无运动无力症状。在先兆同时或先兆60min内出现符合偏头痛特征的头痛，常伴恶心、呕吐。

6. 视网膜性偏头痛　视网膜性偏头痛为反复发生的完全可逆的单眼视觉障碍，包括闪烁、暗点或失明，并伴偏头痛发作，在发作间期眼科检查正常。与基底型偏头痛视觉先兆症状常累及双眼不同，视网膜性偏头痛视觉症状仅局限于单眼，且缺乏起源于脑干或大脑半球的神经缺失或刺激症状。

7. 儿童周期性综合征 常为偏头痛前驱的儿童周期性综合征可视为偏头痛等位症，临床可见：①周期性呕吐：即只有周期性发作性呕吐的表现，不伴腹痛及头痛等。②腹型偏头痛：即病发症状为比较明显的周期性出现的腹痛，腹痛部位多位于脐周，同时会有伴恶心、呕吐、面色发白或浑身无力，不伴头痛或伴有轻微的头痛发作，一般来说该型发作的持续时间会比较短，同时发作间期无异常。③良性儿童期发作性眩晕：即有偏头痛家族史，但是儿童自己并无头痛，只存在多次发作性的眩晕，持续时间比较短，可伴有眼震或均衡阻碍，发作间期无特殊发现。

8. 眼肌麻痹性偏头痛 这种类型的偏头痛就比较少见。主要表现为头痛发作开始或发作后的痛侧出现眼肌麻痹，首次发作大多在 12 岁以前，主要见于婴幼儿发病。有的学者报告该病可在 5 月至 7 月龄发病。因为在该年龄段发病的患儿，不会诉说，仅仅表现为哭闹不安、呕吐、拍头、抓头发、面色发白、精神不振等。偏头痛发作时以上睑下垂最常见，甚至严重的患者眼肌及瞳孔括约肌全部麻痹，伴眼睑下垂，瞳孔散大，固定不动，光反应消失，眼球偏向外下。若有偏头痛家族史的患者比较容易识别及诊断。关于眼肌麻痹的原因，有作者推测可能与偏头痛发作时同侧的血管炎症压迫相邻的眼神经有关，而眼肌麻痹在头痛症状消失后仍可持续一段时间，最终会慢慢恢复。然而也有头痛反复发作的患者有动眼神经永久损害的报告。对眼肌麻痹性偏头痛患儿必须进一步检查，以排除动脉瘤、血管畸形、脑出血等原因造成的动眼神经受压迫。

【辅助检查】

1. 脑电图 多数学者认为偏头痛患儿的 EEG 异常率较成人高，可出现阵发性慢波、弥漫性慢波，较少可见到棘波。有研究显示无论在头痛发作期或间歇期，偏头痛患儿的脑电图异常率会高于正常患儿。对于头颅 CT 或 MRI 等影像学检查，可能由于偏头痛发作时脑神经细胞损害较小而未形成形态学改变，因而不能显示出病变。

2. 经颅多普勒超声（TCD） 可直接了解到颅内血流状态信息，能很便捷地提供偏头痛发作期及间歇期血流变化及血管机能状态的状况，很多研究者认为偏头痛为颅内血管收缩或舒张的异常所致，公认 TCD 能反映脑血管痉挛或扩张范围、部位和程度，还可以动态观察脑动脉痉挛的发生、发展和缓解的全过程。TCD 可有助于临床治疗药物的选择，对于血流速度增快者选用扩张血管药物来缓解动态血管的痉挛，而对于血流速度减慢者则以选用收缩血管药物，从而提高血管的张力，改变脑血管循环。

3. 其他检查　可根据病情及其他客观条件进行相关如脑血管造影、头颅 CT/MRI、脑脊液或 DSA 等检查。

【诊断】

临床见到疑似偏头痛的患儿，必须详细向患儿及其父母询问病史，包括起病原因、病程、发病前及发病时情况、家族史、药物治疗情况等。进行细致的全身及神经系统、五官科及脑 CT、脑电图等检查以排除其他疾病。2004 年 IHS 根据神经生理生化研究进展对偏头痛的诊断标准和临床分类进行了修改，使之更适用于小儿偏头痛。

1. 无先兆的偏头痛诊断标准

（1）符合以下（2）～（4）特点的发作 ≥ 5 次。

（2）头痛发作持续 1~72h。

（3）头痛具有以下 4 种特点中的至少 2 种：

1）双侧或单侧（额部/颞部）疼痛。

2）搏动性痛。

3）程度中至重度。

4）日常活动后加重。

（4）至少有 1 种下列伴随症状：

1）恶心和（或）呕吐。

2）畏光和恐声（可从其行为推测）。

2. 有先兆的偏头痛诊断标准

（1）符合以下（2）～（4）特点的发作 ≥ 2 次。

（2）先兆包括至少以下 1 条，但是没有运动障碍：

1）完全可恢复的视觉症状，包括阳性症状（如点状、色斑或线形闪光幻觉）和（或）阴性症状（如视野缺损）。

2）完全可恢复的感觉症状，包括阳性症状（如针刺感）和（或）阴性症状（如麻木）。

3）完全可恢复的言语困难。

（3）至少符合以下 2 条：

1）视觉症状和（或）单侧感觉症状。

2）至少 1 个先兆症状逐渐发展时间 ≥ 5min 和（或）不同的先兆症状接连出现 ≥ 5min。

3）每个症状 ≥ 5min 并且 ≤ 60min。

（4）不归因于其他疾患。

3. 少见小儿偏头痛的临床表现

（1）儿童良性阵发性眩晕：

1）符合标准的发作至少 5 次以上。

2）无先兆多次严重眩晕发作，数分钟到数小时后自行缓解。

3）发作间期神经系统检查、听力和前庭功能正常。

4）脑电图正常。

（2）周期性呕吐：

1）至少 5 次发作符合标准。

2）周期性发作，个别患者呈刻板性，强烈恶心和呕吐持续 1h 至 5d。

3）发作期间呕吐至少 4 次/h。

4）2 次发作间期症状完全缓解。

5）不归因于其他疾患。

（3）腹型偏头痛：

1）至少 5 次发作符合标准。

2）腹部疼痛发作持续 1~72h（未治疗或治疗不成功）。

3）腹部疼痛具备以下所有特点：位于中线、脐周或难以定位；性质为钝痛或难以描述；程度为中度或重度。

4）腹痛期间有以下至少 2 项：食欲减退、恶心、呕吐、苍白。

5）不能归于另一种疾病。

（4）慢性偏头痛：

1）符合无先兆偏头痛诊断标准（3）和（4）的头痛，每个月发作超过 15d，持续 3 个月以上。

2）不能归于其他疾病。

（5）偏头痛持续状态：

1）无先兆偏头痛患者当前发作除持续时间外与以前典型发作相同。

2）头痛具有 2 个特点：持续>72h，程度剧烈。

3）不能归于其他疾病。

【鉴别诊断】

1. 癫痫 有 43.5%~67.0%的癫痫患者患有头痛，近 10 年来癫痫与偏头痛的诊断与鉴别诊断引起人们的广泛注意，现重点就两者做鉴别诊断。

（1）共同点：临床上以短暂性、发作性的脑功能改变为特征，发作间期大部分患者可恢复到正常状态；临床表现均有先兆，如视觉症状、胃肠道症状、头痛、自主神经症状、感知觉异常等；两者可共同存在于同一个患者身上；基础研究均发现两者有钾、钠、钙离子通道基因异常等遗传背景；两者具有高度的共患关系。有研究显示：近 1/4 癫痫患者患有偏头痛，癫痫患者患偏头痛比非癫痫人群高 2.4 倍；而 3%~8% 的偏头痛患者患有癫痫，明显高于普通人群；两者均对患儿生活有负面影响，严重病例可以影响患儿的生长发育、计算能力以及社会交往，二病共患时上述影响更明显。

（2）不同点：起病：偏头痛多表现为逐渐缓慢起病，而癫痫往往是短时间内突然起病；家族史：偏头痛多数有家族史，而癫痫仅见于部分患者；意识：偏头痛发作时意识正常，而癫痫可伴有意识丧失；持续时间：偏头痛多数持续数小时或数天，癫痫仅为数分钟；先兆：偏头痛分有先兆和无先兆 2 型，而癫痫先兆表现为多种多样；脑电图：偏头痛脑电图表现为正常或非特异性异常，癫痫则表现为痫样放电。

2. 丛集性头痛　临床较少见，表现为一系列、短暂的、密集的、严重的单侧疼痛。头痛部位多局限并固定于一侧眼眶部、眼球后和额颞部。起病突然并且不伴先兆，发病时间比较固定，持续 15min 至 3h，发作从隔天 1 次到每日数次。发作时有剧烈疼痛难忍，并伴有面部潮红、结膜充血、鼻塞、流泪、流涕，多不伴恶心、呕吐，少数患者头痛中可出现 Horner 征。发病年龄常较偏头痛晚，平均 25 岁，男女之比约为 4：1。

3. 紧张型头痛　头痛部位比较弥散，可出现在前额、双颞、顶、枕及颈部。头痛性质常呈钝痛，头部会有压迫感、紧箍感。头痛持续时间常呈持续性，部分病例也可表现为阵发性、搏动性头痛。很少伴有恶心、呕吐。多数患者按摩头颈部可使头痛缓解。多见于青、中年女性，情绪障碍或心理因素可加重头痛的症状。

4. 痛性眼肌麻痹　表现有痛和眼肌麻痹，是涉及特发性眼眶和海绵窦的炎性疾病。会有阵发性眼球后部及眼眶周的顽固性胀痛、刺痛或撕裂样疼痛，伴随动眼、滑车和（或）展神经麻痹，眼肌麻痹可与疼痛同时出现或于疼痛发作后两周内出现，若行 MRI 或活检时可发现海绵窦、眶上裂或眼眶内有肉芽肿病变。本病持续数周后能自行缓解，但易于复发，适当地应用糖皮质激素治疗可使疼痛和眼肌麻痹有所缓解。

5. 症状性偏头痛　起源于头颈部血管性病变的头痛如缺血性脑血管疾病、

脑出血、动静脉畸形和未破裂的囊状动脉瘤；如非血管性颅内疾病的头痛如颅内肿瘤；如颅内感染引起的头痛如脑脓肿、脑膜炎等。这些继发性的头痛在临床上也可表现为类似于偏头痛性质的头痛，常伴有恶心、呕吐，但是没有典型偏头痛的发作过程，大部分病例有局灶性神经功能缺失或刺激症状，颅脑影像学检查可显示病灶。由于内环境紊乱发生的头痛如高血压危象、高血压脑病、子痫或先兆子痫等，可表现为双侧搏动性头痛，头痛在发生时间上与血压升高密切相关，部分病例神经影像学检查可出现可逆性脑白质损害表现。

【治疗】

偏头痛的发病机制目前并不清楚，暂时无有效的根治方法。但大部分的患儿经过合理的治疗可使头痛得到有效的缓解。治疗分为缓解和预防复发两个方面，成人偏头痛的治疗方法在原则上是适用于儿童。

1. 发作时的治疗 使患儿保持在安静卧床的状态，解除心理和精神上的负担、紧张和恐惧的想法。房间光线应调节至较暗。有头部跳痛者给予额颞部冷敷。轻症服用镇痛剂及安定剂如阿司匹林、磷酸可待因、安定等，也可用氯丙嗪。经治疗多数患儿头痛可缓解。伴恶心、呕吐者用甲氧氯普胺（灭吐灵）。

对头痛不缓解有跳痛者或经 TCD 检查证实为脑血管扩张者可使用下列缩血管药物：

（1）酒石酸麦角胺（ergotamine tartrate）：本药能使过度扩张与搏动的脑血管收缩，可有效终止偏头痛发作，但必须在症状出现早期及时应用方能奏效。小于 7 岁者禁用。口服成人 1～2mg/次，年长儿 1mg/次，无效时可间隔半小时到 1h 原量再服一次。情况较严重着可皮下注射或肌内注射，成人 0.25～0.5mg/次，年长儿酌减。麦角类药物过量则会表现出恶心、呕吐、肌痛、腹痛及周围血管痉挛、组织缺血等症状。

（2）麦角胺咖啡因：每片含酒石酸麦角胺 1mg，咖啡因 100mg。小于 7 岁者禁用，口服成人 1～2 片/次，必要时半小时后再服 1～2 片，24h 总量不得超过 6 片，年长儿酌减。

（3）舒马曲坦（sumatriptan succinate）：该药是 5-HTID 受体促动剂，对脑血管有高度选择性作用，对偏头痛急性发作有效，起效快。成人口服 100mg/次，30min 后头痛开始缓解，4h 达最佳疗效。儿童 1～2mg/（kg·次），最大不得超过成人量。极重症成人皮下注射本药 6mg，儿童酌减。副作用有一过性全身发热，口干、无力、关节酸痛。

（4）头痛发作经 TCD 证实为脑血管痉挛者需选用扩血管药物：

1）盐酸罂粟碱（papaverine hydrochloride）：用于重症偏头痛。本药是非特异性平滑肌松弛剂，能使小动脉扩张，改善脑循环，从而减轻头痛。剂型为片剂 30mg，针剂 30mg/mL。成人每次 30~60mg，一日 3 次口服。小儿每次 1.5mg/kg，一日 3 次口服，最大量不得超过成人量。重者可采用针剂。

2）地巴唑（Dibazol）：成人口服量每次 10~20mg，一日 3 次。小儿每次 0.5~1mg/kg，一日 3 次口服，最大量不得超过成人量。

3）烟酸（nicotinic acid）：预防量为婴儿 4mg/d，儿童 6~12mg/d，治疗量为 25~50mg，一日 2 次口服。必要时可肌内注射或静脉点滴，1.5mg/（kg·d），见效快。

2. 防止发作 应该保持生活的规律性，合理地安排饮食、睡眠、学习、文化及体育活动。尽量少吃含酪胺的食物如巧克力等，避免阳光直晒，切勿过量运动。可适当用药预防：

（1）苯噻啶（pizotifen）：本药是 5-HT 拮抗剂，也有抗组胺、抗胆碱能及抗缓解肽作用。长期服用可预防普通型及典型偏头痛发作，对 40%~70% 的患者有效，成人开始每晚服 0.5mg，3~5d 后改为 0.5mg，一日 2 次，2 周后增加至一日 3 次。小儿酌减。持续服用 4~6 个月。副作用有嗜睡、乏力、食欲增加，长期服用可有体重增加。停药后可恢复正常。

（2）甲基麦角酰胺（methysergide）：为 5-HT 拮抗剂，可与 5-HT 竞争受体，代替 5-HT，收缩血管维持其张力。本药可预防多数偏头痛发作，成人 0.5mg，每日 1 次，3d 后增加至一日 2 次口服，再过 3d 增加至 1mg，每日 3 次。小儿酌减。一般服药 7~10d 症状改善，偶尔达 3~4 周。以后逐渐减量，以最小有效量维持。副作用有恶心、肌痛、腹痛。小儿慎用。

（3）普萘洛尔（propranolol）：成人每次 5mg，每日 3 次口服，小儿每次 0.5~1mg/kg，每日 3 次口服，最大量不超过 10mg。其作用是阻断血管壁上 β-肾上腺素能受体，防止血管扩张。起始剂量宜小，以防发生中枢性抑制，如血压下降、心率减慢等。哮喘、心力衰竭、房室传导阻滞者禁用。用药 4~6 周无效时改用他药。

（4）氟桂嗪（flunarizine）：是钙通道阻滞剂。每晚睡前年长儿服 5~10mg，较小儿童服 2.5~5mg。副作用有嗜睡，乏力，胃痛，抑郁。

（5）尼莫地平：为钙通道阻滞剂。成人 20~40mg，一日 3 次口服，小儿酌减，一般 10mg，一日 3 次口服。药物副作用小，可有头晕、头胀、恶心、呕吐、失眠等。

（6）卡马西平（carbamazepine）：成人 0.1～0.2g，一日 2 次口服，小儿酌减。

（7）丙戊酸钠（sodium valproate）：成人 0.1～0.3g，一日 2 次口服，小儿酌减。注意检查肝功能。本药目前被认为是预防偏头痛较好的药物。

（8）中药正天丸、全天麻丸等。

【护理】

酪胺酸是造成血管痉挛的主要诱因，易导致头痛发作，因此减少酪胺酸类食物摄入可减轻疼痛的发作，这类食物包括奶酪、巧克力、柑橘类食物，以及腌制沙丁鱼、鸡肝、西红柿、牛奶、乳酸饮料等。另外减轻压力，适当的有规律的运动、作息亦对减轻头痛有所帮助。

【预后】

大多数偏头痛患者的预后良好。偏头痛症状可随年龄的增长而逐渐缓解、不再发作。

（郭建梅　钱　革）

第六章 眩 晕

第一节 总 论

很多人会把头晕与眩晕当成一回事，头晕是一个比较宽泛的概念，包括眩晕、头脑昏沉、头脑不清醒等，而眩晕是更具临床诊断特异性的症状，是一种运动错觉或幻觉，是患者对于空间关系的定向障碍或平衡障碍。患者或以倾倒的感觉为主，或感到自身晃动、景物旋转。发作时，患者睁眼时感觉周围物体在旋转，闭眼后感觉自身在旋转，常伴有恶心、呕吐、出冷汗、心率过快或过缓、血压升高或降低，甚至伴有肠蠕动亢进和便意频繁等。

关于眩晕或头晕的定义和分类，目前国际上存在 2 种方案。1972 年把头晕分类为眩晕、晕厥前、失衡和头重脚轻：眩晕是指外界或自身的旋转感；晕厥前是指将要失去意识的感觉或黑蒙；失衡是指不稳感；头重脚轻（light-headedness）则是一种非特异性的较难定义的症状。2009 年将前庭症状分为眩晕、头晕、姿势性症状和前庭-视觉症状：眩晕是指没有自身运动时的旋转感或摆动感等运动幻觉；头晕是指非幻觉性的空间位置感受障碍，但不包括现实感丧失和思维迟钝、混乱等障碍；姿势性症状是指不稳感和摔倒感；前庭-视觉症状是指震动幻视、视觉延迟、视觉倾斜或运动引发的视物模糊，上述 4 组症状又可进一步分为若干亚类。

【病因】

1. 前庭周围性眩晕（耳性眩晕） 是指内耳前庭至前庭神经颅外段之间的病变所引起的眩晕。

（1）梅尼埃病：是由于内耳的淋巴代谢失调、淋巴分泌过多或吸收障碍，引起内耳膜迷路积水所致，亦有人认为是变态反应、B 族维生素缺乏所致。

（2）迷路炎：常由于中耳病变（表皮样瘤、炎症性肉芽组织等）直接破坏迷路的骨壁引起，少数是炎症经血行或淋巴扩散所致。

（3）前庭神经炎：前庭神经元发生炎性病变所致。

（4）药物中毒：由于对药物敏感，内耳前庭或耳蜗受损所致。

（5）位置性眩晕：由于头部所在某一位置所致。

（6）晕动病：是由于乘坐车、船或飞机时，内耳迷路受到机械性刺激，引起前庭功能紊乱所致。

2. 前庭中枢性眩晕（脑性眩晕） 是指前庭神经颅内段、前庭神经核及其纤维联系、小脑、大脑等病变引起。

（1）颅内血管性疾病：见于脑动脉粥样硬化、椎-基底动脉供血不足、锁骨下动脉盗血综合征、延髓外侧综合征、高血压脑病和小脑或脑干出血。

（2）颅内占位性病变：见于听神经瘤、小脑肿瘤、第四脑室肿瘤和其他部位肿瘤。

（3）颅内感染性疾病：见于颅后窝蛛网膜炎、小脑脓肿等。

（4）颅内脱髓鞘疾病及变性疾病：见于多发性硬化和延髓空洞症。

（5）癫痫。

（6）其他：如脑震荡、脑挫伤及脑寄生虫病等。

3. 全身疾病眩晕

（1）心血管疾病：见于高血压、低血压、心律失常（阵发性心动过速、房室传导阻滞等）、病态窦房结综合征、心脏瓣膜病、心肌缺血、颈动脉窦综合征、主动脉弓综合征等。

（2）血友病：见于各种原因所导致的贫血、出血等。

（3）中毒性疾病：见于急性发热性感染、尿毒症、重症肝炎、重症糖尿病等。

4. 眼源性眩晕

（1）眼病：见于先天性视力减退、屈光不正、眼肌麻痹、青光眼、视网膜色素变性等。

（2）屏幕性眩晕：看电影、看电视、用电脑时间过长和（或）距离屏幕距离过近均可引起眩晕。

5. 神经精神性眩晕 见于神经官能症、抑郁症等。常见疾病有梅尼埃病、迷路炎、内耳药物中毒、前庭神经元炎、位置性眩晕、晕动病、颅内血管性疾病、颅内占位性病变、颅内感染性疾病、颅内脱髓鞘疾病及变性疾病、癫痫、心血管疾病、血液病、中毒、眼源性疾病、神经精神性疾病等。

【临床表现】

引起眩晕/头晕的大多数疾病，如良性阵发性位置性眩晕（BPPV）、前庭神经元炎、偏头痛性眩晕、梅尼埃病、椎-基底动脉短暂性脑缺血发作（TIA）、晕厥发作等，均具有特异性症状，本章节中将对上述疾病的临床表现逐一进行叙述。

【检查内容】

准确和完整的病史采集可以使70%以上的眩晕/头晕的诊断近乎明确，要详细询问眩晕发作的持续时间、伴随症状、诱发因素和发作频率等资料。

1. 体格检查

（1）全身检查：注意有无颈椎病、视力异常、贫血、高血压、动脉硬化、中毒、感染等。

（2）常规耳科检查：主要检查听力及有无内耳疾病。

（3）神经系统检查：注意有无神经系统定位体征和精神症状。常用的检查方法有共济运动是否协调，如跟膝胫试验、闭目难立征、直线行走试验等及有无面部神经麻痹等。

（4）眼征：是否有眼球震颤，眼球震颤的性质及有无眼球运动障碍等。

（5）其他：除常规的体格检查之外，应重视视神经-耳科学的检查，包括视动性检查、前庭-眼反射以及前庭-脊髓反射等内容。眼球震颤、平滑跟踪、甩头试验和闭目难立征及加强试验均属于基础性的检查，对于鉴别中枢和周围前庭病变或判断前庭功能低下的鉴别，具有极为重要的价值；位置试验对于良性发作性位置性眩晕的诊断和鉴别诊断，具有重要的价值；眼偏斜反应和摇头性眼震试验对于部分中枢和周围前庭病变的鉴别有帮助；瓦氏动作、耳屏压迫试验和强声诱发试验等对于某些少见的周围前庭病变，具有一定的参考价值。

2. 辅助检查 常用的辅助检查包括前庭功能、听视力学和影像学检查。

（1）前庭功能检查包括两部分，分别针对半规管和耳石器功能：冷热试验和视频头脉冲试验用于判断半规管的低频和高频功能，前庭诱发肌源性电位包括颈性前庭诱发肌源性电位和眼性前庭诱发肌源性电位，用于判断球囊和椭圆囊及其通路的功能。

（2）视听学检查包括：视力、视野、眼底及眼震图、电测听、听觉、脑干及体感诱发电位，用于了解视听力下降的程度和类型及蜗后病变的筛查。

（3）脑 CT 或 MRI、腰穿脑脊液检查排除颅内占位、脑血管病、炎症等。

经颅多普勒检查脑血管是否有脑血管痉挛或扩张，应注意两侧是否对称等。

第二节　前庭周围性病变

前庭周围性病变在眩晕/头晕疾病谱中的占比为44%～65%，其中，良性发作性位置性眩晕（benign paroxysmal positional vertigo，BPPV）、前庭神经炎（vestibular neuritis，VN）、梅尼埃病、突发性耳聋伴眩晕等相对常见。

一、良性发作性位置性眩晕

【定义】

本病可由许多疾病引起，是周围性眩晕最常见的疾患，多由椭圆囊及其周围病变引起，占周围性眩晕的17%～20%，女孩多见。是指头部位于某一特定位置时，引发的短暂性眩晕，一般都伴有眼震，特点为眼震方向随头部位置改变而改变，但持续时间短暂，易于疲劳，常具有自限性、易复发等特点。眩晕发作时常伴有面色苍白、恶心呕吐、出冷汗等副交感神经兴奋的症状，但一般没有听力障碍。

【病因】

病因不明，可由许多疾病引起，某些情况下，症状的发生并不能找出明确的病因，故有人称这些病因不明的位置性眼震为特发性良性发作性位置性眩晕。

1. 耳石病　迷路发生退行性变，椭圆囊斑变性，耳石膜脱落后因重力关系进入并沉积于半规管壶腹嵴的胶状帽中，尤其是后半规管容易被脱落的耳石膜沉积嵌顿。

2. 耳部疾病　中耳炎、迷路炎、梅尼埃病缓解期，单侧性急性前庭功能减退，前庭神经炎、突发性耳聋、外淋巴瘘，可能造成椭圆囊斑急性梗死，出现一侧半规管功能衰竭。

3. 外伤　颅脑外伤、甩鞭综合征（头部做加速度较快的动作如甩鞭子、汽车突然加速、静止的汽车被后方突然撞上）等。

【发病机制】

1. 耳石脱落学说

（1）嵴顶结石症学说：位于椭圆囊处的耳石发生病理性改变而脱落，脱落的耳石由于重力作用坠入后半规管，并沉积于后半规管的嵴顶，使得内淋巴液的密度梯度在囊腔内与嵴顶处发生改变，最终引起身体对重力作用的感觉异常。

（2）半规管结石症学说：由于各种原因导致耳石脱落或变性的耳石聚集于后半规管近壶腹部，当头位移动至激发位置时，半规管突然成为垂直方向，脱落的耳石开始受到重力的作用，向离开壶腹的方向移动而牵引内淋巴。

2. 黏膜增强学说 各种原因如免疫异常、内分泌功能障碍、直接或间接的化学因素刺激等，造成外半规管内的淋巴液成分改变，进而导致其物理特性改变、黏稠性增强，使得内淋巴液运动的流体力学特征发生改变。本学说从一个侧面解释了水平半规管位置性眼震无潜伏期及无疲劳现象的原因。

3. 双侧前庭功能不对称 某些疾病导致内耳血循环障碍导致一侧前庭功能减退，向中枢神经系统发出的神经冲动的反应两侧不对称，从而导致位置性眩晕。

【临床表现】

典型的 BPPV 发作是由患者相对于重力方向改变头位（如起床、躺下、床上翻身、低头或抬头）所诱发的、突然出现的短暂性眩晕（通常持续不超过 1min）。其他症状可伴有恶心、呕吐等自主神经症状，头晕、头重脚轻、漂浮感、平衡不稳重感以及震动幻视等。

【诊断】

1. 诊断标准

（1）相对于重力方向改变头位后出现反复发作的、短暂的眩晕或头晕（通常持续不超过 1min）。

（2）位置试验中出现眩晕及特征性位置性眼震。

（3）排除其他疾病，如前庭性偏头痛、前庭阵发症、中枢性位置性眩晕、梅尼埃病、前庭神经炎、迷路炎、前半规管裂综合征、后循环缺血、体位性低血压、心理精神源性眩晕等。

2. 眼震特征

（1）概述。潜伏期：管结石症中，眼震常发生于激发头位后数秒至数十秒，而嵴帽结石症常无潜伏期。时程：管结石症眼震短于 1min，而嵴帽结石症长于 1min。强度：管结石症呈渐强、渐弱改变，而嵴帽结石症可持续不衰减。疲劳性：多见于后半规管 BPPV。

（2）各类 BPPV 位置试验的眼震特点：后半规管 BPPV 最多（80%～90%），外（水平）半规管 BPPV 少见（10%），前半规管罕见。

1）后半规管 BPPV：在 Dix-Hallpike 试验或侧卧试验（side-lying test）中患耳向地时出现带扭转成分的垂直上跳性眼震（垂直成分向上，扭转成分向下位耳），由激发头位回复至坐位时眼震方向逆转。

发病突然，激发头位（患耳向下）时出现眩晕症状，眼震发生于头位变化后 3~10s（潜伏期），持续数秒，多在 30s 内消失；眩晕持续时间稍长，但一般<60s；可伴有恶心、呕吐；眼震的方向总是朝向在下边耳的方向；眩晕的程度变化较大，严重者于头轻微活动时即出现眩晕；症状的发生与头位活动有关，如卧位头向一侧转动、从卧位至坐位或从坐位躺下、抬头、低头或转头时、身体的突然加速或减速时；患者可有下意识的保护动作，以避免激发眩晕；反复发作激发头位活动时，眩晕的发作可减轻或不发生。

后半规管 BPPV 的五大特征：潜伏期（2~5s）；旋转向地性眼震；短暂（20~40s）；疲劳性（多次可减轻）；互换性（躺下、坐起均有）。（以上特点均可用耳石症解释。）

根据眼震判断受累的后半规管：①半规管耳石症：眩晕及眼震明显侧；②壶腹嵴帽耳石：眩晕及眼震不明显侧。

2）外半规管 BPPV：症状较后半规管位置性眩晕严重；特点为当头沿轴位转动时被激发出现眩晕；一般转向患侧症状发作严重；持续时间约为 60s；常伴有严重的副交感神经兴奋症状：恶心、呕吐、面色苍白、出冷汗等；在非轴位向转头运动时，如卧位坐起、起立、或由坐位变为卧位，以及仰头、低头时很少会诱发眩晕。

①眼震分型：a. 水平向地性：若双侧滚转试验均可诱发水平向地性眼震（可略带扭转成分），持续时间<1min，则可判定为漂浮于外半规管后臂内的管石症。b. 水平离地性：双侧滚转试验均可诱发水平离地性眼震（可略带扭转成分），若经转换手法或能自发转变为水平向地性眼震，持续时间<1min，则可判定为漂浮于外半规管前臂内的管石症；若诱发的水平离地性眼震不可转换，持续时间≥1min，且与体位维持时间一致，则可判定为外半规管嵴帽结石症。②患侧判定：滚转试验中水平向地性眼震诱发眼震强度大、持续时间长的一侧为患侧；水平离地性眼震中诱发眼震强度小、持续时间短的一侧为患侧。当判断患侧困难时，可选择假性自发性眼震（pseudo spontaneous nystagmus）、眼震消失平面（nullplane）、低头仰头试验（bow and lean test）、坐位-仰卧位试验（lying-down test）等加以辅助判断。

3）前半规管 BPPV：在 Dix-Hallpike 试验或正中深悬头位试验（straight

head-hanging test）中出现带扭转成分的垂直下跳性眼震（垂直成分向下，扭转成分向患耳），若扭转成分较弱，可仅表现为垂直下跳性眼震。

4）多半规管 BPPV：多种位置试验可诱发相对应半规管的特征性眼震。

【检查】

Hallpike 变位性眼震试验：主要检查后半规管。

（1）患者坐于床上，检查者位于患者后方双手扶头，迅速移动头位至悬头位。

（2）头位向两侧转动时，应保持与矢状面成45°角，这样被检查的半规管才真正地位于垂直位，非检查的后半规管的耳石不会移动而出现眼震。

（3）观察 20s 或待眼震停止后，头恢复至直立位，再行对侧悬头位检查。

【治疗】

虽然 BPPV 是一种"定期自愈"病，但其定期自愈的时间有时可达数月或数年，严重者可丧失工作能力，故应尽早治疗。

1. 耳石复位 耳石复位是目前治疗 BPPV 的主要方法，操作简便，可徒手或借助仪器完成，效果良好。复位时应根据不同半规管类型选择相应的方法。

（1）手法复位：

1）后半规管 BPPV：建议首选 Epley 法，其他还可选用改良的 Epley 法或 Semont 法等，必要时几种方法可重复或交替使用。复位后头位限制、辅助使用乳突振荡器等方法并不能明显改善疗效，不推荐常规使用。

2）外半规管 BPPV：水平向地性眼震（包括可转换为向地性的水平离地性眼震）可采用 Lempert 翻滚法或 Barbecue 法以及 Gufoni 法（向健侧），上述方法可单独或联合使用。不可转换的水平离地性眼震可采用 Gufoni 法（向患侧）或改良的 Semont 法。

3）前半规管 BPPV：可采用 Yacovino 法，尤其适用于患侧判断困难的患者。

4）多半规管 BPPV：采用相应的复位手法依次治疗各半规管 BPPV，优先处理诱发眩晕和眼震更强烈的责任半规管，一个半规管复位成功后，其余受累半规管的复位治疗可间隔 1~7d 进行。

（2）耳石复位仪辅助复位：可作为一种复位治疗选择，适用于手法复位操作困难的患者。

2. 药物治疗 原则上药物并不能使耳石复位，但鉴于 BPPV 可能和内耳退行性病变有关或合并其他眩晕疾病。

下列情况可以考虑药物辅助治疗：

（1）当合并其他疾病时，应同时治疗该类疾病。

（2）复位后有头晕、平衡障碍等症状时，可给予改善内耳微循环的药物，如倍他司汀、银杏叶提取物等。

（3）因前庭抑制剂可抑制或减缓前庭代偿，故不推荐常规使用。

3. 手术治疗 对于诊断清楚、责任半规管明确，经过 1 年以上规范的耳石复位等综合治疗仍然无效且活动严重受限的难治性患者，可考虑行半规管阻塞等手术治疗。

4. 前庭康复训练 前庭康复训练是一种物理训练方法，通过中枢适应和代偿机制提高患者前庭功能，减轻前庭损伤导致的后遗症。前庭康复训练可作为 BPPV 患者耳石复位的辅助治疗，用于复位无效以及复位后仍有头晕或平衡障碍的病例，或在复位治疗前使用以增强患者对复位的耐受性。如果患者拒绝或不耐受复位治疗，那么前庭康复训练可以作为替代治疗。

二、前庭神经炎

前庭神经炎（VN）亦称流行性眩晕、流行性神经迷路炎、急性迷路炎或前庭麻痹症。该炎症仅局限于前庭系统，耳蜗和中枢系统均属正常，成人多见，病前常有上呼吸道感染史。

【病因病理】

1. 病毒感染 患病后血清测定，单纯疱疹、带状疱疹病毒效价都有显著增高。

2. 前庭神经遭受刺激 前庭神经遭受血管压迫或蛛网膜粘连，甚至因内听道狭窄而引起神经缺氧变性，因激发神经放电而发病。

3. 病灶因素 可能存在自身免疫反应。

4. 糖尿病 糖尿病可引起前庭神经元变性萎缩，导致反复眩晕发作。一些患者前庭神经切断后经病理检查，可发现前庭神经有孤立或散在的退行性变和再生现象，神经纤维减少，节细胞空泡形成，神经内胶原沉积物增加。

【临床表现】

前庭神经炎是第二位最常见的、仅次于良性发作性位置性眩晕的外围性前庭病变，其发病率为 3.5/10 万。前庭神经炎起病急，常于晨起时发病，严重的眩晕可持续数日至数周。约半数患者具有前期的呼吸系统感染史，或在发病前 1~2d 有过眩晕的短暂发作。眩晕在数分钟或数小时内达高峰，伴随有震动性幻视、恶心、呕吐和向一侧倾倒。头位改变会加重眩晕，患者喜静卧不动。多数患者因无法行走，而由担架抬至医院。患者通常对这种持续性眩晕感到害怕。在病初的几天内，临床检查除急性单侧性前庭功能障碍外并无其他异常。

1. 朝向健侧的自发性眼震 眼震主要呈水平并呈朝向健侧，有时可见在水平的基础上合并眼球向上的旋转性眼震。其强度可因凝视或注视而改变。当患者向眼震快相侧注视或用弗伦泽尔眼镜消除注视因素时，眼震增强；向反方向注视时眼震减弱。

2. 甩头试验阳性 单侧前庭功能障碍可通过迅速转动患者头部而得到证实。如右侧病变的急性前庭神经炎，当鼻转向右侧时前庭-眼球反射异常。因头部转动时无法保持注视眼球随头部转动而转动，患者在半秒钟后才意识到其视线离开了视靶，而通过快速的眼球运动来予以纠正。只要转头迅速、幅度够大（20°~30°），矫正性眼球运动就会相对更明显和幅度更大，很容易与自发性眼震区别。

3. 向患侧倾倒 在患者活动时很容易观察到，也可由 Romberg 试验获得证实，闭眼后的方向性倾倒更为明显。

前庭神经炎分为急性和慢性，80%急性前庭神经炎患者在呼吸道或胃肠道感染后，多于晚上睡醒时突然发作眩晕，数小时达到高峰，伴有恶心、呕吐，可持续数天、数周，而后逐渐恢复正常。老年人恢复慢，可长达数月。多一耳患病，偶有两耳先后发病者。有自发性麻痹性眼震向健侧，可以一家数人患病，亦有集体发病呈小流行现象。病期中无耳鸣、耳聋现象是其特点。慢性前庭神经炎多为中年以上患病，可反复发作眩晕，程度较轻，直立行走时明显，可持续数年，恶心、呕吐少见，常表现为长久不稳感。

【检查】

（1）头位性眼震检查：检查前向受检者详细解释检查过程中可能出现的眩晕和恶心，切勿闭目，以取得受检者的合作，保证检查结果准确无误。受检查取头正位直坐于一矮榻上，检查者以双手扶持其头部，推使仰卧，头悬于榻边，观察有无眼震出现。10s 后，扶使直坐，再观察 10s。将受检者头转向右侧，推使仰卧，头悬榻边，面向右方，观察 10s。重使直坐，头仍处右转位，观察 10s。同样方法，在受检者头转向左侧仰卧位和直坐位时各观察 10s，共检查 6 个头位每次变动新头位时的动作均须在 3s 内完成。若有眼震出现，须注意其方向、振幅和类型并用秒表计算眼震的潜伏期和眼震时间。此外，还需注意眼震是否为疲劳型。用上法重复检查，每次间隔数分钟观察在该特定位置上是否每次均有眼震出现。若重复检查，无眼震出现，称为疲劳型（外周性头位性）眼震。再次检查，出现较弱的眼震，连续检查数次后不再出现者，称为渐疲劳型眼震。反复检查，每次都出现强度不变的眼震者，称为不疲劳型（中枢性头位性）眼震。

（2）甩头试验患侧阳性。

（3）闭目难立征及加强试验多向患侧倾倒。

（4）冷热试验、视频头脉冲试验、眼性前庭诱发肌源性电位显示患侧前庭功能显著减退。

【治疗】

（1）多数患者均可自然好转，很少有后遗症，且复发率极低。半数患者的外周前庭功能可在数周或数月内恢复，症状恢复通常较快且与外周前庭功能基本无关。多数患者在数天内即可站立走动，数周后症状完全消失。轻微的后遗症包括短暂的震动性幻觉和当头部快速转向患侧的平衡障碍。不到20%的患者残留有长期的平衡障碍、头部运动耐受不良以及继发性焦虑等。20%~30%患者可出现患侧后半规管的继发性BPPV。

（2）急性期的处理包括短期的卧床休息和应用前庭抑制剂（如苯海拉明），眩晕、恶心等症状控制后，应及时停用前庭抑制剂。前庭功能锻炼可加速中枢代偿和促进康复，此阶段患者通常可以开始进行前庭功能锻炼，以加速平衡功能的恢复。前庭功能锻炼不仅包括视觉性和姿势性的锻炼，还包括促进多感觉整合以及眼-头协调的复合型运动。

（3）应尽早使用糖皮质激素，尽早进行适当的活动。多数患者数周后可恢复正常，冷热试验等异常可持续较长时间；部分前庭神经炎未及时治疗或因单侧前庭功能严重损害，姿势性不稳可迁延不愈，应注意与其他病因导致的慢性头晕相鉴别。

三、梅尼埃病

梅尼埃病是一种特发性内耳疾病，曾称美尼尔病。梅尼埃病在眩晕/头晕疾病谱中占4.4%~10%。本病首次发作多发生于30~60岁，儿童少见。女性为男性的1.3倍。该病主要的病理改变为膜迷路积水，临床表现为反复发作的旋转性眩晕、波动性听力下降、耳鸣和耳闷胀感。

【病因】

梅尼埃病为一突然发作的非炎性迷路病变,具有眩晕、耳聋、耳鸣及有时有患侧耳内闷胀感等症状的疾病。多为单耳发病,其发病原因不明,男女发病率无明显差异,患者多为青壮年,60岁以上老年人发病罕见,儿童少见,病程多为数天或周余。关于病因、学说甚多,尚无定论,如变态反应、内分泌障碍、维生素缺乏及精神神经因素等引起自主神经功能紊乱,因之使血管神经功能失调,毛细血管渗透性增加,导致膜迷路积水,蜗管及球囊膨大,刺激耳蜗及前庭感受器时,引起耳鸣、耳聋、眩晕等一系列临床症状。此病不经过治疗,症状可缓解,虽可反复发作,发作时间间隔不定,但也有发作一次不再发作者。

【临床表现】

1. 眩晕 往往无任何先兆而突然发作的剧烈的旋转性眩晕,常从睡梦中惊醒或于晨起时发作。患者自诉周围物体绕自身旋转,闭目时觉自身在空间旋转。患者常呈强迫体位,不敢稍动,动则可使眩晕症状加重。在发病期间神志清楚。发作时有恶心、呕吐、出冷汗、颜面苍白及血压下降等症状。数小时或数天后,眩晕症状逐渐消失。

2. 听力障碍 早期多为低频(125~500Hz)下降的感音神经性聋,可为波动性,发作期听力下降,而间歇期可部分或完全恢复。随着病情发展,听力损失可逐渐加重,逐渐出现高频(2~8kHz)听力下降。本病还可出现一种特殊的听力改变现象:复听现象,即患耳与健耳对同一纯音可听成两个不同的音调和音色的声音,或诉听声时带有尾音。部分患者尚有对高音听觉过敏现象。

3. 耳鸣 为症状发作前的可能先兆,耳鸣为高音调,可能轻重不一,在发作前患者可能耳鸣加重,发作停止,耳鸣可逐渐消失。

4. 同侧头及耳内闷胀感 多数患者有此症状,或感头重脚轻。

【类型】

梅尼埃病可分为八种类型,分型对诊断和治疗具有重要指导意义。

1. 普通型 眩晕、耳鸣、恶心、呕吐、出汗等症状同时出现,又称常见型。

2. 首发耳鸣型 耳鸣发生在其他症状之前,持续数月、数周、数年。

3. 重耳鸣型 耳鸣表现重。耳鸣发生了,眩晕易发作,眩晕表现重,耳鸣也重。眩晕治疗好了,耳鸣未好,眩晕必复发。

4. 无耳鸣型 眩晕发作 5 次以上无耳鸣，称无耳鸣型。

5. 突发耳聋型 眩晕发作过程中，由于压力特大，膜迷路破裂，发生突然耳聋。耳聋多一侧，亦有双侧交替发生。耳聋早期治疗效果理想。

6. 延缓眩晕型 波动性、神经性、进行性耳鸣、听力下降，（短时间不发生眩晕）复数年甚至 20 年才出现眩晕。

7. 隐藏耳鸣型 患者没有表现耳鸣，但耳内有堵塞、闷胀、闷热、瘙痒、微痛的感觉，这是一种隐藏耳鸣型美尼尔氏综合症。

8. 眩晕状态型 一个月内发作三次以上，患者处于眩晕状态，称眩晕状态型，又称重型。

【检查】

梅尼埃病的诊断是基于前庭和耳蜗共同受累而出现的症状及其动态变化。

1. 听力图 有利于发现早期的波动性低频感音神经性听力损伤。

2. 耳蜗电图 耳科专业用的耳蜗电图有利于鉴别病史模糊的感音性听力损伤和梅尼埃病内淋巴积液的特征表现，但敏感性低，可能会漏诊。

3. 脑干诱发电位 通常显示正常。

4. 眼震电图和视频眼动图 可在大多数患者中发现水平性眼震，眼震朝向患侧或健侧，提示病侧迷路的功能处于激惹或低下期。

5. 冷热试验 发现 50% 患者的病侧及 20% 患者健侧的反应减弱，10% 患者一侧的前庭功能完全丧失；反复检测发现 40% 患者的冷热试验反应减弱。

6. 影像学 结果正常，仅用于病史特殊者（如进展性而非波动性的听力损害），脑干诱发电位异常或发现局灶性神经损害体征时，均提示小脑-桥脑角占位病变。

7. 其他检查 双侧迷路均受累时，应筛查梅毒螺旋体抗体血清荧光试验（FTA-ABS）和进行自身免疫学内耳病的有关检查。

【诊断】

1. 确定的梅尼埃病诊断标准 ①自发性眩晕发作至少 2 次，持续 20min 至 12h；②至少 1 次纯音测听为低到中频感音性聋；③患侧耳聋、耳鸣或耳胀满感呈波动性；④排除其他疾病引起的眩晕。

2. 可能的梅尼埃病诊断标准 ①眩晕或发作性平衡障碍或空间定位障碍至少 2 次，持续 20min 至 24h；②患侧耳聋、耳鸣或耳胀满感呈波动性；③排除其他疾病引起的前庭功能障碍。

纯音测听是诊断梅尼埃病的重要工具，冷热试验在梅尼埃病的诊断中价值有限。少数梅尼埃病合并偏头痛样发作，而少数前庭性偏头痛可能出现耳蜗症状，应相互鉴别。少数梅尼埃病因单侧前庭功能严重损害、不稳感可迁延不愈，而貌似其他病因造成的慢性头晕，应注意鉴别。

【治疗】

1. 一般治疗　发作时要静卧，戒急躁，进清淡低盐饮食，限制入水量，忌用烟、酒、茶。在间歇期要鼓励患者锻炼身体，增强体质，注意劳逸调度适当。

2. 药物治疗　眩晕发作期可使用前庭抑制剂；预防眩晕复发应采取前庭性疗法，口服倍他司汀或利尿剂等。

3. 外科治疗　不是所有的梅尼埃病患者都可以手术，手术只适用于药物治疗无效又丧失工作能力的患者。局限于单侧耳有病的患者，只有 5% 以下的患者在手术治疗范围。

四、突发性感音性耳聋伴眩晕

急性特发性感音神经性听力损失，也称突发性聋或特发性聋。目前约 90% 的突发性聋病因不明，多因内耳病毒感染和供血障碍引起，病损部位多在耳蜗。突聋患者中约半数在听力下降前或听力下降后出现眩晕。此种眩晕病变部位多在迷路内。男女比例无明显差异，左侧略多于右侧。双侧突聋发病率较低，占全部患者的 1.7%~4.9%。

【定义】

72h 内突然发生的、原因不明的感音神经性听力损失，至少在相邻的两个频率听力下降 ≥20dBHL。

【病因】

突发性聋的病因尚未完全阐明，局部因素和全身因素均可能引起突聋，常见的病因包括血管性疾病、病毒感染、自身免疫性疾病、传染性疾病、肿瘤等。只有 10%~15% 的突聋患者在发病期间能够明确病因，另有约 1/3 患者的病因是通过长期随访评估推测或确认的。一般认为，精神紧张、压力大、情绪波动、生活不规律、睡眠障碍等可能是突聋的主要诱因。

【分型】

突发性聋根据听力损失累及的频率和程度，建议分为：高频下降型、低频下降型、平坦下降型和全聋型（含极重度聋）。

1. 低频下降型　1 000Hz（含）以下频率听力下降，至少 250Hz、500Hz

处听力损失≥20dBHL。

2. 高频下降型　2 000Hz（含）以上频率听力下降，至少4 000Hz、8 000Hz处听力损失≥20dBHL。

3. 平坦下降型　所有频率听力均下降，250~8 000Hz（250Hz、500Hz、1 000Hz、2 000Hz、3 000Hz、4 000Hz、8 000Hz）平均听阈≤80dBHL。

4. 全聋型　所有频率听力均下降，250~8 000Hz（250Hz、500Hz、1 000Hz、2 000Hz、3 000Hz、4 000Hz、8 000Hz）平均听阈≥81dBHL。

【发病机制】

目前较公认的可能的发病机制包括内耳血管痉挛、血管纹功能障碍、血管栓塞或血栓形成、膜迷路积水以及毛细胞损伤等。不同类型的听力曲线可能提示不同的发病机制，在治疗和预后上均有较大差异。低频下降型多为膜迷路积水；高频下降型多为毛细胞损伤；平坦下降型多为血管纹功能障碍或内耳血管痉挛；全聋型多为内耳血管栓塞或血栓形成。因此，建议根据听力曲线进行分型，并采取相应治疗措施。

【临床表现】

（1）突然发生的听力下降。

（2）耳鸣（约90%）。

（3）耳闷胀感（约50%）。

（4）眩晕或头晕（约30%）。

（5）听觉过敏或重听。

（6）耳周感觉异常（全聋患者常见）。

（7）部分患者会出现精神心理症状，如焦虑、睡眠障碍等，影响生活质量。

【检查】

1. 必须进行的检查

（1）耳科检查：包括耳周皮肤、淋巴结、外耳道及鼓膜等。注意耳周皮肤有无疱疹、红肿，外耳道有无耵聍、疖肿、疱疹等。

（2）音叉检查：包括Rinne试验、Weber试验以及Schwabach试验。

（3）纯音测听：包括250Hz、500Hz、1 000Hz、2 000Hz、3 000Hz、4 000Hz及8 000Hz的骨导和气导听阈。

（4）声导抗检查：包括鼓室图和同侧及对侧镫骨肌声反射。

（5）伴有眩晕时，应进行自发性眼震检查，并根据病史选择性地进行床旁 Dix-Hallpike 试验和（或）R011 试验。

2. 可能需要进一步完善的检查（应根据具体情况选择）

（1）其他听力学检查：如耳声发射、听性脑干反应（ABR）、耳蜗电图、言语测听（包括言语识别阈和言语识别率）等。

（2）影像学检查：包含内听道的颅脑或内耳 MRI，应注意排除听神经瘤等脑桥小脑角病变；根据病情需要可酌情选择颞骨 CT 检查。

（3）实验室检查：血常规、血生化（血糖、血脂、同型半胱氨酸等）、凝血功能（纤维蛋白原等）、C 反应蛋白等。

（4）病原学检查：支原体、梅毒、疱疹病毒、水痘病毒、HIV 等。

（5）对伴有眩晕需要进一步明确诊断和治疗的患者，应根据其具体情况选择进行前庭和平衡功能检查。

【诊断标准】

（1）在 72h 内突然发生的，至少在相邻的两个频率听力下降≥20dBHL 的感音神经性听力损失，多为单侧，少数可双侧同时或先后发生。

（2）未发现明确病因（包括全身或局部因素）。

（3）可伴耳鸣、耳闷胀感、耳周皮肤感觉异常等。

（4）可伴眩晕、恶心、呕吐。

【鉴别诊断】

突发性聋首先需要排除脑卒中、鼻咽癌、听神经瘤等严重疾病，其次需排除常见的局部或全身疾病，如梅尼埃病、各种类型的中耳炎、病毒感染如流行性腮腺炎、耳带状疱疹（Hunt 综合征）等。双侧突发性聋需考虑全身因素，如免疫性疾病（自身免疫性内耳病、Cogan 综合征等）、内分泌疾病（甲状腺功能减退症等）、神经系统疾病（颅内占位性病变、弥散性脑炎、多发性硬化等）、感染性疾病（脑膜炎等）、血液系统疾病（红细胞增多症、白血病、脱水症、镰状细胞贫血等）、遗传性疾病（大前庭导水管综合征、Usher 综合征、Pendred 综合征等）、外伤、药物中毒、噪声性耳聋等。

【治疗】

根据听力曲线分型对突发性耳聋的治疗和预后具有重要指导意义；改善内耳微循环药物和糖皮质激素对各型突聋均有效，合理的联合用药比单一用药效果要好；低频下降型疗效最好，平坦下降型次之，而高频下降型和全聋型效果不佳。

1. 基本治疗建议

（1）突聋急性发作期（3周以内）多为内耳血管病变，建议采用糖皮质激素+血液流变学治疗（包括血液稀释、改善血液流动度以及降低黏稠度/纤维蛋白原，具体药物有银杏叶提取物、巴曲酶等）。

（2）糖皮质激素的使用。口服给药：泼尼松每天 1mg/kg（最大剂量建议为 60mg），晨起顿服；连用 3d，如有效，可再用 2d 后停药，不必逐渐减量，如无效可以直接停药。激素也可静脉注射给药，按照泼尼松剂量类比推算，甲泼尼龙 40mg 或地塞米松 10mg，疗程同口服激素。激素治疗首先建议全身给药，局部给药可作为补救性治疗，包括鼓室内注射或耳后注射。鼓室内注射可用地塞米松 5mg 或甲强龙 20mg，隔日 1 次，连用 4~5 次。耳后注射可以使用甲强龙 20~40mg，或地塞米松 5~10mg，隔日 1 次，连用 4~5 次。如果患者复诊困难，可以使用复方倍他米松 2mg（1mL），耳后注射 1 次即可。对于有高血压、糖尿病等病史的患者，在征得其同意，密切监控血压、血糖变化的情况下，可以考虑全身酌情使用糖皮质激素或局部给药。

（3）突发性聋可能会出现听神经继发性损伤，急性期及急性期后可给予营养神经药物（如甲钴胺、神经营养因子等）和抗氧化剂（如硫辛酸、银杏叶提取物等）。

（4）同种类型的药物，不建议联合使用。

（5）高压氧的疗效国内外尚有争议，不建议作为首选治疗方案。如果常规治疗效果不佳，可考虑作为补救性措施。

（6）疗程中如果听力完全恢复可以考虑停药，对于效果不佳者可视情况延长治疗时间。对于最终治疗效果不佳者待听力稳定后，可根据听力损失程度，选用助听器或人工耳蜗等听觉辅助装置。

2. 分型治疗推荐方案 全聋型、高频下降型、平坦下降型的痊愈率较低，尤应尽早积极治疗。

（1）低频下降型：①由于可能存在膜迷路积水，故需要限盐，输液量不宜过大，最好不用生理盐水。②平均听力损失<30dBHL 者，自愈率较高，可口服给药，包括糖皮质激素、甲磺酸倍他司汀、改善静脉回流药物（如马栗种子提取物）等，也可考虑鼓室内或耳后注射糖皮质激素（甲泼尼龙、地塞米松或复方倍他米松等）；听力损失≥30dBHL 者，可采用银杏叶提取物+糖皮质激素静脉给药。③少部分患者采用②的方案治疗无效和（或）耳闷加重，可给予降低纤维蛋白原（如巴曲酶）及其他改善静脉回流的药物治疗。

（2）高频下降型：①改善微循环药物（如银杏叶提取物等）+糖皮质激素；②离子通道阻滞剂（如利多卡因）对于减轻高调耳鸣效果较好；③可考虑使用营养神经类药物（如甲钴胺等）。

（3）全频听力下降者（包括平坦下降型和全聋型）：①降低纤维蛋白原药物（如巴曲酶）；②糖皮质激素；③改善内耳微循环药物（如银杏叶提取物等）。建议尽早联合用药治疗。

【预后】

（1）低频下降型预后较好，全聋型和高频下降型预后较差。

（2）听力损失的程度越重，预后越差。

（3）发病一开始就全聋或接近全聋者，预后差。

（4）开始治疗的时间越早，预后越好。

（5）复发主要出现在低频下降型。

（6）伴有眩晕的全聋型患者预后不佳。

五、前庭阵发症

前庭阵发症（vestibular paroxysmia，VP）的主要症状是短暂发作的旋转性或非旋转性眩晕。目前认为 VP 的病因是第八对脑神经受到以血管为主的邻近组织压迫。目前尚无公开发表的有关 VP 的大规模流行病学研究资料，但推测 VP 是罕见疾病，人群中发生率可能小于万分之五。一些研究显示，该病男女发病率无显著差异，发病年龄为 25~77 岁。儿童中也有与成人 VP 相似的疾病发生，但远期预后好，随着年龄增长，可以自发消失。尚无遗传因素在 VP 发病中起作用的流行病学证据。

【病理生理机制及病因】

VP 的病理生理机制与三叉神经痛、面肌痉挛、舌咽神经痛或眼球上斜肌纤颤发作相类似，VP 发作也被认为是由假性突触放电所引起，即第八对脑神经轴突受相邻组织刺激，产生阵发性病理性放电，尤其当轴突发生脱髓鞘损害后，更容易产生假性突触放电。推测产生假性突触放电的神经节段是前庭神经刚离开桥脑后披覆少突胶质细胞髓鞘的部分，长约 15mm，这部分神经髓鞘非常纤薄，位于髓鞘转换区近中心端。目前认为，这部分具有较薄的少突胶质细胞髓鞘的神经轴突受到血管、肿瘤或囊肿压迫刺激，或发生脱髓鞘后，或发生创伤后，或受到尚未确定的原因作用时，发生放电而产生 VP。

【检查】

(1) 大约50%的VP患者在发作间隙期进行前庭或听力检查能发现单侧轻到中度的功能下降。VP患者的听力下降较梅尼埃病患者轻。仅通过实验室检查一般不能鉴定出受累神经侧别。如果VP发作时伴有刻板的单侧听力下降症状，并且实验室检查显示有同侧前庭及听力缺陷，才可能确定出受累神经侧别。

(2) MRI表现：MRI诊断VP的敏感性可达100%，但特异性仅为65%。具有脑干CISS/FIESTA序列的高分辨MRI较1.5T和3.0T MRI的检查结果更支持VP的诊断。

【诊断标准】

1. 肯定的VP（下述每一条件都需要满足）

(1) 至少有10次自发的旋转或非旋转性眩晕发作。

(2) 发作持续时间小于1min。

(3) 症状刻板。

(4) 卡马西平/奥卡西平治疗有效。

(5) 不能用其他诊断更好地解释。

2. 可能的VP（下述每一条件都需要满足）

(1) 至少有5次旋转或非旋转性眩晕发作。

(2) 发作持续时间小于5min。

(3) 眩晕发作为自发性或由一定头位诱发。

(4) 症状刻板。

(5) 不能用其他诊断更好地解释。

3. 肯定的与可能的VP诊断标准的区别

(1) 眩晕发作次数：肯定的VP其发作次数必须达到10次，可能的VP眩晕发作达5次即可。

(2) 眩晕发作条件：肯定的VP其眩晕发作为自发性，可能的VP的眩晕发作可以是自发性也可以是诱发性，诱发因素包括左、右转头或过度换气。

(3) 眩晕发作持续时间：肯定的VP发作时间须短于1min，而可能的VP眩晕发作时间则短于5min即可。

【鉴别诊断】

VP的特点是反复出现眩晕发作，发作持续时间短暂，发作频繁，而卡马西平或奥卡西平治疗有效。由于它的独特性，需要鉴别的疾病并不是很多。

1. 梅尼埃病　该病的时程为 20min 到 12h。并且有低中频感音性听力损失（>30dBHL，<2 000Hz）。可根据这两点与梅尼埃病鉴别。

2. Tumarkin 耳石危象（前庭跌倒发作）　这种突然性跌倒通常不伴眩晕，而且多在已知患有梅尼埃病的患者身上出现。该病只在站立位时出现，而 VP 可以在任何体位下发作。

3. 脑干中风或脱髓鞘后出现的阵发性眩晕　脑干发生这两种疾病均可引起眩晕（又称脑干性阵发性眩晕），与 VP 鉴别有一定困难，因为使用卡马西平或奥卡西平治疗也能减轻眩晕。有人发现，脑干出现的多发性硬化斑或腔隙性梗死灶，也能导致病灶相邻的传导纤维发生假性突触放电而产生眩晕。二者鉴别主要靠 MRI 检查。脑干 MRI 薄层扫描能鉴别脑干病变引起的眩晕。

4. 前庭性偏头痛　前庭性偏头痛，在发作期对运动敏感，头位或体位变动也可以引起短暂的眩晕，但该病时程是 5min 到 72h，既往或目前有偏头痛史，多数发作伴有偏头痛其他症状。根据该病发作时间相对长、偏头痛史和偏头痛表现症状，可以与 VP 鉴别。

5. 椎-基底动脉短暂缺血发作引起的孤立性眩晕　主要根据眩晕孤立发作的特点与 VP 鉴别。

6. 惊恐发作　惊恐发作精神障碍诊断与统计手册第 5 版（DSM-5）诊断标准包括不连续的恐惧或不舒服时程，具有 4 项突然出现并数分钟内达高峰的下列症状：感觉头晕，不稳，头轻或虚脱，恶心或腹部疼痛，心悸，或心率逐渐加快，出汗，颤抖，气短，感觉窒息，胸痛或不适，脱离现实感或失去人格感，失去控制或精神错乱，濒死感，感觉异常，寒冷或潮热。惊恐发作的持续时间通常比 VP 发作时间长。询问患者症状的出现顺序，有助于与 VP 相鉴别。

7. 外淋巴瘘和前半规管裂　其核心症状是压力变化引起的眩晕发作，如咳嗽、加压、擤鼻涕、飞机起飞或周围有大的声响，伴有周围环境运动幻觉（视觉振荡），且姿势或步态不稳，可伴或不伴听力异常。发作时程可持续数秒至数天，也可在头位变动（如过屈）时或在登山、飞行等改变高度的过程中出现。根据其眩晕诱发条件的多元性，可与 VP 鉴别。

8. 发作性共济失调　发作性共济失调 2 型：发作持续时间变化大，从数分钟到数小时，并且 90% 的患者有小脑体征，特别是有凝视诱发的向下的眼震。通常在 20 岁以后发病。根据发作持续时间、小脑体征及凝视诱发的向下的眼震可与 VP 鉴别。更罕见的发作性共济失调 1 型是另一个需要鉴别的诊断。其特点是突然改变姿势、情绪变化、前庭刺激触发的共济失调发作，头晕，视觉模糊。可反复发作，持续数分钟。这些患者通常有神经肌强直。根据该病触发因素的多元性和伴随的肌肉强直来与 VP 鉴别。

9. 具有前庭先兆的癫痫　前庭先兆可以表现为短暂的眩晕和眼震发作。若前庭先兆伴有额外症状，即形成非孤立性前庭先兆，非孤立性前庭先兆远远多于孤立性前庭先兆。孤立性前庭先兆很罕见。前庭先兆主要见于颞叶癫痫。孤立性前庭先兆通常持续数秒，较长时间的前庭先兆也有报道。主要根据脑电图和神经影像与 VP 鉴别。

10. 其他　其他需要鉴别的诊断是那些在一定姿势下诱发的反复发作的眩晕，包括 BPPV、中枢性位置性眩晕/眼震、旋转性椎动脉闭塞综合征、直立性低血压。BPPV 的发作是由头或身体相对于重力变化引起的，症状可由诊断性试验诱发出来。如果位置性试验阴性，要考虑 VP。对于中枢性位置性（变位性）眩晕或眼震，变位操作在不同的头位下均能诱发出相似的眼震。对于旋转性椎动脉闭塞综合征，左、右转头能诱发眩晕发作，但数字化减影血管造影术（DSA）检查阳性方能确诊。对于直立性低血压，站起时才会出现症状，也可出现眩晕和向下的眼震，诊断的关键是测量卧位和立位血压。

【治疗】

1. 药物治疗　卡马西平（每天 200～800mg）或奥卡西平（每天 300～900mg）通常有效。阳性反应支持诊断。对于确定诊断需要的精准剂量还需要进一步研究。对于不能耐受上述药物的患者，可以用其他钠通道阻滞剂替代，如苯妥英钠或丙戊酸钠，然而关于苯妥英钠或丙戊酸钠目前尚无研究资料可供借鉴。

2. 手术治疗　尽管一些报道显示手术治疗 VP 部分获得了成功，但是选择微血管减压手术还应慎重。该项手术只适合于不能耐受上述药物治疗的 VP 患者。因为在手中或术后有导致血管痉挛进而引起脑干梗死的风险。

六、双侧前庭病

双侧前庭病（bilateral vestibulopathy，BVP）是姿势不稳和跌倒最常见的原因之一，有报道 BVP 在眩晕/头晕疾病谱中占比为 4%～7%，继发性和特发性各占一半。一般隐匿起病，缓慢进展，表现为步态不稳且夜间为著，近半数患者出现震动幻觉；约 1/3 的患者早期表现为发作性眩晕，数年后出现步态不稳；约 1/4 的患者合并不同程度的听力障碍。因症状的常见性、不典型性和潜伏性，BVP 常被忽视或滞诊。通过病史（姿势步态不稳，坐位或卧位消失，空间记忆和定向障碍）和临床检查［双侧头脉冲试验（HIT）和（或）冷热试验异常］很容易做出可靠诊断。

【病因】

BVP 的病因至今不明，病因不明者通常认为可能合并变性疾病。3 个常见的已被确诊的病因为：

（1）耳毒性药物（13%，如庆大霉素、化疗药物、袢利尿剂、大剂量阿司匹林、含苯乙烯药物）。

（2）双侧梅尼埃病（7%）。

（3）脑膜炎（5%）。

（4）其他原因。①肿瘤：双侧听神经瘤、脑膜癌病；②自身免疫病：Cogan's 综合征、神经系统结节病、Behcet's 病、脑血管炎、系统性红斑狼疮、Wegener 肉芽肿；③罕见病因：双侧内听动脉闭塞或铁沉着。BVP 患者常具有小脑性综合征和下视性眼震，有些神经变性病影响前庭神经节细胞和小脑。

【病理生理】

BVP 的主要症状可以用前庭眼反射（VOR）和前庭脊髓反射功能损伤或缺失来解释。

1. 姿势不稳和步态异常，在黑暗环境和不平地面加重　姿势控制机制复杂，在白天或明亮环境，视觉系统基本可以代偿其他姿势控制调节系统功能的缺失。躯体感觉系统也通过骨骼肌肉和皮肤的机械感受器来调节姿势。在黑暗环境中，视觉系统对姿势维持功能降低，容易跌倒，如果行走的地面不平坦，跌倒更容易出现。如果有感觉性多神经病，也可以降低感觉系统对姿势控制的能力，出现 BVP 核心症状。

2. 视振荡和视物模糊　头部快速转动时，VOR 不能维持目标持续投射在视网膜中央凹，视网膜成像时出现不自主运动，导致视觉敏度下降，出现视振荡和视物模糊。

3. 空间记忆和定向障碍　完整的前庭功能对空间记忆和定向至关重要。BVP 患者中，空间记忆和定向障碍者多伴有海马萎缩。单侧迷路疾病患者不出现空间记忆障碍和海马萎缩。

【临床表现】

BVP 主要的临床表现为运动相关的姿势步态不稳和空间记忆及定向障碍，在黑暗环境和不平坦地面行走时姿势步态不稳加重。通常在平静状态下平卧或坐位时无症状，约40%的患者在行走或跑动时出现视振荡，导致不能看清路边物体，头部左右扭动时也可出现视振荡。

大多数患者疾病初期症状并不明显，当患者就诊时说明已经有非常明显的前庭功能缺失。在疾病初期，少数患者表现为发作性眩晕，持续数秒到数分钟，提示双侧前庭功能失衡，有一侧前庭功能损伤更重，这类患者倾向于自身免疫疾病。耳毒性药物如氨基糖苷类引起的BVP，通常在用药数天到数周后出现症状。双侧梅尼埃病患者，前庭功能缺失是逐渐出现的，同时伴有发作性眩晕以及听力下降。

BVP患者的迷路和前庭功能可能同时或先后受累，损伤可急性也可进展缓慢，可完全性也可部分受累，可对称性也可非对称受累，可合并或不合并听力下降。

【检查】

1. 一般检查

（1）具有上述典型症状的患者疑似BVP，双侧床旁HIT阳性，提示高频VOR损伤；如果床旁HIT异常不明显，应该进一步完善视频眼动记录系统（vHIT）。有时检查时因患者可能存在隐匿扫视，床旁HIT可能正常而出现假阴性，而小脑共济失调患者则可能出现假阳性。总之，床旁HIT的敏感度和特异性都较低。

（2）睁眼Romberg征基本都是阴性的，但闭眼时患者摇晃明显。患者双脚紧贴前后站立、单腿站立、脚尖或脚后跟行走时摇晃更明显（后两个检测有跌倒风险）。患者闭眼直线行走时，双侧前庭功能的不对称性可以被观察到，行走偏向哪侧提示哪侧前庭功能受累。

另一个检测高频VOR功能的方法是动态视敏度（dynamic visual acuity）检查，当患者被动头部转动时，记录到异常的敏感度为66%～96%。

（3）眼球运动检查如下视性眼震、凝视诱发性眼震、水平追踪等均正常，除非患者合并小脑病变。患者可能具有肢体共济失调，姿势或步态的小脑性共济失调。

2. 特殊检查　为了辅助诊断，判断高频、低频损伤，常被用到的特殊检查有：

（1）vHIT，如果双侧VOR增益低于0.6提示异常，但不表示完全缺失，双侧VOR缺失可能是非对称性的。

（2）视频眼动记录和双温（44℃和33℃）试验可以评估低频损伤，任何一侧双温峰慢相角速度小于 6°/s，则认为温度试验异常，同样也可以是非对称的。

【诊断标准】

1. 双侧前庭病的诊断标准

（1）伴随以下症状慢性前庭综合征：

1）走路或站立时的不稳感，至少合并有 2）和 3）中的一点。

2）在走路或快速的头/躯体运动时出现运动诱发的视物模糊，或振动幻觉（oscillopsia），和/或

3）在黑暗环境中和（或）不平坦的路面行走时不稳感加重。

（2）在坐位或平躺下保持静态时上述症状消失。

（3）双侧角-VOR 功能减弱或丧失：

1）双侧病理性水平半规管角-VOR 增益<0.6（使用 vHIT 或巩膜线圈技术测试），和/或

2）温度实验反应降低（前庭最大 SPV 峰值综合在每侧<6°/s），和/或

3）转椅正弦摆动刺激实验中：降低的水平角-VOR 增益<0.1（0.1Hz，峰速=50°/s）和相位超前（phase lead）>68°（时间常数<5s）。

（4）排除其他疾病。

2. 可能的双侧前庭病诊断标准

（1）伴随以下症状的慢性前庭综合征：

1）走路或站立时的不稳感，至少合并有 2）和 3）中的一点。

2）在走路或快速的头/躯体运动时出现运动诱发的视物模糊，或震动幻觉（oscillopsia），和/或

3）在黑暗环境中和（或）不平坦的路面行走时不稳感加重。

（2）在坐位或平躺下保持静态时上述症状消失。

（3）床旁水平甩头试验双侧阳性。

（4）排除其他疾病。

【鉴别诊断】

BVP 的鉴别诊断主要有两方面。一方面，了解容易引起双侧前庭病的病因很重要，常见的疾病有：小脑性共济失调、下视眼震综合征（down-beat nystagmus syndrome）、其他眼震综合征导致的震动幻视、严重的单侧前庭病、功能性头晕、药物中毒、前庭阵发症、前半规管裂综合征、体位性低血压、体位性震颤、单侧前庭缺失、正常压力脑积水、锥体外系综合征、多发性神

经病；另一方面，学会鉴别引起视振荡和姿势步态不稳的其他前庭疾病或非前庭疾病。

【治疗】

主要的治疗措施是前庭康复训练，继发性 BVP 还应针对原发病治疗。BVP 的治疗应遵循以下四点原则：

（1）耐心地告知患者 BVP 的症状、病因、机制、临床表现及预后，以减轻患者压力，从而提高生活质量。多数患者确诊较晚，虽然症状不重，却可致生活质量严重下降。

（2）积极锻炼促进中枢代偿，通过视觉系统和本体感觉系统替代缺失的前庭功能。有研究表明，和同龄正常人相比，BVP 患者的视觉和本体感觉中枢皮质被激活的区域更大。

（3）尽可能阻止前庭功能渐进性下降。

（4）尽可能恢复前庭功能。在一些非化脓性的迷路炎和自身免疫性内耳疾病的患者中，受损的前庭功能是可以恢复的。尽管缺乏前瞻性对照研究，目前仍认为激素是一种有效的治疗手段，尤其在有自身免疫疾病和内耳结构抗体被检测到的患者中。一般给予糖皮质激素，如泼尼松 80mg/d，逐渐减量，共持续 3~4 周。Cogan 综合征患者，常给予 1g 冲击治疗，持续 5d，然后逐渐减量。如果对激素副反应明显，可选择硫唑嘌呤和环磷酰胺。前庭植入术也是一个选择，在一些动物研究中效果明显。最近有研究表明，噪声强化输入可改善 BVP 患者步态不稳的症状。

【预防】

预防很重要，尤其对耳毒性药物导致的前庭损伤，特别是氨基糖苷类药物，应把握严格的适应证及剂量。血药浓度也应被监测。肾功能不全、高龄、具有家族性氨基糖苷抗生素耳毒性者都是高危人群。耳毒性抗生素不应和其他耳毒性药物联合应用，如袢利尿剂，可能增加潜在的内耳损伤概率。另外，还应警惕有些药物的耳毒性是迟发的，常在用药后的几天至几周后出现。

七、较少见的前庭周围性病变

较少见的前庭周围性病变的临床表现、辅助检查和治疗措施见表 14。

表 14　较少见的前庭周围性病变的临床表现、辅助检查和治疗措施

疾病	眩晕	耳聋	其他	辅助检查	治疗措施
耳带状疱疹	少数合并眩晕发作	可合并耳聋	周围面瘫	无特征性	抗炎及对症
迷路炎	眩晕可能剧烈，部分患者平衡障碍	感音神经性或混合性聋	多见于中耳炎后	MRI 有一定的诊断价值	抗炎及对症
听神经瘤	眩晕发作少见，多为平衡障碍	进行性加重	无特殊	ABR 仅作筛选，MRI 为诊断金标准	手术或保守
外淋巴瘘	眩晕可呈位置性，可被耳屏压迫或强声诱发	外伤、用力或中耳术后突发，无特殊感音性聋	无特殊	VEMP 具有一定的价值	保守或手术
上半规管裂	眩晕或不稳，多为耳屏压迫或强声可诱发	低频传导性聋，骨导敏感性增高	可有外伤史	VEMP 联合 CT 检查	手术

第三节　前庭中枢性病变

　　导致眩晕/头晕的中枢病变，多位于脑干和小脑，少数见于丘脑、前庭皮质或颅底高颈髓。前庭中枢病变大致分为三类：一类存在解剖结构改变的病灶且常能被影像学等检查所证实，除眩晕/头晕之外，患者往往合并中枢损害的其他表现，主要见于血管性、炎症性、肿瘤或神经变性病等；另一类则没有解剖结构的改变，除眩晕/头晕和头痛之外，患者没有中枢损害的其他表现，见于前庭性偏头痛；最后一类极为少见，如癫痫性眩晕和发作性共济失调等。

一、脑干和小脑病变

　　在眩晕/头晕疾病谱中占 7%～12%，病因以脑梗死最多，其次为脑出血、多发性硬化、肿瘤、感染和神经变性病等。眩晕持续数分钟到数小时者多见

于 AIT 和部分多发性硬化，持续数小时到数天者多见于脑梗死、脑出血、多发性硬化或感染性疾病，持续数周以上者多见于肿瘤或变性病。绝大多数的脑干和（或）小脑病变同时伴随中枢神经系统损害的其他表现，如偏瘫、偏身感觉障碍、构音障碍、锥体束征或共济失调等经典表现，常同时可见垂直性眼震、凝视性眼震、单纯旋转型眼震或分离性眼震等，平滑跟踪试验阳性而甩头试验阴性，有时可见中枢性位置性眼震、摇头试验的错位性眼震。神经影像等检查能帮助确定病变的性质。临床医生一定要根据患者的表现确定是否需要影像学检查。

孤立性中枢性眩晕（isolated central vertigo）通常指以急性眩晕为主要症状，或伴眼震、恶心及呕吐，步态不稳，患者通常难以忍受头动带来的眩晕感，常不伴有局灶性神经功能缺损（意识、言语、感觉及运动等）及听力学的证据。该病的发病率很低，主要病因：①前庭周围病变：单侧前庭外周病变（炎症、可能的缺血机制介导，多见）、眩晕首发的梅尼埃病（多见）和迷路炎（少见），其他；②前庭中枢病变：脑血管病（小脑、脑干梗死，多见）、前庭性偏头痛（多见）、脱髓鞘病与中毒及代谢（少见）、前庭神经入口处与前庭神经核（罕见）、皮质病变等（罕见）。可能的病因如下，见表15。

表15　孤立性眩晕常见病因

特征	可能的诊断
单次或首次发作的孤立性眩晕	脑血管病、单侧前庭神经病变、迷路炎/迷路梗死、药物中毒、首次发作的梅尼埃病、首次发作的前庭性偏头痛、脱髓鞘病
复发性的孤立性眩晕	TIA、单侧前庭功能代偿不良、前庭性偏头痛、梅尼埃病、自身免疫性内耳病、癫痫性眩晕、发作性共济失调2型

一般见于病灶较小的脑梗死，多累及小脑小结或延髓外侧，少见于小脑绒球、内侧纵束、前庭神经核或丘脑和皮质病变。对于突发的孤立性眩晕，需进行包括头脉冲-眼震-扭转偏斜（head-impulse-nystagmus-test of skew，HINTS）在内的全面的床边体检；少数急性期的后循环梗死，MRI-DWI 可呈阴性，应及时随访复查。

二、前庭性偏头痛

前庭性偏头痛（vestibular migraine，VM）在眩晕/头晕疾病谱中占 6.7%

~11.2%，曾称为偏头痛性眩晕，女性患病率明显高于男性。前庭性偏头痛是最常见的前庭疾病之一，累及1%的普通人群或11%的头晕门诊就诊患者。已在数个家系中发现呈常染色体显性遗传的前庭性偏头痛。

1. 诊断标准

（1）确诊标准：

1）至少5次中重度的前庭症状发作，持续5min至72h。

2）既往或目前存在符合国际头痛疾病分类（ICHD）诊断标准的伴或不伴先兆的偏头痛。

3）50%的前庭发作时伴有至少一项偏头痛性症状：①头痛，至少有下列两项特点：单侧、搏动性、中重度疼痛、日常体力活动加重头痛。②畏光及畏声。③视觉先兆。

4）难以用其他前庭或ICHD疾患更好地解释。

（2）很可能的前庭性偏头痛：

1）至少5次中重度的前庭症状发作，持续5min至72h。

2）前庭性偏头痛的诊断条件2）和3）中仅符合一项（偏头痛病史或发作时的偏头痛样症状）。

3）难以用其他前庭或ICHD疾患更好地解释。

2. 与偏头痛先兆及基底型偏头痛的关系 偏头痛先兆和基底型偏头痛都是国际头痛疾病分类第2版（ICHD-2）所定义的术语。前庭性偏头痛中仅有少数患者经历的眩晕持续时间在先兆所定义的5~60min范围内。而且仅有极少的患者的眩晕是紧接在头痛发生之前发生，即符合ICHD-2中伴偏头痛的典型先兆的诊断要求。因此，前庭性偏头痛的发作不能视作偏头痛先兆。

3. 与儿童良性发作性眩晕的关系 虽然前庭性偏头痛可以发生在所有年龄段，但ICHD确认了一种早期表现形式，称为儿童良性发作性眩晕。其诊断需要5次严重眩晕发作，发作缺乏预兆，在数分钟至数小时后自发缓解。在发作间期，神经系统检查、听力测定、前庭功能和脑电图必须正常。在发作时可能会发生单侧搏动性头痛，但并不是必需的诊断标准之一。儿童良性发作性眩晕被认为是偏头痛的一种前驱综合征。因此，先前的偏头痛对于诊断并非必要。由于前庭性偏头痛的分类并不涉及任何年龄限制，当标准符合时，诊断可用于儿童。仅当儿童出现不同类型的眩晕发作，如短时间的发作持续<5min，较长时间的发作持续>5min时，才应该同时接受两个诊断。

4. 其他症状 短暂的听觉症状、恶心、呕吐、虚脱和易发晕动症，可能与前庭性偏头痛有关。但它们也可发生于其他前庭疾病中，因此不纳入诊断标准。

5. 前庭测试的结果　前庭性偏头痛的建立完全基于由患者描述的临床特点。与偏头痛一致，前庭性偏头痛不存在生物学标志。前庭测试的结果可以是病理性的，特别在发作时或发作后不久，但其特异性不足以作为诊断标准。在无症状间期出现显著异常，诸如严重的听力损失以及完全性单侧或双侧前庭功能丧失，常提示另一种疾病。

6. 与梅尼埃病重叠　偏头痛在梅尼埃病患者中较正常者常见。患者同时具有梅尼埃病和前庭性偏头痛的特征已被反复报道。事实上，偏头痛和梅尼埃病可以呈一种症候群而被遗传。波动性听力损失、耳鸣和耳胀可见于前庭性偏头痛，但听力损失不会进展至严重程度。同样，偏头痛性头痛、畏光甚至偏头痛先兆等也在梅尼埃病发作时常见。前庭性偏头痛和梅尼埃病的病理、生理联系仍然不能确定。在症状发作的早期，鉴别前庭性偏头痛与梅尼埃病往往具有挑战性，因为梅尼埃病在疾病早期可以是单症状的，即仅仅只有前庭症状。当符合梅尼埃病的诊断标准，特别是听力测试显示有听力损失时，即使在前庭发作时出现偏头痛症状，也应该诊断为梅尼埃病。仅当患者出现两种不同的发作类型时，一种类型符合前庭性偏头痛的标准，而另一种符合梅尼埃病的标准，才能同时诊断两种疾病。本分类的未来版本可能包括前庭性偏头痛/梅尼埃病的重叠综合征。

7. 其他鉴别诊断

（1）良性发作性位置性眩晕（BPPV）：前庭性偏头痛可表现为纯粹的位置性眩晕，类似 BPPV。在急性期对眼震的直接观察对鉴别诊断是需要的。在前庭性偏头痛中，位置性眼震常常呈持续性，不符合单一半规管诱发的眼震。前庭性偏头痛的症状阵发时间更短（数分钟至数日，而不是数周）且更频繁（前庭性偏头痛每年数次，而 BPPV 数年 1 次）。

（2）短暂性脑缺血发作（TIA）：在老年患者，椎-基底动脉 TIA 的鉴别诊断必须考虑。提示性特征包括血管危险因素、突发起病、发作史<1 年以及血管造影术或多普勒超声提示椎动脉或基底动脉近端存在血管病变。

（3）前庭阵发症：前庭阵发症是一种有争议的疾病，推测由前庭神经被血管压迫所致。表现为短暂眩晕发作，持续一至数秒，每日多次发作。若卡马西平能成功阻断发作则支持这一诊断。

（4）精神性头晕：焦虑和抑郁可致头晕，同样可使前庭疾病复杂化。焦虑相关性头晕的特征是情境激发、强烈的自主神经激活、灾难思维以及回避行为。超过 50% 的前庭性偏头痛患者合并精神疾病。

8. 前庭激活诱发的偏头痛 偏头痛患者，温度刺激常可在 24h 内触发偏头痛发作，显示偏头痛发作在易感个体中可以成为前庭激活的继发效应而不是原因。也许，在梅尼埃发作时头痛和其他偏头痛症状的高发可由此而解释。因此，在眩晕发作过程中的偏头痛症状不能证实前庭性偏头痛的诊断，其他潜在病因仍然需要考虑。

9. 触发因素 发作的触发因素可以作为诊断线索。月经、应激、缺乏睡眠、脱水、特定食物等均可触发偏头痛发作，但并不在前庭性偏头痛的诊断标准内，因为它们的敏感性和特异性还未得到充分研究。

10. 对抗偏头痛药物的反应 对抗偏头痛药物的良好反应支持存在潜在偏头痛机制的怀疑。但是，药物的表面效果可能受到多种因素的干扰，包括自发缓解、安慰剂反应以及多重药物效应（如抗焦虑或抗抑郁药物）。而且，仅当评判标准的敏感性和特异性很高时，药物反应才有助于诊断。至今，使用抗偏头痛药物治疗前庭性偏头痛的证据仍然不足，这些证据多基于缺乏对照的队列研究而非随机对照试验。因此，阳性药物反应不能认为是诊断前庭性偏头痛的可靠标准。

11. 慢性前庭性偏头痛 在本分类中，前庭性偏头痛被概念化为一种发作性疾病。然而，已有研究报道了前庭性偏头痛的慢性变异型。对这些患者，如何区分慢性前庭性偏头痛和精神性头晕共病特别具有挑战性。未来，随着更多的研究，慢性前庭性偏头痛也许会成为分类改版后正式承认的一种类型。

第三节 精神心理性头晕

有报道对神经科头晕门诊 200 例患者的病因分析中，心因性头晕占到 20%，其中有偏头痛史的心因性头晕占 6%，无偏头痛史占 14%。2006 年，Brandt 教授对 5 353 例神经科头晕门诊患者进行的病因分析显示，恐惧性姿势性眩晕占 15.6%，心因性头晕占 3.6%。

【病因】

（1）患者或许发生在某些疾病后；但多数当前已经无明显器质性损伤，少数为共病。

（2）患者一般无严重前庭疾病病史。

（3）一般为焦虑人格（神经质或恐惧焦虑气质）。

（4）有的是在原发性焦虑障碍病程中出现头晕。

（5）相对受教育程度较低，或综合素质较低。

【临床表现】

心因性头晕也可称为慢性主观性头晕或精神性头晕，指患者心理上对自身运动的或体位变化时所表现出的头晕或眩晕感，但实际上是一种错误性判断。时间多在 3 个月及以上，起病前或有疾病、情感诱因或受刺激，症状随情绪波动。主要为非旋转性的头晕或不稳感，少数为模糊的或非真性眩晕感，无眼震，眼动常不配合。根据病因可分为原发性（无器质性疾病）头晕和继发性（器质性疾病后出现）头晕。心因性头晕（称之为慢性主观性头晕）患者并不少见，实际上是头晕中第 2 个常见病因。恐惧性姿势性眩晕是主观性头晕的一部分。

临床特点如下：

（1）头晕（或"眩晕"）几乎天天存在，呈持续性，可伴有惊恐发作。

（2）心慌、胸闷、气促等躯体化症状。

（3）站立不稳（酷似 BPPV）。

（4）主观感觉障碍。

（5）睡眠、消化常有问题。

（6）注意力分散或活动时头晕不显，休息时或闲时头晕明显。

（7）焦虑内向人格，素质偏低，人多或公共场所表现明显。

（8）家庭成员过分关注，不惜代价。

（9）精神状态评估：中度焦虑，或伴轻度抑郁。

部分惊恐发作的患者，有时过于强调姿势性不稳或眩晕而回避其他相关症状，应注意与器质性前庭疾病相鉴别。多数头晕与运动或姿势改变无关联性，患者从无前庭病变史，一般见于焦虑抑郁等精神心理异常；少数头晕仅由姿势或头位改变等活动所诱发，或继发于眩晕或姿势性不稳定的发作之后，可见于器质性前庭疾病。

器质性前庭病变中 40%~60% 的患者合并焦虑抑郁等精神心理异常，而精神心理障碍中大约有 30% 的患者出现类似前庭症状的发作。诊断精神心理性头晕时，应首先排除器质性前庭病变并注意鉴别焦虑抑郁等共患的精神心理障碍。

【诊断标准】

目前对精神心理性头晕的诊断尚无统一意见，大致可概括为 3 个方面：①患者没有器质性病理损害或损害轻微难以解释其前庭症状（巴拉尼协会的定义）；②患者存在器质性病理损害但因为合并的精神心理障碍而明显加重或导致前庭症状的迁延；③患者并无器质性病理损害但因为精神心理障碍而表现为非特征性的头晕。既往相关的诊断概念包括姿势性恐惧性眩晕（phobic postural vertigo，PPV）和慢性主观性头晕（chronic subjective dizziness，CSD）等。

2015 年国际前庭疾病分类将 PPV 和 CSD 合并修改为持续性姿势性感知性头晕（persistent postural-perceptual dizziness，PPPD），作为行为性前庭疾病纳入最新的国际疾病分类草案中。其诊断标准是：①头晕和（或）姿势性不稳感持续 3 个月以上，发作超过 15d/月；②症状可为自发性，但常在直立位或置身于复杂的视觉环境中加重；③多在前庭病变或平衡障碍事件后急性或亚急性发病，缓慢起病者少见。PPPD 需要前庭康复训练、心理治疗及必要的药物治疗。

【鉴别诊断】

1. 良性发作性位置性眩晕（BPPV）

（1）临床表现：①头位变化时发作眩晕："不堪回首"；②发作时间特点："以秒计算"；③发作时眩晕，不发作时仍可头昏、头沉；④生活当中："望床兴叹""俯首帖耳"；⑤自我好转型，亦可复发；⑥无听力障碍、耳鸣及不稳感；⑦无中枢症候，听力检查及温度试验正常。

（2）BPPV 主要与心因性头晕中的恐惧性姿势性眩晕（PPV）相鉴别，PPV 是由环境或社会应激诱发的姿势性头晕或波动性不稳，如过桥、下电梯、在密集人群中等。有学者称之为慢性主观性头晕（CSD）。PPV 诊断标准：①站立/行走时出现头晕或主观不稳，平衡试验（-）；②波动性不稳数秒或数分钟，或短暂肢体错觉；③感觉刺激或社会环境常为诱发因素；④眩晕时或眩晕后伴有焦虑或自主神经症状；⑤有强迫人格，情感不稳，轻度抑郁；⑥多在长时间精神紧张、严重疾病、前庭疾病后发生。

2. 前庭性偏头痛

（1）临床症状：①任何年龄可罹患，发病年龄较偏头痛晚；②反复发作自发性眩晕伴恶心，有时呕吐；③畏声/畏光/喜静/烦躁；④可有视物模糊、偏盲；⑤少数短暂意识模糊；⑥发作时间：持续 1h 内（数十秒至数小时或数日），一般经过休息后或睡眠（次日）好转；⑦无或有明显头痛，头位变化时头晕加重，无特定方向性；⑧有或无偏头痛史；⑨随年龄出现偏头痛形式的转变：头晕/眩晕——偏头痛——头晕/眩晕；青少年——中青年——老年（更年期后）。

（2）前庭性偏头痛与心因性头晕之间存在关联，有时可在心因条件下诱发（有偏头痛史的心因性头晕占6%）。偏头痛频繁发生，导致患者心理改变造成焦虑、抑郁，因此有时需要进行精神状态评估。治疗方法包括偏头痛相关治疗、心理治疗、药物治疗（抗焦虑/抑郁）和对症治疗。

3. 器质性疾病后头晕 可继发诸多器质性疾病之后，尤其是：①外伤及严重疾病：头部外伤后、肿瘤；②长期困扰患者的疾病/慢性病：神经变性病等；③治疗后有遗留症状：卒中。原因可能与人格不健全有关。一项慢性主观性头晕与焦虑和内向人格的研究发现，急性事件后发生主观性头晕的原因为精神心理因素使自身状态不能完全恢复至病前。焦虑、抑郁和（或）内向特质的急性事件患者，易在事件后出现慢性心因性头晕。因此，研究得出结论，适应力强、开朗、生活幸福感高的急性事件患者，病后出现慢性心因性头晕的比例小得多。

4. 恶性头晕/眩晕 恶性眩晕通常是指危及生命或严重致残的眩晕，如脑梗死、急性冠脉综合征、中毒等。

【治疗】

1. 心理调整及教育 消除精神紧张情绪。

2. 暗示疗法 语言性暗示；药物性诱导。

3. 抗焦虑、抑郁性药物治疗 5-羟色胺再摄取抑制剂（SSRI）等药物治疗。

第四节 全身疾病相关性头晕

部分贫血、低血糖、甲状腺功能减退或亢进、严重的心肌梗死或心律失常、心力衰竭、体液电解质或酸碱度紊乱、眼肌麻痹和屈光不正等疾患可能导致头晕，应重视全身相关疾病的病史采集、全面的体格检查和必要的辅助检查。一些特殊疾病需注意鉴别。

一、直立性低血压

直立性低血压是指当一个人改变姿势时，如从坐着或躺着的姿势上升到站着的姿势，或站着一动不动的姿势时，血压迅速而突然地降低。直立性低血压的症状包括头晕或昏厥（晕厥）。

患者在直立时收缩压和（或）舒张压下降超过 20mmHg 和（或）10mmHg（1mmHg＝0.133kPa），临床表现为将要摔倒的不稳感，可能伴随黑蒙或视物模糊、恶心出汗等，但患者的意识并未丧失，症状多持续数秒到数十秒，极少超过数分钟，有时也称为晕厥前。

站立时脑血流灌注的维持主要取决于交感神经纤维介导的外周血管收缩情况和脑部血管的自身调节能力。这些功能随年龄增长而下降，即使年轻人，在某些特殊情况下这种功能也可能受到减弱。在神经反射性晕厥中，血压下降常发生在长时间站立后，由于这期间血液积聚于腿部，从而减少了静脉血向心脏的回流，或因特定因素引起交感神经兴奋反射的中断，导致外周血管扩张，这种情况的发生原因目前尚不清楚。直立性低血压产生的头晕与迷路缺血无关，而与大脑皮质广泛的低灌注有关。这将导致空间定向感觉的信号传递受损，注意力和认知力的受损，或可导致意识丧失。

病因多为降压药过量、血容量不足或自主神经功能障碍，也可为心脏器质性疾患，可由空腹或饱食后的运动诱发。患者出现上述表现或疑诊本病时，应行三位血压监测、直立倾斜试验及必要的心脏检查。

治疗上应对因治疗，如应纠正降压药物的过量或血容量不足，自主神经功能障碍者应予病因治疗，必要时可使用糖皮质激素或盐酸米多君等；避免诱因，如空腹或饱食后的过量运动。心脏疾患应转诊至专科。

二、药源性眩晕

一些药物可能会导致眩晕或头晕，主要见于部分抗癫痫药、降压药、抗精神病类药物、前庭抑制剂、氨基糖苷类抗生素以及部分抗肿瘤药物等。药源性眩晕（DIV）发生的机制多与前庭系统受损或体位性低血压相关。

多数 DIV 在用药后不久发生，症状的出现与药物的使用常呈锁时关系，如降压药物、抗精神病类药物、前庭抑制剂或卡马西平、左旋多巴等；部分 DIV 发生在突然停药后，如帕罗西汀和舍曲林等；少数 DIV 发生在长期用药后，如苯妥英钠和氨基糖苷类等。多数 DIV 在停药后症状可逐渐缓解。

三、视性眩晕

有报道视性眩晕在眩晕/头晕疾病谱中的占比为 4.5%，女性多于男性。

主要表现为不稳感，用眼过度时加重，闭眼休息后减轻。眩晕持续时间较短，睁眼看外界运动的物体时加重，闭眼后缓解或消失。常伴有视力模糊、视力减退或复视。视力、眼底、眼肌功能检查常有异常，神经系统无异常表现。

【临床表现】

（1）常有前庭病变史。

（2）症状发生于非特定的活动着的视觉场景中，如患者处于车流或涌动的人群中或电影屏幕前。

【发病机制】

推测为视觉信息与前庭信号在中枢整合过程中发生冲突。视性眩晕可合并 PPPD。

【治疗】

应予病因治疗、视觉脱敏及适当的心理干预。

四、晕动症

【定义】

晕动症指乘车、船等交通工具时出现的恶心呕吐、出冷汗、脸色苍白、困乏、头痛、气味敏感、食欲减退以及血压不稳等一系列自主神经功能紊乱的表现。

【发病机制】

机制不明，一般认为与视觉、前庭觉和本体觉在中枢的整合冲突有关。儿童、女性和偏头痛患者更易罹患本病。

【治疗】

控制晕动病发作的药物多为前庭抑制剂。患者乘车船时，应靠窗而坐，避免环顾周围环境，脱敏性适应包括渐进性暴露于诱发环境及渐进性的驾车训练等。

五、病因不明的头晕

限于认识的局限性，目前仍有部分头晕患者的病因不明。对于此类患者，经过仔细的问诊、认真的体检以及必要的辅助检查之后，应该密切随访。而部分所谓病因不明的慢性头晕，本质实为发作性或急性单侧前庭病变后，未及时或正确诊疗而导致症状的迁延不愈，应注意鉴别。

第五节　病因诊断中值得商榷的问题

一、椎-基底动脉供血不足

椎-基底动脉供血不足（VBI）曾被广泛地用于眩晕/头晕的诊断，尽管近年来 VBI 的诊断已鲜有见到，却出现了以后循环缺血（PCI）代之的错误倾向。

事实上 PCI 仅指后循环的脑梗死或 TIA。尽管一些回顾性统计分析发现眩晕发作后患者后循环梗死的风险增高，但眩晕的常见病因却并非 VBI 或被曲解的 PCI。因此对于病因不明确的眩晕/头晕患者，应该加强病因诊断或随访，而不该随意诊断为 VBI 或 PCI。

二、颈性头晕

推测有 3 种病理机制参与了颈性头晕的发生，包括旋转性椎动脉闭塞（RVAO）、颈部交感神经损伤以及颈部本体觉损伤。

RVAO 是指当头颈部转向一侧时，椎动脉受到牵拉或被压迫，在侧支循环缺乏的情况下，导致一过性后循环血流的下降，其本质为 PCI，目前全世界范围内的报道仅 150 余例。颈部交感神经损伤的假设，已基本被否定。颈部本体觉异常，多与挥鞭样损伤相关，相对较为肯定。多数国内外的专家对颈性头晕的概念和机制仍持谨慎的态度，需进一步地研究。

三、良性复发性眩晕

良性复发性眩晕（BRV）的概念由 Slater 在 1979 年提出，曾一度被认为与偏头痛性眩晕（MV）的关系密切。但近年的研究发现，BRV 仅有少数发展为 MV 或梅尼埃病，绝大部分依然保持其初始表现，因此应加强 BRV 的随访。

第六节　防治原则

部分眩晕/头晕相关疾病的治疗已在相关内容中阐述，以下是总的防治原则。

1. 对症治疗　眩晕急性发作持续时间较长且伴有恶心呕吐等表现者，应予前庭抑制剂，常用药物包括抗组胺剂、抗胆碱能剂和苯二氮䓬类等。急性期的症状控制后应及时停药，否则会抑制中枢代偿机制的建立。

2. 病因治疗及预防措施　BPPV 应重视手法复位，VN 或 SSHL 需激素治疗，脑梗死应溶栓或抗栓治疗，其他的器质性病变则应根据病情给予相应的治疗。PPPD 需要康复训练、药物治疗及心理干预。禁烟酒和倍他司汀或激素可能减少梅尼埃病的发作，对于频发的 VM，可服用 β-受体阻滞剂、钙离子拮抗剂或丙戊酸等进行预防。有报道，尼麦角林能改善循环而减少眩晕发作。

3. 康复训练　VN 急性期后，需要鼓励患者尽早活动，促进中枢代偿。对于各种原因造成的前庭功能低下的慢性眩晕/头晕患者，前庭康复训练均可使其受益。

（徐凯丽　贺秋平　陈国洪）

第七章 周期性麻痹

周期性麻痹（periodic paralysis）是以反复发作骨骼肌迟缓性瘫痪为特征的一组疾病，发作时常伴血钾浓度的变化。发作时肌无力持续数小时或数周不等，发作间期完全正常或基本正常。按发作时血钾浓度水平，周期性麻痹可分为低钾型周期性麻痹（hypokalemic periodic paralysis）、高钾型周期性麻痹（hyperkalemic periodic paralysis）和正常血钾型周期性麻痹（normokalemic periodic paralysis）。按病因可分为原发性和继发性两大类，前者分为散发性周期性麻痹（sporadical periodic paralysis）及家族性周期性麻痹（familial periodic paralysis），其中散发病例多由于新生突变所致；后者多由甲状腺毒症、钾摄入不足或排钾过多（肾性排钾过多最为常见）等病因所致，常见疾病有Graves病、肾小管酸中毒、原发性醛固酮增多症、原发性皮质醇增多症、各类肾病性失钾、Bartter综合征、Gitelman综合征及药物使用不当等。

一、低钾型周期性麻痹

低钾型周期性麻痹（hypokalemic periodic paralysis）为周期性麻痹中最常见的类型，以发作性肌无力伴发作期血钾降低、补钾后症状迅速缓解为特征。

【病因和发病机制】

研究发现，低钾型周期性麻痹的相关基因69%为电压门控钙通道 *CACNA1S* 基因（位于1q31~32），8.6%为电压门控钠通道 *SCN4A* 基因，22.4%仍未知，极少数为 *KCNE3* 基因缺陷。*CACNA1S* 基因是编码骨骼肌 *DHPR* 的 α1S 亚单位的基因。已在 *CACNA1S* 基因第Ⅱ和第Ⅳ结构域 S4 跨膜区发现了 Arg528His、Arg1239His、Arg1239Gly 三种突变，突变通过影响去极化信号向肌浆网 RyR 的传递，引起钙内流减慢，延缓了激活过程，使肌肉兴奋-收缩耦合过程减弱，产生肌无力。但是，钙离子降低如何降低细胞外钾离子浓度及如何引起肌膜异常去极化尚不十分清楚，推测可能与钙内流减慢影响了 K^+ 及 KATP 电流有关。少数家系被发现其候选基因位于染色体 17q23.1~17q25.3，编码骨骼肌电压门控钠通道（*SCN4A*）。发现的突变有 Arg669His 和 Arg672His/

Gly/Ser。

【临床表现】

本病呈常染色体显性遗传或散发，有不完全外显率，在我国则以散发多见。任何年龄均可发病，以 20~40 岁多见。男性患者数量为女性患者的 3~4 倍，病情多重于女性。诱发因素包括感染、创伤、寒冷、情绪紧张、饱餐高糖饮食等。一般在夜间入睡后或者晨起时发作，白天剧烈活动后亦可发作。发作前可有多汗、干渴、少尿、潮红、恶心、肢体疼痛、感觉异常等前驱症状。发作时麻痹肌分布各异。四肢肌最先累及，近端重于远端，躯干肌群受累较轻。症状一般数分钟至数小时达高峰，通常从下肢开始，之后延及上肢，很少累及眼肌、面肌、舌肌、咽喉肌、咀嚼肌、膈肌等。肌张力低，深浅反射减弱甚至消失，感觉无影响。每次发作持续时间数小时至数天不等。发作频率亦不等，少则一生只发作一次，多则一月数次，通常在 20 岁左右发作较频繁，以后随年龄增长发作次数逐渐减少。极少数患者因呼吸肌麻痹或者心律失常而死亡。无肌强直或感觉障碍。一部分患者长期频繁发作，可遗留持续性肢体近端力弱。不典型表现包括单肢或者特定数肌群无力，双上肢不能上举或者梳头，以及日常活动中短暂无力等。

【辅助检查】

1. 有关指标 发作期血清钾明显降低，常低于 3.5mmol/L 以下，可达 1.8mmol/L。血钾降低的程度与瘫痪的程度并不成比例。尿钾也减少，肌酸激酶（CK）一般正常或轻度升高。心电图检查呈低钾性改变，QT 间期延长，QRS 波增宽，ST 段低平，T 波降低和 U 波出现。偶有心律不齐，传导阻滞。肌电图检查发作间期正常，发作期运动单位电位幅度下降，数量减少。完全麻痹时运动单位电位消失，电刺激亦无反应。

2. 病理 肌肉活检发作期可见肌浆网扩张呈空泡状，空泡内含透明的液体及少数糖原颗粒，肌小管积聚，间歇期可恢复正常。持续性肢体力弱者可见局灶性肌纤维坏死。

3. 诱发试验 对个别诊断困难者，可行葡萄糖诱发试验。事先应取得患者及其家属的理解和同意，并且在心电图的密切监测下进行。口服葡萄糖50~100g，每 1h 重复一次，同时可口服 2g 钠盐，之后开始剧烈活动。极量为 7 次。肌无力发作时可通过口服氯化钾 2~4g 缓解症状。

【诊断和鉴别诊断】

根据反复发作的四肢迟缓性瘫痪，近端为主，无脑神经支配肌肉损害，无感觉障碍，发作期血清钾降低，心电图呈低血钾表现，经补钾治疗肌无力迅速缓解可诊断。

注意与以下疾病鉴别：

1. 吉兰-巴雷综合征　病前多有感染史，肢体力弱同时伴有周围神经性感觉障碍，脑脊液蛋白-细胞分离，肌电图示神经性受损。

2. 多发性肌炎　发病缓慢，四肢近端肌力弱为著，可伴有肌痛、发热、CK升高、肌源性肌电图改变，肌肉病理肌纤维再生、坏死、炎性细胞浸润。

3. 继发性低钾血症　如肾小管酸中毒、肾炎、使用利尿剂、呕吐腹泻等均可引起低血钾。醛固酮增多症同时表现有高血压，尿中醛固酮增多，血管紧张素、肾素升高等。

4. 甲亢性低钾型周期性麻痹　本病属于继发性低钾型周期性麻痹的一种类型，男性多见，男女之比可达20∶1，发病年龄多在20~40岁。肌无力表现与原发性低钾型周期性麻痹相似。同时有甲状腺功能亢进症的临床表现，但也可以仅为较轻的症状甚至亚临床型甲亢。甲状腺功能正常时，本病可消失。

【治疗与预防】

尽可能口服补钾，每天补充5~10g，不能口服者静脉补钾（避免应用葡萄糖），应注意血钾浓度监测。低钠饮食、避免进食过多高糖食物、服用乙酰唑胺均可预防发作。

二、高钾型周期性麻痹

高钾型周期性麻痹（hyperkalemic periodic paralysis）是由Tyler于1951年首先报道，其临床特点为发作性肌无力、肌强直伴高血钾。

【病因及发病机制】

目前已发现的基因突变位点有位于SCN4A基因的Thr704Met、Ala1156Thr、Met1360Val、Met1592Val等，由于编码骨骼肌门控钠通道蛋白的α-亚单位基因的点突变，导致氨基酸的改变，引起肌细胞膜钠离子通道功能异常，膜对钠的通透性增加或肌细胞内钾、钠转换能力缺陷，钠内流增加，钾离子从细胞内转移到细胞外，膜不能正常复极呈持续去极化，肌细胞膜正常兴奋性消失，产生肌无力。

【临床表现】

本病呈常染色体显性遗传或散发，外显率高，婴儿期或儿童期发病多见，多在晨起或运动后休息时发病，寒冷、饥饿、情绪紧张及服钾可诱发麻痹，肌无力多从下肢近端开始，以后逐渐累及腰背部及上肢，严重者可以影响到颈部及头面部肌肉，呼吸肌多不受累。发作期间相应的腱反射减弱或者消失。每次持续时间 15min 至 1h 不等，适当地活动可以缩短恢复时间，一次发作后一两天内可遗有轻度肌力弱。严重者每天可有发作。成年后发作次数逐渐减少或消失。在特定肌群，肌强直常与肌无力合并存在，如腓肠肌无力时，经不断活动改善肌力的同时可以出现痛性肌球，反复发作者可遗留肢体近端肌力弱。

【辅助检查】

（1）发作期血钾升高，可达 5~6mmol/L，少数患者血钾水平为正常高限甚至降低。心电图呈高血钾改变，血钠可降低，随着尿钾增加，血钾逐渐回落至正常，肌力恢复正常。发作间期，血钾正常。可有腓肠肌肥大，血清 CK 轻度升高，发作期肌肉活检可见肌浆网扩张，线粒体增多，肌小管积聚。持续性肢体肌力弱者可见聚灶性肌纤维坏死。肌强直一般通过肌电图证实。

（2）病理检查：肌肉活组织检查与低钾型的改变相同。

【诊断和鉴别诊断】

根据常染色体显性遗传家族史，儿童发作性肌无力伴肌强直，无感觉障碍和高级神经活动异常，血钾增高，可诊断。临床表现不典型时，可行诱发试验：①钾负荷诱发试验：口服 2g 氯化钾，每 2h 重复一次，极量为 8g。最好在运动后实施此试验。服药后 1~2h 可出现肌无力。患者必须在心电图监测下进行，并且监测血钾浓度变化。禁忌证：肌无力发作期、肾功能不全及胰岛素依赖型糖尿病。②冷水诱发试验：将前臂浸入 11~13℃ 水中，若 20~30min 诱发肌无力，停止浸冷水 10min 后恢复，有助于诊断。

应注意与低钾型周期性麻痹、正常血钾型周期性麻痹和先天性副肌强直症鉴别，还需与继发性高钾型麻痹鉴别，如肾功能不全、肾上腺皮质功能下降、醛固酮缺乏症和药物性高血钾等。

【防治】

轻者一般无须治疗，但应避免高钾饮食，避免寒冷、过度劳累及剧烈活动等。发作期可静脉注射 10% 葡萄糖酸钙 10~20mL 或者 10% 葡萄糖 500mL 加胰岛素 10~20U 静脉滴注。乙酰唑胺或双氢克尿噻可以减少发作次数。

三、正常血钾型周期性麻痹

正常血钾型周期性麻痹（normokalemic periodic paralysis）较高钾型周期性麻痹更罕见。多在 10 岁前发病，呈常染色体显性遗传或者散发。主要表现为夜间或晨起时突然出现四肢肌力弱或选择性影响某些肌群，如小腿肌、肩背肌，亦可累及咀嚼肌、面肌、咽喉肌群，出现表情缺失、咀嚼无力、构音障碍，甚至呼吸困难。肌无力持续时间较长，一般持续数天至 10d 以上。发作后可遗留有轻度力弱，症状可持续数周。间歇期长短不等。运动、寒冷等均可诱发或加重肌无力。发作期血钾水平正常，补钾后肌无力症状加重，而口服大量淡盐水后症状可缓解。多数在成年后症状减轻，少数可遗留持续性肢体肌力弱及肌萎缩。可有腓肠肌肥大，血清 CK 轻度升高，肌肉活检与低钾型周期性麻痹相似。本病致病基因位点尚未明确。主要与吉兰-巴雷综合征、高钾型和低钾型周期性麻痹鉴别。治疗上可给予：①大量生理盐水静脉滴入，或每天服食盐 10~15g；②静脉注射 10% 葡萄糖酸钙 10mL，每日 2 次，或服钙片每天 0.6~1.2g，分 1~2 次；③乙酰唑胺 0.25g，每日 2 次。预防发作可在间歇期给予氟氢可的松和乙酰唑胺，避免寒冷、暑热，避免进食含钾多的食物，如肉类、香蕉、菠菜、薯类，防止过劳或过度运动。

（羡一心 王 莉）

第八章 心脑血管发作性疾病

第一节 短暂性脑缺血发作

短暂性脑缺血发作（TIA）是颈动脉或椎-基底动脉系统发生短暂性血液供应不足，引起局部脑或视网膜缺血导致突发的、短暂性、可逆性神经功能障碍。临床症状一般不超过1h，最长不超过24h，且无责任病灶的证据。凡神经影像学检查有神经功能缺损对应的明确病灶者不宜称为TIA。发作持续数分钟，超过2h常遗留轻微神经功能缺损表现，或CT及MRI显示脑组织缺血征象。TIA好发于34~65岁，65岁以上占25.3%，男性多于女性。发病突然，多在体位改变、活动过度、颈部突然转动或屈伸等情况下发病。发病无先兆，有一过性的神经系统定位体征。一般无意识障碍，历时5~20min，可反复发作，但一般在24h内完全恢复，无后遗症。

【病因】

关于短暂脑缺血发作的病因和发病原理，目前还存在分歧和争论。多数认为与以下问题相关。

1. 脑动脉粥样硬化 脑动脉粥样硬化是全身动脉硬化的一部分，动脉内膜表面的灰黄色斑块，斑块表层的胶原纤维不断增生及含有脂质的平滑肌细胞增生，引起动脉管腔狭窄。甚至纤维斑块深层的细胞发生坏死，形成粥样斑块，粥样斑块表层的纤维帽坏死、破溃形成溃疡。坏死性粥样斑块物质可排入血液而造成栓塞，溃疡处可出血形成血肿，使小动脉管腔狭窄甚至阻塞，使血液供应发生障碍。动脉粥样硬化的病因主要有：高血压、高脂血症、糖尿病、吸烟、肥胖、胰岛素抵抗等因素。多数学者认为动脉粥样硬化的发病机制是复杂的，是综合性的较长过程。

2. 微栓塞 主动脉和脑动脉粥样硬化斑块的内容物及发生溃疡时的附壁血栓凝块的碎屑，可散落在血流中成为微栓子，这种由纤维素、血小板、白细胞、胆固醇结晶所组成的微栓子，循环血流进入小动脉，可造成微栓塞，引起局部缺血症状。微栓子经酶的作用而分解，或因栓塞远端血管缺血扩张，使栓子移向血液末梢，则血供恢复，症状消失。微血栓型临床症状多变，发作频率通常稀疏，每次发作持续时间一般较长，如果持续时间超过30min，提示微栓子较大，可能来自心脏。

3. 心脏疾病 心脏疾病是脑血管病第三位的危险因素。各种心脏病如风湿性心脏病、冠状动脉粥样硬化性心脏病、高血压性心脏病、先天性心脏病，以及可能并发的各种心脏损害如心房纤维颤动、房室传导阻滞、心功能不全、左心肥厚、细菌性心内膜炎等，这些因素通过对血流动力学影响及栓子脱落增加了脑血管病的危险性，特别是缺血性脑血管病的危险。

4. 血流动力学改变 是在各种原因所致的颈内动脉系统或椎-基底动脉系统的动脉严重狭窄基础上，特别是有动脉粥样硬化、动脉炎、颈椎病、枕骨大孔区畸形、颈动脉窦过敏等情况时更易发生，血压的急剧波动导致原来靠侧支循环维持的脑区发生的一过性缺血。其临床症状比较刻板，发作频率通常密集，每次发作持续持续时间一般短暂，一般不超过10min。

5. 血液成分的改变 各种影响血氧、血糖、血脂、血蛋白质含量，以及血液黏度和凝固性的血液成分改变和血液病理状态，如严重贫血、红细胞增多症、白血病、血小板增多症、异常蛋白质血症、高脂蛋白质血症均可触发短暂脑缺血发作。

【临床表现】

1. 颈内动脉系统短暂性脑缺血发作 颈内动脉系统的 TIA 最常见的症状为单瘫、偏瘫、偏身感觉障碍、失语、单眼视力障碍等，亦可出现同向性偏盲等。

主要表现：单眼突然出现一过性黑矇，或视力丧失，或白色闪烁，或视野缺损，或复视，持续数分钟可恢复。对侧肢体轻度偏瘫或偏身感觉异常。优势半球受损出现一过性的失语或失用或失读或失写，或同时面肌、舌肌无力。偶有同侧偏盲。其中单眼突然出现一过性黑矇是颈内动脉分支眼动脉缺血的特征性症状。短暂的精神症状和意识障碍偶亦可见。

2. 椎-基底动脉系统短暂性脑缺血发作 椎-基底动脉系统 TIA 主要表现为脑干、小脑、枕叶、颞叶及脊髓近端缺血，神经缺损症状。

主要症状有：最常见的症状是一过性眩晕、眼震、站立或步态不稳。一过性复视或视野缺损等。一过性吞咽困难、饮水呛咳、语言不清或声音嘶哑。

一过性单肢或双侧肢体无力、感觉异常。一过性听力下降、交叉性瘫痪、轻偏瘫和双侧轻度瘫痪等。少数可有意识障碍或猝倒发作。

【检查】

1. 血液流变学检查　主要表现为全血黏度、血浆黏度、血细胞比容、纤维蛋白原及血小板聚集率等指标均增高。

2. 脑血管检查　如经颅多普勒检查、颈动脉 B 超检查、数字减影血管造影（DSA）检查、MRA 检查等。

3. 颈椎检查　可选用颈椎 X 线、颈椎 CT 扫描或颈椎 MRI 检查等。

4. 头颅 CT 扫描或 MRI 检查　观察颅内缺血情况，排除出血性疾病。部分病例在弥散加权 MRI（DWI）可以在发病早期显示一过性缺血灶，还可做 CT 血管造影（CTA）、MRA、DSA 检查。

5. 心电图　主要是排除诊断。检查患者是否有房颤、频发早搏、陈旧心肌梗死、左室肥厚等。超声心动图检查是否存在心脏瓣膜病变，如风湿性瓣膜病、老年性瓣膜病。

【诊断】

短暂性脑缺血发作的诊断主要是依靠详细病史，即突发性、反复性、短暂性和刻板性特点，符合颈内动脉或椎–基底动脉系统及其分支缺血表现，并在短时间内症状完全恢复（多不超过 1h），结合必要的辅助检查而诊断，必须排除其他脑血管病后才能诊断。MR 灌注成像（PWI）/DWI、脑灌注成像（CTP）和单光子发射计算机断层成像术（SPECT）有助于 TIA 的诊断。

【治疗】

针对 TIA 发作形式及病因采取不同的处理方法。偶尔发作或只发作 1 次在血压不太高的情况下可长期服用小剂量肠溶阿司匹林或氯比格雷。阿司匹林的应用时间视患者的具体情况而定，多数情况下需应用 2~5 年，如无明显副作用出现，可延长使用时间，如有致 TIA 的危险因素存在时，服用阿司匹林的时间应更长。同时应服用防止血管痉挛的药物，如尼莫地平，也可服用肌醇烟酸酯。

频繁发作即在短时间内反复多次发作的应作为神经科的急症。TIA 发作频繁者如果得不到有效的控制，近期内发生脑梗死的可能性很大，应积极治疗，其治疗原则是综合治疗和个体化治疗。

1. 积极治疗危险因素　如高血压、高血脂、心脏病、糖尿病、脑动脉硬化等。

2. 抗血小板聚集 可选用肠溶阿司匹林或氯比格雷等。

3. 改善脑微循环 如尼莫地平、桂利嗪（脑益嗪）等。

4. 扩血管药物 如曲克芦丁（维脑路通）都可选用。

【预后】

TIA 为慢性反复发作性临床综合征，发作期间可出现明显的局限性脑功能障碍表现。从而影响患者的生活质量和工作能力，不同程度地削弱患者的社会适应能力。

一般认为：TIA 后脑梗死发生率第 1 个月为 4%~8%，第 1 年为 12%~13%，在 5 年后达 24.29%，第 1 个 5 年内每年的脑血管病的发生率为 5.9%。罹患 TIA 后，患者对于疾病的预后极为担心，从而导致焦虑、多疑、抑郁等情感障碍。负性情绪可影响神经内分泌系统，加重心理状态的改变。

另外，TIA 的预后与高龄、体弱、高血压、糖尿病、心脏病等均有关系，如果不能及时控制 TIA 发作，可能最后导致脑血管病发作，如果及时治疗 TIA 发作则预后良好。

（乔平云　陈国洪）

第二节　阿-斯综合征

阿-斯综合征（Adams-Stokes 综合征）即心源性脑缺血综合征，是指突然发作的严重的、致命性快速性或缓慢性心律失常，使心排血量在短时间内锐减，产生严重脑缺血、神志丧失和晕厥等症状。阿-斯综合征是一组由心律突然变化而引起急性脑缺血发作的临床综合征。该综合征与体位变化无关，常由于心率突然严重过速或过缓引起晕厥。

【病因】

1. 快速性心律失常 因快速性心律失常而导致心源性晕厥发作，多见于器质性心脏病患者，也可见于少数正常人。

（1）室性快速性心律失常：室性心动过速（室速），并非所有类型的室性心动过速均引起晕厥发作。室速引起晕厥发作者主要见于心室率快且有器质性心脏病者，使心排血量急剧下降所致。心室扑动和心室颤动，见于各种器质性心脏病、抗心律失常药不良反应、预激综合征合并房颤、严重电解质紊乱、触电、雷击等，为极严重心律失常。两者对血流动力学影响均导致心室停搏。一旦出现，患者迅速出现阿-斯综合征。频发多源室性期前收缩偶可引起心源性晕厥。

（2）快速室上性型心律失常：①阵发性室上性心动过速，通常不会引起心源性晕厥。当心室率超过 200 次/min 且伴有器质性心脏病时则可发生晕厥。②心房扑动和心房颤动，心室率极快且有基础心脏病者也可发生晕厥。③预激综合征参与的快速型室上性心律失常、逆向型房室折返性心动过速、多条旁路所致房室折返性心动过速、房室结折返性心动过速经旁路下传、房速伴 1∶1 旁路下传、房扑伴 1∶1 或 2∶1 旁路下传及心房颤动经旁路下传等，这些类型的快速型室上性心律失常因常伴有快速心室率而导致心源性晕厥。

2. 缓慢性心律失常　该型心律失常引起的心源性晕厥，可见于各种器质性心脏病，如急性心肌炎、急性心肌梗死、各型心肌病、先天性心脏病等。

（1）病态窦房结综合征：包括严重窦房传导阻滞、持久性窦性停搏、慢-快综合征、双结病变等，均易发生心源性晕厥。

（2）高度或完全性房室传导阻滞：当心室率极度缓慢时可发生心源性晕厥。

3. 急性心脏排血受阻

（1）心肌病变主要见于原发性肥厚型梗阻性心脏病，其主动脉瓣下室间隔显著增厚，超过 15mm，室间隔与左室后壁厚度之比>1.3∶1。当剧烈运动或变换体位时，心脏收缩加强，肥厚的室间隔接近二尖瓣前叶，使左室流出道梗阻加重，从而发生晕厥甚至猝死。部分患者晕厥和猝死与心律失常有关。

（2）心脏瓣膜病变主要为瓣膜狭窄所致：①风湿性心脏瓣膜病变：a. 重度二尖瓣狭窄（左房室口直径<0.8cm）者，变换体位或运动后可发生晕厥。个别患者因左房巨大附壁血栓或赘生物嵌顿，或脱落后嵌顿左房室口而致晕厥发作或猝死。b. 主动脉口面积<1cm^2 时，变换体位或运动后可发生晕厥。部分患者晕厥和猝死与心律失常有关。②先天性或退行性瓣膜病变：先天性二尖瓣狭窄，先天性或退行性主动脉口，瓣上、瓣下狭窄。③心脏肿瘤：主要见于左房黏液瘤，属良性肿瘤。当瘤体嵌顿于房室口时，使心排血量急剧降低甚至中断，导致晕厥发作或猝死。多在变更体位时出现。④心腔内附壁血栓，左侧心脏大的附壁血栓也可阻塞左房室口导致晕厥发作。⑤冠心病、心肌梗死，当发生心源性休克时，因左心排血量急剧下降，导致晕厥和猝死。部分急性心肌梗死患者以晕厥或猝死作为首发症状就诊。部分患者晕厥发作是因合并严重心律失常所致。⑥急性肺栓塞，大面积肺栓塞时，可使左心回

心血量骤减，导致心源性晕厥的发作。⑦主动脉夹层，当主动脉弓夹层累及一侧颈总动脉时可出现晕厥。⑧心脏压塞、外伤、手术、急性心肌梗死所致心脏破裂等原因使心包腔内积液突然增加，静脉回流急剧降低，导致晕厥发作。

4. 先天性心脏病

（1）法洛四联症多在运动或体力活动时发生晕厥，因为运动致外周血管阻力降低而右室流出道反射性痉挛，引起右向左分流量增加，使动脉血氧分压进一步下降、脑缺氧加重而发生晕厥。也有因心律失常所致。

（2）原发性肺动脉高压多在运动或用力时发生晕厥，因迷走神经反射引起肺动脉痉挛，致右室排血量急剧受限，左心排血量急剧下降，导致晕厥发作。

（3）艾森曼格综合征因肺动脉高压，偶可有晕厥发作。阿-斯综合征多见于高度房室传导阻滞、期前收缩后间歇太长、期前收缩太频繁、窦性停搏、尖端扭转型室性心动过速及心室率很快的室上性心动过速等。通常，室上性心动过速的心室率不会太快，因而不会引起阿-斯综合征，但如果原有脑动脉供血不足的情况存在，往往会引起本征。另外，心导管检查、胸膜腔穿刺、内镜检查均能反射性引起阿-斯综合征。

【临床表现】

阿-斯综合征最突出的表现为突然晕厥，轻者只有眩晕、意识障碍，重者意识完全丧失，常伴有抽搐及大小便失禁、面色苍白，进而青紫，可有鼾声及喘息性呼吸，有时可见陈-施呼吸（又称潮式呼吸，是一种由浅慢逐渐变成深快，然后再由深快转为浅慢，随之出现一段呼吸暂停后，又开始如上变化的周期性呼吸）。

【检查】

1. 心电图检查　若心源性晕厥为心律失常所致，心电监护或普通体表心电图可发现心律失常是快速性还是缓慢性，是室上性还是室性，对明确诊断和治疗都极有价值。其中，24h 动态心电图可发现某些相关的心律失常，并可判断心律失常与症状的关系，必要时可做心脏电生理检查以鉴别晕厥的原因。

2. 超声心动图　晕厥发作时多难实施超声心动图检查，在发作间歇期可行该项检查，有利于排除因心脏排血受阻的疾病和先天性心脏病导致的心源性晕厥发作。

3. 有关晕厥原因鉴别诊断的临床试验

（1）直立倾斜试验是目前临床上检测血管迷走性晕厥的唯一手段。①适应证：有晕厥发作史或仅有一次晕厥发作但造成严重损伤者或特殊职业者（如驾驶员、飞行员等）。②禁忌证：严重心脑血管疾病者不宜做直立倾斜试验。③方法：60°~80°倾斜，倾斜时间为45min。④判断标准试验过程中发生晕厥或先兆晕厥伴有血压降低和（或）心率减慢者为阳性。

（2）颈动脉窦按摩是诊断颈动脉窦综合征（CSS，颈动脉窦晕厥或颈动脉窦过敏综合征）的主要方法之一，可结合食管心脏电生理检查、阿托品试验等检查。①适应证：有晕厥发作史的患者。②禁忌证：有严重脑血管疾病、近期心肌梗死和颈动脉闻及杂音者。③判断标准：出现以下情况可判为阳性并以此进行分型诊断。a. 心脏抑制型（占59%~80%）：心室停搏≥3s。b. 单纯降压型（占11%~15%）：收缩压下降≥50mmHg（6.65kPa）；若有神经症状，即使收缩压下降仅≥30mmHg（4.0kPa）也属此型。c. 混合型（占30%）：心脏抑制型合并血压降低。d. 原发性脑型：血压和心率无变化，患者有先兆晕厥症状，其由颈动脉、大脑前动脉及椎-基动脉系统的阻塞性疾病所致。

（3）立卧位血压和脉率的测定。该项试验可诊断是否为体位性低血压（也称直立性低血压）所致晕厥发作，主要反映自主神经调节功能。①方法：测量立位和卧位5min后的血压和心率。②判断标准：立位收缩压下降30mmHg（4.0kPa）或平均动脉压下降≥20mmHg（2.7kPa）判为阳性，可伴有直立位脑缺血症状，立位后心率不增快，也反映自主神经功能失调。

（4）瓦氏试验。该项试验可诊断是否为血管运动调节缺陷所致的晕厥发作，也主要反映血管神经的调节功能。①方法：先让患者取直立位，深呼吸3次，再做1次深吸气后屏气，然后慢慢下蹲，同时用力做呼气动作至屏气不住时突然直立。②判断标准如有先兆晕厥或晕厥发作者，提示该患者血管运动调节有缺陷。

【诊断】

根据患者病史，通过发作中的心脏听诊、心电图检查可以明确诊断。

【鉴别诊断】

晕厥的鉴别诊断应将可能引起晕厥的其他疾病如血管迷走神经性晕厥、直立性低血压晕厥、颈动脉窦晕厥、脑血管病晕厥、代谢性疾病和血液成分改变所致的晕厥和精神神经疾病所致的晕厥进行鉴别。并与癫痫发作进行鉴别。

1. 癫痫发作 可在任何体位起病，突然发作前可有预感，但仅持续几秒钟。发作时常致外伤有抽搐、眼向上翻、尿失禁、咬唇和意识丧失。无意识的时间常持续几分钟，发作后有较长时间的昏睡状态。而晕厥起病缓慢而无预感、发作短暂、神志很快恢复，发作后无昏睡状态。

2. 癔症 出现于有癔症个性的患者，不伴血压、心率或皮肤颜色的变化，发作时无抽搐、咬唇和两眼上翻。

3. 低血糖症 发作前有饥饿感、心搏加快、紧张不安和其他交感神经刺激症状，继之意识丧失逐渐进展，未经处理可进入深度昏迷。急诊检查显示血糖低可肯定诊断。

【治疗】

对于心率缓慢者，应促使心率加快，常应用阿托品、异丙肾上腺素。如果是由完全性或高度房室传导阻滞、双束支阻滞、病态窦房结综合征引起，则应植入人工起搏器。对于心率快者，可行电复律。对于室上性或 QRS 波群宽大畸形分不清为室性或室上性者应选用胺碘酮或普罗帕酮。而对于室速者，除扭转型室速外，可首选利多卡因。

1. 发现晕厥患者时

（1）应立即将患者置于头低足高位，使脑部血供充分，并将患者的衣服纽扣解松，头转向一侧以免舌头后倒堵塞气道。

（2）在晕厥发作时不能喂食喂水。神志清醒后不要让患者马上站立，必须等患者全身无力好转后才能在细心照料下逐渐站立和行走。

2. 心动过缓性心律失常所致晕厥 可使用增快心率的药物或植入人工心脏起搏器。

3. 心动过速性心律失常所致晕厥 可使用抗心律失常药物。对于室性心律失常包括频发或多源性室性期前收缩、室性心动过速、室扑、室颤等通常首选利多卡因，其次可选用普罗帕酮、胺碘酮等，有条件的单位，可首选电复律。

4. QT 间期延长引起的多形性室性心动过速（尖端扭转型室速）所致晕厥

除可试用利多卡因外，禁忌使用延长复极的抗心律失常药物，包括所有 Ⅰa 类和Ⅲ类抗心律失常药。通常应给予增加心率的药物如异丙肾上腺素或阿托品；如无效则可行人工心脏起搏治疗，以保证心室率 100~120 次/min。对于心肌缺血引起的 QT 间期正常的多形性室速所致晕厥，除病因治疗外，可按室速的常规治疗。对极短联律间期的多形性室速，静脉使用维拉帕米（异搏定）有效。

5. 急性心脏排血受阻所致的晕厥　嘱患者避免剧烈运动，防止晕厥发作；若有手术指征则应尽早手术治疗。

6. 病因治疗　明确心源性晕厥的病因后，应针对病因治疗，如纠正水、电解质及酸碱平衡紊乱以及改善心肌缺血等。此外，应注意某些急需抢救的疾病，如脑出血、心肌梗死、心律失常和主动脉夹层。

【预防】

预防晕厥视其发生的机制而定。

1. 血管迷走性晕厥　患者应避免情绪激动、疲劳、饥饿、惊恐等诱发因素。

2. 血管迷走性晕厥　患者应在排尿、排便、咳嗽、吞咽时注意体位等。

3. 体位性低血压　患者应避免从卧位突然站立，在起床前宜先活动腿部，然后慢慢地坐在床沿观察有无头晕、眩晕感觉，而后才可下地行走；可使用弹力袜或腹带；麻黄碱可升高血压；盐可使细胞外容积增加。

（乔平云　马燕丽）

第三节　高血压脑病

高血压脑病是指当血压突然升高超过脑血流自动调节的阈值（中心动脉压大于 140mmHg）时，脑血流出现高灌注，毛细血管压力过高，渗透性增强，导致脑水肿和颅内压增高，甚至脑疝的形成，引起的一系列暂时性脑循环功能障碍的临床表现。

高血压脑病为高血压病程中一种危及患者生命的严重情况，是内科常见的急症之一，起病急，进展快，及时治疗其症状可完全消失，若治疗不及时或治疗不当可导致不可逆脑损害及其他严重并发症，甚至导致死亡。

1. 原发性高血压　高血压脑病在原发性高血压患者中发病率占 1% 左右，高血压病史较长，有明显脑血管硬化者更易发生。既往血压正常而突然出现高血压的疾病，如急进性高血压和急性肾小球肾炎患者也可发生，伴有肾功能衰竭的高血压患者亦易发生高血压脑病。

2. 继发性高血压　如妊娠期高血压疾病、肾小球肾炎性高血压、肾动脉狭窄、嗜铬细胞瘤等继发性高血压易发生高血压脑病。

3. 某些药物或食物诱发高血压脑病　少见情况下，高血压患者应用单胺氧化酶抑制剂的同时服用萝芙木类、甲基多巴或节后交感神经抑制剂，也会引起与高血压脑病相似的症状。进食富含胺类的食物也可诱发高血压脑病。

4. 颈动脉内膜剥离术后　高度颈动脉狭窄患者行颈动脉内膜剥离术后，脑灌注突然增加，亦可引起高血压脑病。

【临床表现】

急骤起病，病情发展非常迅速。

1. 发病年龄与病因有关　急性肾小球肾炎引起者多见于儿童，子痫常见于年轻妇女，脑动脉硬化者多见于老年患者。

2. 动脉压升高　取决于血压升高的程度及速度。多发生于急进型高血压和严重的缓进型高血压，后者一般情况严重，血压显著升高，血压达到250/150mmHg 左右才发生，而急性高血压患者血压未达到200/130mmHg 亦能发生高血压脑病。

3. 颅内压增高　由脑水肿引起。患者剧烈头痛，喷射性呕吐，颈项强直，视神经盘水肿，视网膜动脉痉挛并有火焰样出血和动脉痉挛以及绒毛状渗出物。

4. 意识障碍　可表现为烦躁不安、兴奋、神情萎靡、木僵、嗜睡及至昏迷，精神错乱亦有发生。

5. 癫痫发作　可为全面性或局灶性发作，有的出现癫痫持续状态。

6. 阵发性呼吸困难　由于呼吸中枢血管痉挛，局部缺血及酸中毒所引起。

7. 其他脑神经功能障碍的症状　如失语、偏瘫、偏盲、黑蒙、暂时性失明等，约32%患者会发生视物模糊。50%以上的患者出现肾功能不全。

8. 头痛　常是高血压脑病的早期症状，约70%患者会出现，多数为全头痛或额顶部疼痛明显，咳嗽、活动用力时头痛明显，伴有恶心、呕吐。当血压下降后头痛得以缓解。

9. 脑水肿症状为主　大多数患者具有头痛、抽搐和意识障碍三大特征，称之为高血压脑病三联征。

【检查】

检查要突出重点，即根据问诊材料考虑到最大可能的某种或某几种疾病后，首先加以检查以求尽快肯定或否定某些诊断，在明确头痛病因后，有时还需要做进一步的检查。检查方法有：

1. 眼底检查　可见不同程度的高血压性眼底病变，视网膜动脉痉挛、硬化甚至视网膜有出血、渗出物和视神经盘水肿。

2. CT 检查 主要表现为局部或弥漫性的白质水肿，累及灰质少见，可有占位效应。亦可从阴性、可逆性脑部白质水肿到弥漫性脑水肿甚至合并出血、脑疝。

3. 脑电图 如出现弥漫性慢波，提示脑组织水肿。

4. 脑脊液检查 脑脊液压力增高（诊断已明确时禁做），细胞和蛋白含量也可增高。

【诊断】

根据高血压患者突发急骤的血压与颅内压升高的症状，当具备以下条件时应考虑：

（1）高血压患者突然出现血压迅速升高，其中以舒张压大于 120mmHg 为其重要的特征。

（2）临床上出现以颅内压增高和局限性脑组织损害为主的神经精神系统异常的表现：突然剧烈的头痛，常伴有呕吐、黑蒙、抽搐和意识障碍，一般在血压显著升高后 12~48h 发生。

（3）患者经紧急降压治疗后数小时内，症状和体征随血压下降而明显减轻或消失，不遗留任何脑实质损害的后遗症。

【鉴别诊断】

如治疗后血压下降，而脑部症状及体征持续数日不消失，提示存在脑内其他疾病可能，需与其他急性脑血管病鉴别。

1. 出血或缺血性脑卒中 多见于中老年患者，血压可不高，头痛症状亦可不明显，但有颅内定位性的症状及体征，头颅 CT 或 MRI 有明确的病灶，脑电图有局限性脑实质损害征象。

2. 蛛网膜下隙出血 与高血压脑病一样，也可有突发的剧烈头痛、呕吐等脑膜刺激症状，部分患者也可有血压增高，意识障碍通常较轻，极少出现偏瘫，且脑脊液呈均匀血性等特点，可与高血压病鉴别。

3. 颅内占位性病变 虽有严重头痛，但为缓慢出现，非突然发生，其他颅内压增高症状和局灶性神经体征亦是进行性加重。血压虽可升高，但不及高血压脑病的增高显著，可通过脑超声波、脑血管造影或 CT 等检查加以确诊。

【治疗】

1. 治疗原则 患者应进入加强监护病房，持续监测血压，尽快应用适当的降压药物。需要在短期内缓解病情，改善靶器官的进行性损害，降低心血管事件及死亡率。常需静脉滴注降压药物，使血压下降至安全水平，但不能过度或过快地降压，以避免出现局部或全身灌注不足（尤其是肾、脑或冠状动脉缺血）。详细的治疗方法可以参考高血压危象。

2. 降压目标　降低血压的同时保证脑部血流灌注，避免使用减少脑血流量的药物。一般以静脉给药为主，1h内将收缩压降低20%~25%，血压下降幅度不可超过50%，舒张压一般不低于110mmHg。所选的药物可用乌拉地尔、尼卡地平、拉贝洛尔、硝普钠，舒张压降至95~110mmHg后可以改为口服药物。

（1）迅速降低血压可选用下列措施：①乌拉地尔加入生理盐水50mL，静脉泵维持6~12h，或静脉滴注。②尼卡地平加入生理盐水50mL，静脉泵维持6~12h，或静脉滴注。③拉贝洛尔静脉注射或静脉滴注。④25%硫酸镁深部肌内注射或用5%葡萄糖20mL稀释后缓慢静脉注射。（多用于妊娠期高血压疾病患者）。⑤硝普钠加入5%葡萄糖液500mL中，缓慢静滴，监测血压以调节滴速（目前临床使用较少）。⑥利血平肌内注射1~2次/d，本药起效慢而平稳，适于快速降压后，维持血压应用（目前临床使用较少）。⑦酚妥拉明肌内注射或静脉注射，亦可稀释后静脉滴射（目前临床使用较少）。

（2）恢复期可改为口服药物。

（3）降低颅内压，消除脑水肿：呋塞米、甘露醇等降低颅内压。

（4）制止抽搐：地西泮或苯巴比妥钠等。

（5）控制癫痫。

（6）病因治疗：症状控制后，有肾功能衰竭者可行透析治疗，妊娠毒血症者应引产等。注意对患者筛查继发性高血压。

【预防】

高血压脑病，是一种非常危险的疾病，以脑部损害最为突出，必须及时抢救治疗。凡高血压者有血压急剧升高伴剧烈头痛，甚至有意识和神志改变者，均应立即到医院急救治疗。迅速将血压控制在安全范围、防止或减轻脑组织水肿与损伤是治疗的关键。此外，在治疗过程中应避免血压下降过度而使脑、心、肾的血液灌注发生障碍。系统治疗高血压和原发病、避免过度劳累和精神刺激将有助于降低高血压脑病的发生。病情稳定后应逐步向常规抗高血压治疗过渡并坚持长期、正规治疗。

另外，在高血压尤其是顽固性高血压患者中注重继发性高血压的筛查，尽早诊断及治疗；同时对于高血压患者加强宣教，完善血压的管理模式，提高高血压的治疗率、控制率，亦是高血压脑病防治的关键。

（乔平云　索军芳）

第九章 儿童交替性偏瘫

儿童交替性偏瘫（alternating hemiplegia of childhood，AHC）是一类罕见的神经系统疾病，发病率约为十万分之一，病因迄今不明。其临床特点是频繁发作的交替性偏瘫，常伴有眼肌麻痹、眼球震颤、不完全瘫痪肢体的舞蹈样动作及自主神经功能紊乱，进行性智能障碍是本病的突出特征。Verret 等在1971 年首先对本病进行了描述，国内由迟兆福等于 1997 年首次报道。

【病因及发病机制】

关于 AHC 的发病机制，目前尚无定论，主要有以下假说。

1. 血管痉挛假说　AHC 由脑血管痉挛引起的一过性脑缺血，导致神经功能障碍，引起偏瘫等症状。神经影像学证明确有血流低灌注区域，但未见血管狭窄或梗死等恒定病变，符合颅内血管痉挛。用氟桂利嗪能使大多数 AHC患儿好转，也是证明。

2. 偏头痛假说　AHC 与偏瘫型偏头痛有相似之处。二者的影像学也相似：发作间期正常，发作期双侧半球可见血流低灌注。AHC 患儿在偏瘫发作前可有头痛。不支持点在于 AHC 多有进行性发育障碍和神经缺陷，偏头痛少见。

3. 癫痫假说　AHC 与癫痫的机制相同，称为抑制性癫痫发作。脑电图和影像也证明，偏瘫是癫痫发作，而不是发作后 Todd 麻痹。AHC 也常伴强直-阵挛等癫痫发作。但多数 AHC 患儿未见癫痫样放电。

4. 神经递质假说　AHC 发作时脑脊液和尿中 5-羟吲哚乙酸增高，有些AHC 患儿用唑尼沙胺使单胺递质的作用加强可使症状好转，但研究较少，需进一步证明。

5. 遗传因素　Nikati 等报道一种常染色体显性遗传 AHC，一家系 5 例，男患者有染色体平衡易位。RHO 等提出，钙通道基因 *CACNA1A* 基因中的 1A亚单位可能是 AHC 的致病基因，需进一步研究证实。

【临床表现】

本病的起病年龄平均 7.9~13 个月。男女发病相等。临床表现复杂，容易漏诊或误诊。80%患儿有前驱症状或诱发因素：主要是情绪紧张、兴奋、疲乏、睡眠不足、外伤、气候改变、突然声光刺激等。Mikati 等于 2000 年对AHC 临床过程提出 3 个分期，第一期：一般于生后数月内开始，持续 1 年左右。主要临床表现是轻度发育迟缓，伴异常眼球运动。此期偏瘫发作不常见，若有也出现较晚，但肌张力障碍常见。第二期，一般持续 1~5 年，此期出现偏瘫发作，若既往已有偏瘫发作者发作则更为频繁，交替性偏瘫发作的频率每个月 2~20 次不等，发作可持续数分钟、数小时或数天不等。患儿常常没等从上次发作中恢复，又进入下一次发作。偏瘫出现年龄一般小于 18 个月，偏瘫可突然发生或逐渐发生，常左右两侧交替，或从一侧转移到对侧，也可始终局限于一侧，少数患者为双侧瘫痪、四肢瘫。偏瘫以上肢最重，下肢次之，面部最轻。偏瘫的肢体可有颤动、舞蹈样动作、冰冷或发热、皮肤苍白或潮红、出汗等。同时可伴有双眼球震颤、双眼凝视。患儿偏瘫在清醒或活动时出现，睡眠特别是深睡以后消失。第三期，主要临床表现是持久的精神运动发育倒退，固定的神经功能缺陷，肌张力不全、偏瘫发作等。这些障碍在开始呈进行性加重，数年后不再发展。有的到 20 岁以后自动缓解。偶尔有患儿表现为神经功能正常或近似正常。伴癫痫发作时，发作形式多为阵挛性，偶见癫痫持续状态。

神经系统查体：偏瘫发作时查体，有不同程度的一侧或双侧肌力下降，偏瘫的肌张力多数下降，腱反射减弱，少数肌张力升高和腱反射活跃，多数巴宾斯基征阴性，少数可见巴宾斯基征阳性，少数患者伴有意识障碍。部分患者可见眼球运动障碍，肌张力不全表现。发作间期肌力、肌张力正常。

【诊断标准】

AHC 的诊断标准由 Aicardi 等于 1987 年提出，1993 年 Bourgeois 等更新了本病的诊断标准，即①发病年龄在 18 个月以内，现认为可在幼儿期起病；②反复发作性偏瘫，累及身体上的任何一侧；③发作性双侧偏瘫或四肢瘫；④症状在睡眠后缓解或消失，醒后可再次发生；⑤可伴有其他发作性症状，如阵发性肌张力障碍、眼球运动异常及自主神经功能障碍，这些症状可于偏瘫发作同时发生或单独出现；⑥智力低下或其他神经系统异常，如共济失调、舞蹈手足徐动症及肌张力障碍等。

【鉴别诊断】

1. 遗传代谢病 特别是线粒体脑病伴乳酸酸中毒及卒中样发作（MELAS）、葡萄糖转运体Ⅰ缺乏症及丙酮酸脱氢酶缺乏症，行血尿遗传代谢筛查、头颅 MRI、脑脊液及基因检查有助于鉴别。

2. 偏瘫性偏头痛 AHC 有进行性发育障碍及神经缺陷，而偏头痛则少见。

3. Moyamoya 病 可有偏瘫发作，但其临床发作过程不同于 AHC，行MRI、MRA 及 DSA 有助于鉴别。

4. 癫痫 可根据脑电图等鉴别。

【治疗】

AHC 的治疗分为急性发作期的管理和发作间期的预防。急性发作期的管理又分为移除已知的诱发因素及早期的睡眠引导，若合并有癫痫发作，给予相应的抗癫痫药物治疗。发作间期的预防分为避免接触已知的促发因素和长疗程的药物治疗。

1. 药物治疗 目前使用氟桂利嗪可明显降低交替性偏瘫的发作频率和发作持续时间，无明显副作用。近年来，托吡酯用于 AHC 治疗的报道也逐渐增多。

2. 传统偏瘫治疗 采用针灸、按摩等传统治疗手法。

3. 合适的康复训练 智力、认知障碍，肌萎缩，回归社会。

【预后】

预后取决于原发病的性质、程度、年龄、有无惊厥发作、瘫痪程度和治疗开始的早晚等因素。严重惊厥发作为起病表现的患儿预后较差，难以完全恢复正常，多数将有持续数年的癫痫发作，且难以用药控制。瘫痪也不易恢复，多有智力发育落后和行为异常。

（王 营 王 媛）

第十章　晕　厥

晕厥，是由短暂的全脑组织血流量骤然下降引起的一过性意识丧失，发作时患者因肌张力降低或消失不能保持正常姿势而倒地。一般为突然发作，迅速恢复，很少有后遗症。晕厥是临床上常见的症状，由于导致晕厥的疾病很多、机制复杂、涉及多个学科，所以需进行详细检查以明确病因，进而采取相应的治疗方案。

【病因分类】

1. 自主神经介导性晕厥　是儿童晕厥中最常见的类型，是一种功能性心血管疾病，包括血管迷走性晕厥（VVS）、体位性心动过速综合征（POTS）、直立性低血压（OH）、直立性高血压（OHT）、境遇性晕厥（SS）、颈动脉窦敏感综合征（CSH）。其中以 VVS 及 POTS 为主，约占 95%，女孩多于男孩。

2. 心源性晕厥　是由于心脏疾患情况下心搏出量骤然减少或中断导致脑组织缺血缺氧而出现的意识短暂丧失，可伴有抽搐，偶可见大小便失禁。常见的基础疾病有心律失常、心脏结构异常。心律失常包括快速性心律失常（室性心动过速、室上性心动过速、心室颤动）、缓慢性心律失常（房室传导阻滞、病态窦房结综合征）、遗传性心律失常（长 QT 综合征、短 QT 综合征、儿茶酚胺敏感性室性心动过速等）。心脏结构异常包括肺动脉高压、梗阻性肥厚型心肌病、主动脉瓣重度狭窄、急性肺栓塞等。可危及生命的心源性晕厥发生率仅占所有晕厥的 2%~3%，心源性晕厥旨在尽早判断，因其发作时病情较严重，自限性极差，部分患儿预后凶险，甚至可发生心脏性猝死。

3. 不明原因晕厥　约 20% 晕厥患儿无法找到晕厥病因，需要与非晕厥性疾病进行谨慎鉴别，以减少误诊或漏诊。

【机制及临床表现】

晕厥的发生机制是短暂的脑缺血。脑血流灌注与系统血压密切相关，任何原因导致的脑血流突然中断 6~8s 或收缩压突然降至 60mmHg 以下，脑组织毛细血管内氧浓度降低 20% 以上，不能维持觉醒状态，即可发生晕厥。在某些病理状态下影响脑组织供血供氧时，晕厥更易发生。发生晕厥后，若引起脑血流灌注降低的因素通过某些代偿机制得以迅速纠正，脑组织恢复正常血流，则意识随之恢复。不同的病因引起晕厥的机制和临床表现如下。

1. 自主神经介导性晕厥 VVS 是最常见的类型，其诱因多见于持久站立、体位改变、情绪激动、剧烈疼痛、精神紧张等，尤其在闷热环境下长时间站立，而且大部分有晕厥前兆，如头晕、面色苍白、视物模糊或眼前发黑、听力下降、恶心、呕吐、多汗等，临床表现为晕厥发作。发生机制是由于各种刺激通过迷走神经反射，引起短暂的血管床扩张、回心血量减少、心排血量减少、血压下降引起脑供血不足所致。

VVS 发作有一定的家族聚集性，推测其发病可能与遗传因素有关。阳性反应的判断标准：当患儿在直立试验中出现晕厥或晕厥先兆伴下列情况之一者为阳性反应：①血压下降；②心率减慢；③出现窦性停搏、交界性逸搏心率；④一过性Ⅱ度或Ⅱ度以上房室传导阻滞及长达 3s 的心脏停搏。其中血压下降标准为收缩压≤80mmHg 或舒张压≤50mmHg，或平均血压下降≥25%。心率减慢是指心动过缓；4~6 岁心率<75 次/min，7~8 岁心率<65 次/min，8 岁以上心率<60 次/min。

PTOS 发病诱因主要是体位改变，由卧位或蹲位转为立位时，晨起最常发生，表现为头晕或眩晕、视物模糊、头痛、胸闷、心悸，平卧位后症状减轻或消失，多呈自限性。阳性反应的判断标准：①平卧位时患儿心率在正常范围；②直立试验 10min 内心率增加≥40 次/min 和（或）心率最大值达到标准，即 6~12 岁儿童 10min 内心率≥130 次/min，13~18 岁心率≥125 次/min；③在直立试验的 10min 内，收缩压下降幅度小于 20mmHg，舒张压下降幅度<10mmHg；④直立后表现为晕厥或晕厥先兆。SS 好发于特定触发因素后，可见于咳嗽、打喷嚏、吞咽、排尿、排便、餐后、梳头等。

CSH 好发于扭头、颈动脉窦按摩、局部肿瘤、剃须、衣领过紧等，按摩颈动脉分叉处可出现血压下降与心率减慢而导致晕厥发作。

OH 及 OHT 占儿童晕厥的少数，一般健康人由坐位或卧位变为直立位时，收缩压与舒张压均会下降，一般收缩压下降≤10mmHg，舒张压下降 2~3mmHg，并在数分钟后恢复正常。若血压升高达到标准可考虑 OHT，其中血压升高标准为收缩压增加≥20mmHg，6~12 岁儿童舒张压增加≥25mmHg 或血压≥130/90mmHg，13~18 岁儿童舒张压增加 20mmHg 或血压最大值≥140/90mmHg，在此过程中，心率无明显变化。直立性低血压阳性反应的判断标准：在直立试验的 3min 内血压下降，收缩压下降>20mmHg，或舒张压下降

10mmHg，心率无明显变化。

2. 心源性晕厥 由于心排血量突然减少或心脏停搏，导致脑组织缺氧而发生。最严重的为 Adams-Stokes 综合征，主要表现是在心搏停止 5~10s 出现晕厥，停搏 15s 以上可出现抽搐，偶有大小便失禁。心源性晕厥包括心律失常性晕厥和器质性心血管疾病性晕厥，为晕厥原因的第二位，是危险性最高、预后较差的一类晕厥。

心律失常性晕厥分为快速性心律失常和缓慢性心律失常两种。①因快速性心律失常而导致心源性晕厥发作，多见于器质性心脏病患者，少数也见于正常人。室性心动过速引起晕厥发作者主要见于心室率快且有器质性心脏病者。心室扑动和心室颤动见于各种器质性心脏病、抗心律失常药不良反应、预激综合征合并房颤者、严重电解质紊乱、触电、雷击等，为极严重心律失常。频发多源室性期前收缩偶可引起心源性晕厥。对于阵发性室上性心动过速，当心室率超过 200 次/min 且伴有器质性心脏病时则可发生晕厥。心房扑动和心房颤动，心室率极快且有基础心脏病者也可发生晕厥。②缓慢性心律失常引起的心源性晕厥，可见于各种器质性心脏病，如急性心肌炎、急性心肌梗死、各型心肌病、先天性心脏病等。病态窦房结综合征、高度或完全性房室传导阻滞，当心室率极度缓慢时，窦性停搏或窦房阻滞或导致长间歇时可发生心源性晕厥。许多抗心律失常药物因为对窦房结功能或房室传导有抑制作用，也可能引起晕厥，长 QT 综合征的患者尤其多见。导致 QT 间期延长的药物有很多种，如抗心律失常药、血管扩张药、神经精神科药物、抗生素、非镇静类抗组胺等。

3. 器质性心血管疾病性晕厥 当血液循环的需求超过心脏代偿能力，心排血量不能相应增加时，器质性心血管疾病患者就会出现晕厥。根据血流受阻的部位可分为左室流出受阻和右室流出受阻两种情况。前者可见于主动脉瓣狭窄、肥厚型梗阻性心肌病，左房黏液瘤等情况。后者如肺动脉瓣狭窄、原发性肺动脉高压、肺栓塞等。

【辅助检查】

根据病史和体征，选择相应的辅助检查。

1. 心电图 晕厥患者心电图检查多正常。如果发现异常则高度提示心律失常性晕厥。心电图异常是预测心源性晕厥和死亡危险性的独立因素。应该进一步检查引起晕厥的心脏原因。心电图正常对于诊断同样重要，提示心源性晕厥的可能性小。

2. 心电监测 在常规心电图难以获得有效资料的时候，可以选择心电监测。类型和时间取决于晕厥的发作频度。24h动态心电图检测（Holter监测）适用于晕厥发作频繁的患者。延长监测时间在晕厥诊断策略中的地位越来越重要。

3. 电生理检查 电生理检查包括无创电生理检查和有创电生理检查，能够评估窦房结功能、房室传导功能，以及发现室上性和室性心动过速。初步评估正常的患者电生理检查仅3%有阳性发现。在发现缓慢心律失常方面敏感性很低。

4. 超声心动图 当病史、体格检查和心电图检查不能发现晕厥的原因时，超声心动图检查是发现包括瓣膜病在内的器质性心脏病的有效方法。通过该检查还能发现肺动脉高压和右心室扩大等提示肺栓塞的表现。如果发现中、重度心脏结构改变，应考虑心源性晕厥。

5. 心导管和心血管造影 由于是有创检查，一般不作为筛查心源性晕厥的首选检查。对怀疑冠状动脉狭窄引起直接或间接性心肌缺血导致的晕厥，推荐行冠状动脉造影以明确诊断及治疗方案。心导管检查可了解心腔及大血管压力、跨瓣压差和血流状态，有助于晕厥的病因诊断。

6. 倾斜试验（head-up tilt testing，HUT） 倾斜试验有助于诊断自主神经介导性晕厥，其敏感性为26%～80%，特异性为90%。直立试验具体方法：让儿童安静平卧10min，测量儿童基础心率、血压和常规心电图，然后使患儿处于直立位10min，动态观测患儿的心率、血压和常规心电图，试验过程中密切观察患儿是否出现晕厥先兆或晕厥发作。直立倾斜试验方法：试验前3d停用一切影响自主神经功能的药物，试验前12h禁食，试验环境要求安静、光线黯淡、温度适宜。应用多导生理监护仪监测心电图及血压变化，出现晕厥或晕厥先兆症状时连续记录。首先，患儿仰卧10min，记录基础血压、心率及心电图，然后再站立于倾斜床上，倾斜60°，监测血压、心率、心电图变化及临床表现，直至出现阳性反应或完成45min的全过程。进行HUT存在一定的危险性，需要患儿家长的知情同意。

7. 颈动脉窦按摩（carotid sinus massage） 颈动脉窦按摩是揭示颈动脉窦过敏综合征晕厥的一种检查方法。

8. 精神评估 即心理性晕厥或假性晕厥，患者可能会躺在地板上数分钟，甚至一天内频繁发作晕厥，推荐进行心理评估。

【鉴别诊断】

晕厥定义包括两个诊断要点，即短暂的脑缺血和意识丧失，其中一部分发作性事件存在短暂的意识丧失，但不是脑供血骤然减少引起的，如癫痫、代谢障碍（低血糖、贫血、过度换气）、癔症。此外，晕厥需与眩晕、昏迷相鉴别，眩晕是人体对空间关系的定向或平衡感觉障碍，常常会感到外物或本身的旋转、倾倒，往往没有明显的意识丧失；昏迷是持续性意识完全丧失，可达数日，常伴有大小便失禁或神经系统病理征阳性的表现。

【治疗】

晕厥患者治疗的主要目的应包括预防晕厥再发和相关的损伤，降低晕厥致死率，提高患者生活质量。大多数晕厥呈自限性，为良性过程。但在处理一名晕倒的患者时，医生应首先想到需急诊抢救的情况如脑出血、大量内出血、心肌梗死、心律失常等。发现晕厥患者后应置头低位（卧位时使头下垂，坐位时将头置于两腿之间）保证脑部血供，松解衣扣，头转向一侧避免舌后坠阻塞气道。向面部喷少量凉水和额头上置湿凉毛巾刺激可以帮助清醒。注意保暖，不喂患者食物。清醒后不马上站起。待全身无力好转后逐渐起立行走。室外活动宜在草地或土地上进行，避免站立过久。

对于自主神经介导性晕厥，应以预防为主，对患者的教育是最基本的手段。患者都应认识有可能诱发晕厥的行为，如饥饿、炎热、排尿等并尽可能避免，还应了解晕厥发作的先兆症状并学会避免意识丧失的方法：在出现晕厥前状态时立即平躺，避免可能致伤的活动。另外，注意对可能诱发晕厥的原发病（如引起咳嗽的疾病）的治疗。血管扩张药因可增高晕厥发生率应停用。对血容量不足的患者应予补液。血管迷走性晕厥多数为良性。对于单发或无危险因素的罕发的晕厥患者可不予特殊治疗。对于较重的患者可采取扩容，轻微体育活动，倾斜训练（反复长期的倾斜训练直到患者立位反应消失）等较安全的方法。

心源性晕厥的治疗首先应针对病因如心肌缺血、电解质紊乱等。缓慢性心律失常多需要安装起搏器。心动过速主要采用药物或电复律。若患者存在器质性心脏病应避免剧烈运动并给予必要药物。有指征者尽快手术。

（王　营　贺秋平　周崇臣）

第十一章　内分泌与代谢疾病引起的惊厥

第一节　低镁血症

镁是人体必需元素之一，细胞内的阳离子中镁的含量仅次于钾，镁广泛存在于体内各组织中，参与许多生物学过程，具有维持肌肉的收缩性和神经的应激性的作用，并能激活体内许多酶，促进能量代谢。血清镁的正常浓度为 0.80~1.20mmol/L，其调节主要由肾脏完成，肾脏排镁和排钾相仿，即虽有血清镁浓度降低，肾脏排镁并不停止。血清镁<0.75mmol/L 时即称为镁缺乏症，又叫低镁血症，新生儿血清镁<0.6mmol/L 称为低镁血症。在许多疾病中，常可出现镁代谢异常。

【病因】

1. 镁摄入不足　食物中有丰富的镁，只要饮食正常，机体即不致发生缺镁，常见原因有：

（1）补充不足，在营养不良，某些疾病营养支持液中补镁不足，甚或长期应用无镁溶液治疗。

（2）甲状腺功能亢进症患者常伴低血镁和负氮平衡，原发性甲状旁腺功能亢进症可引起症状性镁缺乏症。

2. 镁丢失增加　镁的主要吸收部位是小肠，并受肠道部位、长度及食物通过时间的影响，食物中 40%~50% 的镁被吸收，十二指肠和空肠均有较高的镁吸收率，但肠段相对短，食物通过时间较快，因此镁主要在回肠被吸收，结肠吸收也较少。

（1）消化道丢失过多：因镁在小肠及部分结肠被吸收，当严重腹泻、脂肪泻、吸收不良、肠瘘、大部小肠切除术后等均可致低镁血症。

（2）肾脏丢失过多：如慢性肾盂肾炎，肾小管性酸中毒，急性肾衰竭多尿期，或长期应用襻利尿剂、噻嗪类及渗透性利尿剂、氨基糖苷类抗生素等使肾性丢失镁而发生低镁血症。

3. 遗传相关性低镁血症 家族性低镁血症合并高尿钙和肾钙质沉着、常染色体显性遗传低镁血症合并低尿钙、家族性低镁血症继发低钙血症、常染色体显性遗传低钙血症、常染色体隐性低镁血症、经典型 Bartter 综合征、Gitelman 综合征（GS）等。

4. 其他 危重患者换血治疗、透析治疗、磷摄入过多、甲状旁腺功能亢进症、糖尿病、醛固酮增多症等。

【临床表现】

临床轻中度低镁血症患者可无明显症状或症状不特异，严重低镁血症（< 0.5mmol/L）的患者可出现症状。缺镁早期常表现为厌食、恶心、呕吐、衰弱及淡漠，缺镁加重可有记忆力减退、精神紧张、易激动、神志不清、烦躁不安、手足徐动症样运动，严重缺镁时，可有癫痫样发作，因缺镁时常伴有缺钾及缺钙，故很难确定哪些症状是由缺镁引起的。另外，低镁血症时可引起心律失常，在心电图可显示室上性心动过速，PR 及 QT 间期延长，QRS 波增宽，ST 段下降，T 波增宽、低平或倒置，偶尔出现 U 波，与低钾血症相混淆，或与血钾、血钙改变有关。严重时可出现心脏、呼吸抑制甚至死亡。如果不补充镁，这些症状不易缓解。

【辅助检查】

1. 基本检查 血电解质、血糖、血肌酐检查。

2. 特异性检查 甲状旁腺激素、消化道引流液等检测。

【诊断】

最简便的方法是测定血清镁，但缺镁的诊断有时比较困难，有时血清镁正常，仍不能否定低镁血症，因其受酸碱度、蛋白和其他因素变化的影响。对有诱发因素而又出现低镁血症的一些患者，其症状很难与低钾血症区别，如在补钾后情况仍无改善时，应考虑有低镁血症。此外，遇有发生搐搦并怀疑与缺钙有关的患者，注射钙剂后，不能解除搐搦时，也应疑有镁缺乏。故在临床上必须结合病史综合分析，必要时，可做镁负荷试验，对确定镁缺乏的诊断有较大帮助。在正常人，静脉输注氯化镁或硫酸镁 0.25mmol/kg 后，注入量的 90% 很快从尿中排出，而在低镁血症患者，注入相同量的溶液后，输入镁的 40%~80% 可保留在体内，甚至每日从尿中仅排出镁 0.5mmol。镁负荷试验方法如下，在试验前的 24h 内收集患者的全部尿液，然后从静脉注射硫酸镁或氯化镁溶液 0.25mmol/kg，再收集滴注后 24h 内的全部尿液，测定前后两份尿液的含镁量，并和静脉输给量比较。

【鉴别诊断】

(1) 低血糖症。

(2) 低钙血症。

(3) 颅内出血或感染。

(4) 脓毒血症。

(5) 戒断综合征。

【治疗和护理】

轻度缺镁时，可由饮食或口服补充镁剂，可给予氧化镁 250～500mg，4次/d，或用氢氧化镁 200～300mg，4 次/d，为避免腹泻可与氢氧化铝凝胶联用。口服不能耐受或不能吸收时，可采用肌内注射镁剂，一般采用 20%～50% 硫酸镁。若低镁血症严重，出现手足搐搦、痉挛发作或心律失常等，应给予静脉注射。用量以每千克体重给 10% 硫酸镁 0.5mL 计算，静脉给镁时需注意急性镁中毒的发生，以免引起心搏骤停。故避免给镁过多、过速，如遇镁中毒，应给注射葡萄糖酸钙或氯化钙对抗之。当出现低镁惊厥时需注意让患者处于侧卧位，以防误吸引起窒息，发生生命危险。

（陈晓轶　索军芳）

第二节　低血糖症

低血糖症是指不同原因引起的血中葡萄糖水平低于正常的一种临床综合征，是小儿时期最常见的代谢紊乱之一。目前认为低血糖诊断标准：血浆葡萄糖<2.8mmol/L（50mg/dL）。新生儿血糖低于 2.2mmol/L（40mg/dL），研究表明新生儿血糖<2.6mmol/L 持续 3d 以上与低血糖脑损伤相关。低血糖症常表现为饥饿感、软弱无力、面色苍白、出冷汗、头晕、心慌、脉快、肢体颤抖、情绪激动、幻觉、嗜睡甚至昏迷等意识障碍。

【病因】

1. 胰岛功能亢进　胰岛 B 细胞增生、腺瘤及癌瘤（如胰岛细胞瘤），先天性高胰岛素血症、潜伏期糖尿病、家族性多发性内分泌腺瘤（包括胰岛素瘤、垂体瘤及甲状旁腺腺瘤等）。

2. 其他内分泌腺疾病 如甲状腺功能减退、肾上腺皮质功能减退、腺垂体功能减退（包括生长激素缺乏、促肾上腺皮质激素缺乏、促甲状腺激素缺乏），胰岛 A 细胞损伤致胰高血糖素缺乏等。

3. 肝病 如重症肝炎、肝硬化、肝癌、肝坏死及 Reye 综合征（脂肪肝、脑病）等。

4. 遗传性肝酶缺陷 如糖原累积病、半乳糖血症及先天性果糖不耐受等。

5. 消化疾病 如胃肠手术后、消化性溃疡、急性胃肠炎、慢性胃肠炎、十二指肠炎、消化系统肿瘤、慢性腹泻与吸收不良和消耗过多等。

6. 药源性 如胰岛素、磺脲类药物中的格列本脲、双胍类降糖药中的苯乙双胍等过量，其他如乙醇、水杨酸钠、酚妥拉明、异烟肼、保泰松、抗组织胺制剂、单胺氧化酶抑制剂、普萘洛尔（每天 40mg 以上）、阿司匹林合用 D860（又叫甲苯磺丁脲）等均可发生低血糖。

7. 严重营养不良性 如小肠吸收不良综合征、克罗恩病、慢性肠炎、饥饿性营养不良及禁食等均可引起低血糖。

8. 中枢神经系统疾病性 如产伤、发育障碍与迟缓、核黄疸、交通性脑积水、下丘脑与脑干病变、脑发育不全等均可致低血糖。

9. 其他 先天性糖基化缺陷性疾病、氨基酸代谢缺陷（枫糖尿病）及有机酸血症（甲基丙二酸血症和丙酸血症等）、自身免疫性低血糖（胰岛素受体的自身抗体、胰岛素自身抗体等）。

【发病机制】

低血糖对脑的影响，主要影响脑的供能：血糖和酮体。脑没有糖原储备，不能利用游离脂肪酸，且酮体生成需要一定时间，因此依赖于血糖。即使是低血糖时，中枢神经每小时仍需要葡萄糖 6g。低血糖引起的神经损害取决于低血糖的程度、持续的时间和机体的反应性。脑组织对糖的敏感性强，大脑皮层、海马、小脑、尾状核和苍白球最敏感，其次是脑神经核、丘脑、下丘脑和脑干，最后为脊髓。严重低血糖对中枢神经系统的损害超过中枢缺氧缺血，其机制并非由于能量匮乏，而是低血糖的直接损害。实验证明，血糖 < 1.0mmol/L 持续 30min 可使兴奋性氨基酸从细胞内释出，钙离子内流，致神经元死亡。严重患儿持续的低血糖可致不可逆性昏迷。脑水肿是突出的病理改变，即使神志恢复，脑亦会发生不可逆性损害。婴儿期持续性和复发性低血糖可导致智能和运动发育的永久性损害和（或）继发性癫痫，需长期应用抗癫痫药物治疗。

【临床表现】

低血糖症多数无症状，血糖的下降程度与症状严重程度之间无平行关系。有些患者因长期处于低血糖状态，可耐受低血糖水平而不产生临床症状；反之，血糖下降迅速者易出现症状。低血糖症的临床表现有两大类，一类是自主神经系统兴奋释放肾上腺素引起的后果，常随着血糖的急剧下降而出现，如多汗、颤抖、心动过速、烦躁、饥饿感、恶心、呕吐等。另一类是由于脑葡萄糖利用减少，常随血糖缓慢下降或低血糖时间延长而发生，主要表现在较大儿童，如头痛、乏力、视力障碍、意识模糊、性格行为改变、嗜睡，甚至意识丧失而昏迷惊厥及永久性神经损伤；新生儿和小婴儿症状不典型，无特异性，可表现为青紫发作、呼吸困难、呼吸暂停、嗜睡、惊厥及体温不正常。

【辅助检查】

1. 检验 测空腹及发作时血糖、血胰岛素、C 肽水平，计算胰岛素释放指数（空腹血胰岛素/空腹血糖），必要时做饥饿试验（禁食 12~72h 是否诱发低血糖）和胰岛素释放抑制试验，比较注射前后血清 C 肽水平；肝肾功能、电解质、血气分析、尿或血酮体、血氨和乳酸检测。

2. 腹腔 B 超检查

3. X 线检查 怀疑胰岛素瘤的患者，可做腹部 CT，特别是胰腺 CT，肝门静脉及脾静脉导管取血测定胰岛素，选择性胰动脉造影。

【诊断】

诊断低血糖症需询问详细的病史+测定血糖，主要包括：低血糖症状+发作时血糖低于 2.8mmol/L+供糖后症状迅速改善（Whipple 三联征），还需进一步查找低血糖症病因。

【鉴别诊断】

（1）精神疾病。

（2）癫痫。

（3）多发性硬化。

（4）脑血管意外。

（5）药物中毒。

（6）甲状腺功能亢进症。

（7）嗜铬细胞瘤。

【治疗和护理】

一旦发现低血糖症，需做以下处理：平卧休息，保持呼吸道通畅，吸氧，保持血氧饱和度95%以上，进一步监护心电、血压、脉搏和呼吸，烦躁、抽搐者可给地西泮5～10mg或劳拉西泮1～2mg静脉注射，补充葡萄糖，病情重者可同时给予氢化可的松或地塞米松静脉滴注，稳定后并且血糖恢复正常水平后，留院观察2～4h，见图2。

1. 补充葡萄糖 可口服者，口服50%葡萄糖液100～200mL，甚至可给予糖类饮食饮料（如牛奶）；不可口服者建立静脉通路，给予25%葡萄糖注射液1～2mL/kg静脉推注。

2. 糖皮质激素 持续性低血糖患儿可以应用糖皮质激素静点或口服以提升血糖，如静脉滴注氢化可的松（5mg/kg，q12h）或泼尼松［1～2mg/（kg·d）］，并视血糖情况酌减药量。

3. 二氮嗪 高胰岛素血症的患儿需要使用二氮嗪治疗，首剂5～20mg/（kg·d）口服。由于该药物有水潴留的副作用，所以应用时需限制水的入量，且联合应用噻嗪类利尿剂。

4. 胰高血糖素及奥曲肽 对于二氮嗪治疗无效的患儿，则需静脉维持血糖的正常或者应用胰高血糖素、奥曲肽治疗。胰高血糖素可以使肝糖原释放增加，可静脉推注或持续静脉点滴。奥曲肽是一种生长抑素类似物，作用于细胞膜的钙离子通道，抑制钙离子进入，从而抑制胰岛素的释放。

5. 其他 有文献报道硝苯地平偶有效果。如果内科治疗无效，外科手术或基因水平检测尤为重要。

【预后】

低血糖症为儿科常见临床症状，低血糖症易造成脑损伤，虽然目前的学说对于血糖浓度与所造成的机体损伤程度尚无确切的定量关系。但做到早期预防和早期治疗对儿童低血糖症至关重要。维持正常血糖水平的同时，还应尽快完善各项检查，找出发生低血糖的病因，并积极治疗原发病，若有条件，还可寻找相关基因水平的缺陷。

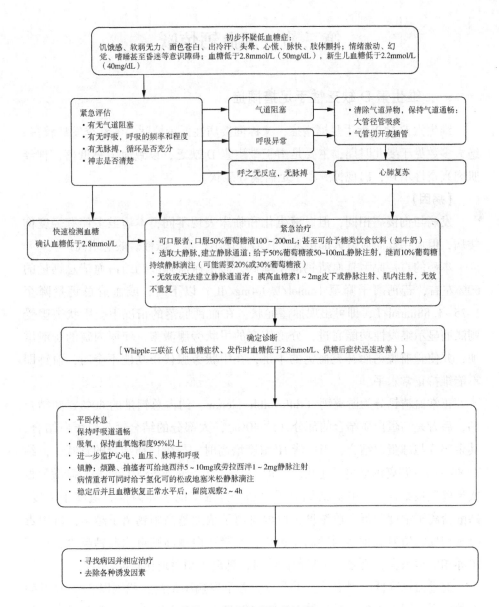

图 2　低血糖症抢救流程

（陈晓轶　陈国洪）

第三节　低血钙惊厥

一、维生素 D 缺乏性手足搐搦症

维生素 D 缺乏性手足搐搦症，又称佝偻病性低钙惊厥。冬春季发病较多，绝大多数见于婴儿时期，主要是由于维生素 D 缺乏，以致血清钙低落，神经肌肉兴奋性增强，出现惊厥和手足搐搦等症状。

【病因】

发病与佝偻病相同，但血液生化和临床表现不同，本病虽多伴有轻度佝偻病，但血钙低而血磷大都正常，骨骼变化不严重，碱性磷酸酶增高。

本病的直接原因是血清钙离子降低，通常血清弥散钙约占血清总钙量的60%左右，若钙离子降至 1mmol/L（4mg/dL）以下时，或血清总钙量降至 1.75~1.88mmol/L，即可出现抽搐症状，在血钙低落的情况下，甲状旁腺受刺激而显示继发性功能亢进，分泌较多的甲状旁腺激素，使尿内磷的排泄增加，并使骨骼脱钙而补充血钙的不足，在甲状旁腺代偿功能不全时，血钙即不能维持正常水平。

正常血清钙分为游离钙（diffusidblecalcium，约占总钙量的 60%）和结合钙，后者是与蛋白质结合的部分（约 40%），大部分的结合钙与白蛋白结合，其余部分与球蛋白结合，当血清 H^+ 浓度增高时，与蛋白质结合的钙减少，约有 80% 的可游离钙呈离子化状态（即 Ca^{2+}），其余的部分与磷酸根、碳酸氢根或枸橼酸根结合，影响血清钙离子（Ca^{2+}）浓度的主要因素为氢离子浓度、磷酸盐离子浓度和蛋白质浓度，血内氢离子浓度越高则钙离子越多，碱中毒时则相反，磷酸盐越多则钙离子越少，血浆蛋白越高则可弥散钙越少，钙离子亦相应地减少，反之，血浆蛋白低时，钙离子相对地比较高。

促进血钙降低的因素有：①季节。春季发病率最高，我国以 3~5 月发病人数最多，因为入冬后婴儿很少直接接触日光，维生素 D 缺乏至此时已达顶点，春季开始接触日光，体内维生素 D 骤增，血磷上升，钙磷乘积达到 40，大量钙沉着于骨，血钙暂时下降而促使发病。②未成熟儿与人工喂养儿容易发病。③长期腹泻或梗阻性黄疸能使维生素 D 与钙的吸收减少，以致血钙降低。④年龄。发病年龄多在 6 个月以下，6 个月以内婴儿生长发育最快，需要钙质较多，若饮食中供应不足，加以维生素 D 缺乏即易发病，发病年龄早的多与母亲妊娠时缺乏维生素 D 有关，一般婴儿体内储存的维生素 D，足够 3 个月内的应用。

【临床表现】

1. 症状

（1）手足搐搦：手足搐搦为此病特殊的症状，表现为腕部弯曲，手指伸直，拇指贴近掌心，足趾强直而跖部略弯，呈弓状，往往见于较大婴幼儿和儿童，6 个月以内的婴儿很少发生此症状。

（2）惊厥：是婴儿时期最常见的显性症状，其特点是患儿没有发热，也无其他原因，而突然发生惊厥，大多数患者有多次惊厥，屡发屡停，每日发作的次数 1~20 次不等，每次时间为数秒至半小时左右，不发作的时候，病儿神情几乎正常，惊厥的时候大都知觉全失，手足发生节律性抽动，面部肌肉痉挛，眼球上翻，大小便失禁，所有病态与其他疾病的惊厥无异，幼小婴儿有时只见面肌抽动即是本病的最初症状，至于痉挛的部位，多见于左右两侧，偶或偏重于一侧。

（3）其他症状：往往有睡眠不安、易惊哭、出汗等神经兴奋现象，发热非本病自身的症状，由于其他先发或并发的疾病所致。

（4）喉痉挛：主要见于 2 岁前婴幼儿，喉痉挛使呼吸困难，吸气拖长发生哮吼，可由于窒息而致猝死，应当提到，为严重的手足搐搦症患儿进行肌内注射时偶可诱发喉痉挛。

2. 体征

（1）面神经征（佛斯特氏征，Chvostek sign）：用指尖或小锤骤击耳前面神经穿出处，可使面肌收缩，主要是上唇或眼皮的收缩，2 岁前患儿都能得到阳性结果，唯新生儿例外，因为正常新生儿在最初数日甚至 1 个月内，就是不缺钙的时候也常见此征，2 岁以后的儿童，则偶见于其他神经系疾病，适当治疗后各种症状及体征渐渐消失，唯面肌反应保留较久。

（2）人工手痉挛征（陶瑟征，Trousseau sign）：用血压计的袖带包裹上臂，打气，使桡侧的脉搏暂停，若属阳性，在 5min 内即见手搐搦。

（3）腓反射：用小锤骤击膝部外侧的腓神经（在腓骨头之上），阳性时足部向外侧收缩。

【辅助检查】

实验室检查：血钙常低于 1.7~1.9mmol/L，必要时查游离钙，钙剂试验性治疗也有助于诊断。

【诊断】

主要诊断指标为血清 25-（OH）D_3、血生化指标、X 线骨骺端变化。临床症状：1 岁内典型或不典型的症状。病史：营养史/喂养史，生活方式中存在有维生素 D 摄入不足、吸收障碍等原因。实验室/影像学检查：早期血清 25-（OH）D_3 明显降低（<10g/L）、血磷降低，血钙可正常。长骨骨骺端 X 线可正常，可见钙化线不整齐或出现小沟。活动期血清 25-（OH）D_3 明显降低，甲状旁腺激素水平增高，血钙稍低，血磷明显降低，碱性磷酸酶升高；长骨 X 线见骨干干骺端呈毛刷状和口杯状改变，骨骺软骨盘增宽，骨质稀疏。恢复期血生化仍不正常。长骨 X 线骨骺端临时钙化带重新出现为恢复的特征性标志。后遗症期血生化正常，骨骼 X 线正常，遗留不同程度的骨骼畸形。

【鉴别诊断】

1. 低血糖惊厥　多见于清晨空腹，血糖< 2pmol/L；低镁血症多见于小婴儿，常伴有触觉、听觉过敏，引起肌肉震颤或手足搐搦，血镁<0.58mol/L（1.4mg/dL）。

2. 喉痉挛与急性喉炎鉴别　急性喉炎多伴有上呼吸道感染、声嘶伴犬吠样咳嗽和吸气困难。无低钙症状，钙治疗无效。

从病因来说，婴儿型手足搐搦症主要是由于维生素 D 的不足而致血钙低落，还有其他不同病因的手足搐搦症，如低镁性和碱中毒性手足搐搦症等，在临床表现上和婴儿型手足搐搦症相同，因此，有必要对此等不同病因的手足搐搦症做出鉴别，对每一个手足搐搦病例，应仔细研究临床上有关的问题，其中最重要的一点就是：佝偻病的存在为维生素 D 缺乏性手足搐搦症的特征，现将维生素 D 缺乏性手足搐搦症以外的各种手足搐搦症略述如下，以作鉴别，应当注意，有时在一个病例中可能有几个病因同时存在。

（1）低镁性手足搐搦症：以肌肉抽动或惊厥为其症状，比较少见，易见于早产儿及足月小婴儿，母亲往往有妊娠中毒症、糖尿病、甲状腺功能亢进症，偶见于用枸橼酸盐抗凝的血液换血的新生儿溶血症患儿，此时血液内镁和钙均降低而出现手足搐搦症［血清镁正常值为 0.74～1.25mmol/L（1.48～2.5mEq/L）］，也可由于腹泻迁延过久，或因酶的缺乏而致肠吸收不良等影响镁的吸收，亦有由于醛固酮增多症或原发性低血镁而发生惊厥者，患者血清镁降至 0.74mmol/L（1.48mEq/L）以下，出现面肌抽动、手足徐动、血压高、心动过速等，经补钙无效，但注射或口服镁剂后即可控制症状。

（2）甲状旁腺功能不全所致的手足搐搦症：如在进行甲状腺手术时误切

了甲状旁腺，可使甲状旁腺激素缺乏而致血钙低落，新生儿可能有暂时性甲状旁腺功能不足现象，因为在胎儿时期母亲的甲状旁腺功能加强，不需要胎儿的甲状旁腺发生作用，这种被动性的低功能现象在产后可保持数日，亦有人认为新生儿的甲状旁腺功能虽正常，但人体对甲状旁腺的调节作用反应较差，以致血钙不能维持正常水平，新生儿如用牛奶喂养，由于牛奶中磷的含量较高，以致钙不易吸收，血钙降低，发生手足搐搦，此外，还有原发性或原因不明的甲状旁腺功能减退症，以上三种病例，都有一个共同的血生化特征，即血磷增高，血钙减低，碱性磷酸酶正常，应以双氢速变固醇（Dihydro-tachysterol）或甲状旁腺激素治疗。

（3）碱中毒性手足搐搦症：由于长期呕吐或反复洗胃而发生低氯性碱中毒，由于水杨酸中毒等所致的呼吸深长，发生呼吸性碱中毒，或由于输液不当，静脉点滴大量碳酸氢钠等，都可使钙离子（Ca^{2+}）浓度下降而发生症状。

（4）慢性肾脏病过程中继发的手足搐搦症：由于肾功能不全，肾小管排磷的功能减低，血磷增高，以致血钙降低，此类疾病多有白蛋白减低或慢性酸中毒，故很少发生手足搐搦症，但当血清钙极度减低，或因输入碱性溶液使血 pH 值上升时，即可出现惊厥或手足搐搦的症状。

3. 低钠血症和高钠血症 治疗脱水时如补钠不足，或因水分摄入过多，而出现低钠血症，则发生嗜睡、呕吐、惊厥等神经症状，如婴幼儿腹泻患儿在脱水及酸中毒纠正过程中，虽未发生碱中毒，血钙也无明显降低，但当血钠上升、血钾下降时，出现高钠血症，可发生手足搐搦的症状，新生儿窒息或呼吸窘迫综合征时，如输入大量碳酸氢钠液，也可发生高钠血症而出现惊厥。

【治疗】

首先是急救，使惊厥或喉痉挛等危险症状停止。其次是补充钙质，使血钙迅速上升，惊厥等症状不再出现。然后给予大量维生素 D，使钙、磷代谢恢复正常，本病得以根治。

1. 急救措施 惊厥能使患儿呼吸停止，喉痉挛更属危险，必须迅速遏制。常用方法为立即肌内注射足量苯巴比妥钠，约 10mg/kg，或 10%水合氯醛溶液 0.3~0.5mL/kg 保留灌肠。治疗喉痉挛则先将舌尖扯出，行人工呼吸，必要时可进行气管插管及人工通气呼吸。

2. 钙疗法 迅速补充钙质是紧急处理惊厥首要原则，葡萄糖酸钙（10%溶液稀释 1 倍）由静脉注入。在新生儿时期应用 5%溶液，每次 10mL；较大婴儿可用 10% 溶液，每次 10mL，每日 1~3 次，必要时连续 2~3d，若痉挛停止即改成口服钙剂。静脉注射时，必须应用小针头，以等量的生理盐水或 10%~25% 葡萄糖溶液冲淡葡萄糖酸钙液，然后徐徐注入（全剂需要 10min 或更久）。如静脉注射速度太快，大量钙质将由尿排出，从而减低其疗效，而且可因暂时性血钙太高而致心传导阻滞，甚至发生意外危险。

在注射葡萄糖酸钙的同时，需口服氯化钙，初次给较大量，为 1.5~2g，必须用 30mL 的糖水或果子水溶解后口服，否则刺激胃黏膜。首次大量口服氯化钙之后，可给 10% 溶液，一日 3~4 次，每次 5~10mL。剂量的多少可依症状的轻重、年龄的大小而决定。氯化钙治疗需继续至少 1 周，必要时以后改服葡萄糖酸钙或乳酸钙，在新生儿时期亦须如此。如遇严重病症多次惊厥者，可静脉注射葡萄糖酸钙 5~10mL，每日 2~3 次。惊厥停止后口服维生素 D 每日 1 000~2 000IU。3~4 周后改为每日口服 400IU。

氯化钙含钙 27%，入人体后发生两种作用：①血内钙量提高；②因氯化钙有强烈的酸化作用，可促进钙离子化，于是血内的钙离子速增，痉挛不易复发。

【护理】

预防手足搐搦症的方法，与预防佝偻病相同，对于婴幼儿腹泻应及时治疗，以防发生电解质紊乱，婴儿患各种病毒性肝炎时，肝细胞受损，以致 25-羟基维生素 D 的形成发生障碍，容易并发低钙血症，应及早补充维生素 D_2 或维生素 D_3。

（1）普及预防措施。

（2）加强乳幼儿合理管理和喂养。母乳喂养至 8 个月，按时加辅食。

（3）加强小儿户外活动，加强三浴锻炼（空气浴、日光浴、水浴）。

（4）预防和早期治疗婴幼儿常见病。

（5）推广维生素 D 强化食品。

（6）加强宣传工作。包括对孕妇、围生期、乳儿期合理预防佝偻病知识具体落实在妇幼保健管理系统工作中。

【预后】

若能早诊早治，大多数病例可在 1~2d 停止惊厥，但重症喉痉挛可因吸气困难而致猝死，重性惊厥也有一定危险，如果同时并发严重感染或婴幼儿腹泻，可使本症加重或迁延不愈。

二、甲状旁腺功能减退症

甲状旁腺功能减退症（hypoparathyroidism，简称甲旁减）是指甲状旁腺激素（PTH）分泌减少和（或）功能障碍的一种临床综合征。甲状旁腺功能减退症在临床上常见的主要有特发性甲旁减、继发性甲旁减、低血镁性甲旁减和新生儿甲旁减。

【病因】

1. PTH 分泌不足

（1）特发性甲状旁腺功能减退症：特发性甲旁减按发病年龄有早发性和迟发性者，按发病方式可分家族性和散发性，其中以散发性、迟发性的多见。腺体破坏的原因不明，多数患者只有甲状旁腺萎缩，少数患者伴有自身免疫性多腺体内分泌病。早发型患者多属家族性的，遗传方式尚不明了，多数认为属常染色体隐性遗传，组织学上显示甲状旁腺萎缩，并被脂肪组织所取代；部分患者可测得抗甲状旁腺表面抗原决定簇的自身抗体，以及抗内皮细胞抗体，后者可或迟或早地引起肾上腺、甲状腺、性腺、胰岛等多腺体自身免疫性内分泌功能不全及恶性贫血，并常发生慢性皮肤黏膜念珠菌病。

（2）功能性甲状旁腺功能减退症：可使 PTH 的合成和（或）释放发生可逆性的减退。

1）镁代谢异常：镁缺乏可见于慢性酒精中毒、吸收不良综合征、选择性胃肠道镁吸收缺陷、氨基糖苷类抗生素（镁的肾清除率增高）、长期静脉高营养和用利尿剂及顺铂治疗等情况下。缺镁时 PTH 的释放（而非合成）受抑，并可使外周组织产生对 PTH 的抵抗性，因而可伴发低钙血症。反之，也有作者发现，血镁过高也可能抑制 PTH 的分泌而引起低钙血症。如妊娠中毒症患者静脉注射镁盐后，在出现高镁血症的同时，也可发生低钙血症。

2）高钙血症的孕妇，其胎儿的甲状旁腺受长期高血钙的抑制，可引起新生儿一过性的甲旁减，一般可于 1 周内恢复正常。

3）甲状旁腺瘤患者，其正常甲状旁腺因受高钙血症的抑制，于腺瘤摘除后可有暂时性的甲旁减。

4）非甲旁亢的高钙血症，其甲状旁腺也因之而有功能抑制，一旦甲状旁腺及高钙血症暂时被抑制，如用普卡霉素治疗恶性肿瘤所致的高钙血症，血钙常突然降低。

（3）其他原因引起的 PTH 分泌不足：

1）药物性甲旁减：肿瘤化疗，特别是用盐酸阿霉素和阿糖胞苷时可减少 PTH 的分泌。文献中还有个案报道，证明用丙硫氧嘧啶治疗甲亢，在发生粒细胞缺乏和皮疹的同时，也可发生 PTH 减少及低钙血症。

2）先天性胸腺发育不全（Digeorge 病）：有的作者将之归类于特发性甲旁减的病因之一。本病是由于先天性第 Ⅲ 和 Ⅳ 咽囊发育障碍，导致胸腺及甲状旁腺缺如，多因严重的低血钙和（或）感染于 1~2 岁死亡。

3）甲状旁腺转移癌：可使甲状旁腺受侵袭破坏。尸检发现，恶性肿瘤发生甲状旁腺转移者高达 12%，最常见的原发性肿瘤为乳腺癌。

4）铁沉积症：如血色病及输血过多，除可引起性腺及胰岛 B 细胞的功能不全外，甲状旁腺也可发生浸润性破坏。

5）肝豆状核变性（Wilson 病）：由于铜的广泛沉积，也可浸润甲状旁腺而引起其功能减退。

【发病机制】

PTH 生成和分泌不足造成低血钙、高血磷、尿钙和磷排量降低。PTH 不足，破骨作用减弱，骨钙动员和释放减少。PTH 不足，肾小管对磷的重吸收增加，故血磷升高，尿磷减少。PTH 不足致 1, 25- $(OH)_2D_3$ 生成减少；同时肾排磷减少，血磷增高，也使 1, 25- $(OH)_2D_3$ 生成减少，肠钙吸收下降。肾小管对钙的重吸收减少。通过以上多途径导致低钙血症。由于低血钙故尿钙排量减少。低钙血症和碱中毒达到一定程度时，神经肌肉兴奋性增加，出现手足搐搦。病程较长者常伴有视神经盘水肿、颅内压增高、皮肤粗糙、指甲干裂、毛发稀少和心电图异常。

【临床表现】

1. 手足搐搦　发作时手足麻木，肌肉疼痛。腕关节屈曲，掌指关节屈曲、指间关节伸直。拇指伸直、内收，斜向横贯于掌。叩击肌肉时可能引起肌肉的收缩。喉头痉挛是最危险的情况，引致缺氧、窒息，甚至死亡。内脏肌肉功能异常常引起胆绞痛或腹泻。

手足搐搦是由于低血钙时神经肌肉兴奋性增强，手足搐搦在不发作时，可用下述方法检查引起神经肌肉兴奋性增强而诱发手足搐搦。

（1）Trousseau 征：捆缚充气臂带与测量血压的方法相同。充气加压至收缩压以上 2.67kPa 处。多数要求持续 3min，亦有要求达 5min 者，若诱发出手足搐搦则为阳性反应。Trousseau 征阳性是由于充气臂带使压迫处缺血并兴奋神经所致，而不是由于前臂缺血。先后做双臂带试验可证明此点并对诊断有帮助。其方法是做充气臂带试验，并获阳性反应。随即用另一充气臂带置于第一个充气臂带之上的臂部，充气，并立即将第一充气臂带放气。手足搐搦消失，于数分钟后又发生。双臂带试验是用以测试诈病者伪装手足搐搦的方法。诈病者一般不会表现出双臂带试验的阳性-阴性-阳性反应程序。健康人不出现 Trousseau 征阳性。

（2）Erb 征：小于 6mA 阴极电流，可引起运动神经的反应为阳性。

（3）Chvostek 征：用叩诊槌或手指叩击面神经，位置在耳前 2~3cm 处，引起嘴角抽搐为阳性反应。嘴角抽搐分为 1~4 级。1 级是仅可察觉的嘴角抽动，2 级是明显的嘴角抽搐，3 级是面肌见轻微抽搐，4 级是面肌明显抽搐。约 10% 的健康人有 1 级的阳性反应。故仔细观察其反应强度，结合病史及血钙水平对诊断有重要意义。

上述 3 种方法可以检测隐匿性的手足搐搦症。

2. 精神神经病性表现

（1）癔症样发作：常于工作紧张后出现癔症样发作，表现为口角抽动、四肢抽动、舞蹈样不随意动作。

（2）癫痫样发作：低钙血症引起神经肌肉兴奋性增高，可有发作性四肢抽搐或一侧肢体抽搐，发作前尖叫等酷似癫痫发作的症状。但无癫痫大发作表现的意识丧失、发绀或尿失禁等，用抗癫痫药物无效。

（3）末梢神经与肌肉症状：感觉减退或过敏，口周麻木，四肢酸胀，麻木，疼痛，肌痉挛等。

（4）自主神经症状：肠道痉挛，肠蠕动加快，腹痛，腹胀，腹泻，便秘，吞咽困难，心律不齐，心动过速。

（5）中枢神经系统：因脑组织钙化而出现锥体外系症状，如不自主运动、手足徐动、扭转痉挛、震颤、小脑共济失调、步态不稳。

（6）神经衰弱症候群：可有头昏、头痛、睡眠浅、失眠、多梦、疲乏、记忆力减退、喜静、对各种事物缺乏兴趣、性欲减退、忧郁、烦躁等神经衰竭症状。

（7）精神病样表现：因低钙血症而有激惹、抑郁症、幻想狂，甚至明显的重症精神病。脑电图有异常，但无特异性，最常见者为高电压慢波而有间常的速发。血钙纠正后脑电图亦转为正常。儿童学习成绩欠佳亦为一种表现。

（8）大细胞性贫血：甲旁减患者可发生大细胞性贫血，且 Schilling 试验不正常。其原因是在低钙血症时维生素 B_{12} 与内因子结合欠佳，故有维生素 B_{12} 缺乏，而且有组胺抵抗性的胃酸缺乏症。血清钙正常后上述情况可好转。

（9）心血管表现：若发生低血压则用升压药物或用增加血容量等常用方法治疗无效，用钙剂治疗则血压恢复。典型的心电图为 ST 段延长而致 Q-T 间期延长，QRS 间期多无改变，T 波可有非特异性改变。

3. 眼部表现　最常见的眼部表现为白内障，是由于晶状体钙化。即使治疗后低钙血症好转，白内障亦难消失。甲旁减患者有低钙血症但又可发生软组织钙化，这可能是由于高磷血症之故。眼底检查可能有视神经盘水肿，出现假脑瘤的表现。

4. 其他

（1）牙：牙异常是常见的。起病的年龄越早，症状与体征越明显。可见牙发育不良，牙根形成缺陷，牙釉质增生不良。牙冠周围及冠面有带纹或洞穴，或恒牙不长出。检测牙异常的情况有助于估计起病的时间。

（2）皮肤：皮肤干燥、脱屑，指甲与头发粗而脆，眉毛稀少。口腔黏膜白色念珠菌感染可见于特发性甲旁减，一般不见于手术后甲旁减者。

（3）腹泻与脂肪吸收欠佳：亦见于甲旁减。经治疗使低钙血症好转后上述症状改善。

（4）软组织钙化：关节周围钙盐沉积亦为常见。软骨亦见钙化。钙化组织局部的刺激可表现为假痛风病。

甲旁减的症状和体征很广泛、多变，因此，易于误诊。再者，甲旁减与假性甲旁减类型又有多种，为了明确诊断应进一步进行病因和病型的鉴别。

【辅助检查】

1. 实验室检查

（1）尿钙与尿磷减少：甲旁减所致的尿钙减少，较之软骨病的尿钙减少为轻，因为前者系继发于血钙降低，而后者血中 PTH 大多增高，可促使肾小管对钙的重吸收。因 PTH 能抑制肾小管对磷的重吸收，故 PTH 不足时尿磷的重吸收增加而排磷减少。

（2）血钙降低与血磷增高：PTH 不足可使破骨细胞的作用减弱，骨钙动员减少，加之 1, 25- $(OH)_2D_3$ 的生成减少和肾小管对钙的重吸收及排磷减少，所以甲旁减有低血钙及高血磷，仅少数口服制酸剂或饮食中缺磷者的血磷可以正常。

（3）尿中 cAMP 降低：尿中的 cAMP 是 PTH 的一项功能指标，因此，甲旁减患者尿中的 cAMP 大多低于正常。

（4）血中碱性磷酸酶正常：血清碱性磷酸酶（ALP）有骨骼变化的甲旁亢患者 ALP 升高。甲旁减患者的 ALP 是正常的。

（5）血中 PTH 的测定：临床上绝大多数甲旁减由于 PTH 不足，血中PTH 低于正常，但部分患者也可在正常范围，因为非甲旁减的低钙血症对甲状旁腺有强烈的刺激作用，其低血钙与血中的 PTH 呈明显的负相关，所以低血钙时血中的 PTH 即使在正常范围，仍提示甲状旁腺有功能减退。然而甲状旁腺分泌无生物活性的 PTH 以及对 PTH 的抵抗所致的甲旁减时，则 PTH 有代偿性的分泌增高，前者可测得 PTH 增高，后者可测得有生物活性的 PTH 增高。

2. 其他辅助检查

（1）心电图：显示 ST 段延长、Q-T 间期延长及 T 波改变。

（2）影像学检查：头颅 X 线摄片约有 20% 显示基底核钙化，少数患者尚有松果体及脉络丛钙化；CT 扫描较之 X 线摄片更敏感，能更早及更多地发现颅内钙化灶。

【诊断】

甲状旁腺功能减退症的症状和体征很广泛、多变，容易被误诊。

（1）血钙：血钙水平 ≤2.13mmol/L。有明显症状者，血总钙值一般 ≤1.88mmol/L（7.5mg/d），血游离钙≤0.95mmol/L（3.8mg/d）。

（2）尿钙和磷排量：尿钙排量减少。肾小管回吸收磷增加，尿磷排量减少，部分患者正常。

（3）多数患者血磷增高，部分患者正常。

（4）血碱性磷酸酶：正常。

（5）血 pH 值数低于正常，也可以在正常范围。因低钙血症对甲状旁腺是一强烈刺激，当血总钙值≤ 1.88mmol/L（7.5mg/d）时，血 pH 值应有 5~10 倍的增加，所以低钙血症时，如血 PTH 水平在正常范围，仍属甲状旁腺功能减退，因此测血 pH 时，应同时测血钙，两者一并分析。

【鉴别诊断】

典型的甲旁减患者表现为手足搐搦、低钙血症、高磷血症和血清碱性磷酸酶正常。尿钙和磷排量均减少，临床上不难诊断。一些有癫痫发作、白内障和脑基底核钙化的患者需进一步做病因检查以排除甲状旁腺功能减退症。

【治疗】

（1）甲状旁腺功能减退症患者出现低钙血症手足搐搦时必须用静脉注射钙剂治疗。通常选用10%葡萄糖酸钙10mL（含元素钙90mg），初次静脉注入元素钙宜达到180mg为佳。需注意的是，浓钙溶液对静脉有刺激，若逸出静脉外可造成软组织严重炎症，故应该用葡萄糖50～100mL将钙注射液稀释，用5～10min缓慢静脉注入，切忌直接推注，必要时可于1～2h后重复使用。如果患者在2～3周曾经使用过强心苷类药物更宜小心，应该将血钙维持在正常下限，切忌使用大剂量钙剂，因为高钙血症使心脏对强心苷极为敏感，容易发生心律不齐甚至猝死，因此最好停用强心苷类药物。

（2）如果甲旁减患者血钙低至2.0mmol/L，但无手足搐搦或只有轻微的神经-肌肉症状，可以只口服钙剂，200mg元素钙每天2～4h 1次，或者加口服维生素D或其衍生物即可，不必静脉推注钙剂。

（3）为避免维生素D中毒，应使用较小剂量的维生素D。双氢速变固醇（AT-10）一般从小剂量开始，0.3mg/d，逐渐增大剂量，直至血钙在2mmol/L以上，但作用在停药1～3周才消除。维生素D_2开始剂量以0.6mg/d为宜，逐渐增量，其作用持续6～8周，过量时毒性消除较慢，因此加量时需格外小心。维生素D的活性代谢产物由于作用快、用量小，已经取代上述两种药物。1，25-$(OH)_2D_3$骨化三醇（罗盖全）用量为0.5～2.0μg/d，作用持续3～6d，肝功能损害亦可应用。1α，25-$(OH)_2D_3$阿法骨化醇（萌格旺）用量为0.5μg/d，口服后经肝脏25-羟化酶作用，形成1，25-$(OH)_2D_3$，作用快、消失亦快。

（4）甲旁减患者血钙宜控制在2.13～2.25mmol/L，每天钙的入量为3～6g（1～2g元素钙）。使用钙剂时应注意每种钙剂所含元素钙的含量：葡萄糖酸钙9.3%，乳酸钙13%，氯化钙27%，碳酸钙40%，硫酸钙36.1%，双碱基磷酸钙29.5%，三碱基磷酸钙38.8%，抗坏血酸钙10.3%，枸橼酸钙24.1%，枸橼酸苹果酸钙23.7%。其中氯化钙对胃刺激大，宜加水稀释后口服；碳酸钙在小肠内转化为可溶性钙后可吸收，但是容易造成便秘；枸橼酸钙可酸化尿液，对高尿钙者较好，可减少肾结石的形成。当血钙升至2.25～2.5mmol/L时，尿钙排出为正常人的3倍，容易发生泌尿系结石，因此应严密监测血钙，使之保持在2.13～2.25mmol/L。

（5）如果患者使用的维生素D或其衍生物剂量较大，则易造成高钙血症甚或维生素D中毒。各种维生素D衍生物对钙与磷代谢的作用取决于肠吸收功能、肾脏排泄功能和骨再吸收功能，因此在治疗中应密切监测血钙，及时调整剂量。开始治疗时每周测定钙磷，以后可每 3 个月 1 次。如果患者出现乏力、厌食、恶心、呕吐、多尿，应高度怀疑是否为高钙血症，应立即检查血尿钙、磷。维生素 D 中毒会引起高钙血症和肾功能损害。如果患者尿钙每天排泄 ≥8.75mmol/L，应加服利尿剂和钾盐，务必将维生素 D 减量。当血钙 ≥2.85mmol/L 时，患者应该低钙饮食、停用维生素 D 及其衍生物、大量补液、大剂量糖皮质激素、利尿治疗。

（6）在使用维生素 D 及其衍生物时需注意其疗效受多种因素的影响，在临床处方时应予以注意。维生素 D_2 或维生素 D_3 在肝脏转化为 25-（OH）D_3，然后在肾脏经 1α-羟化酶作用再转化为 1，25-（OH）$_2D_3$。如果在肝脏病变或肾脏病变患者使用，需注意维生素 D 的作用是减弱的，需适当加量；而 α-羟化酶作用依赖于 PTH，因此 PTH 完全缺乏的患者中维生素 D 只能转变至 25-（OH）D_3 而不能产生 1，25-（OH）$_2D_3$，所以维生素 D 应大量使用。如果患者肝肾功能不良，或 PTH 严重缺乏，宜使用 AT-10、1α（OH）$_2D_3$、1，25-（OH）$_2D_3$ 为佳。

（7）甲旁减患者如经治疗后血钙已有升高，但仍有神经应激性增高，则应考虑到低镁血症的可能性，及时测定血镁。如血镁降低，可用 25% 硫酸镁 10mL 肌内注射，或溶于 5% 葡萄糖盐水 500mL 中静脉滴注。

（8）饮食上应采用高钙、低磷饮食，限制牛奶等乳制品、蛋黄、菜花等高磷食品的摄入。尽量避免应用能加重低血钙的药物，如糖皮质激素、地西泮、苯妥英钠、苯巴比妥（苯巴比妥钠）等制剂，即使使用亦不宜长期使用。

【护理】

本症预防主要在于甲状腺手术时，避免损伤或误将甲状旁腺切除；甲状旁腺手术时，必须在术前对甲状旁腺病变诊断可靠、定位明确，熟悉甲状旁腺的解剖，细致而有步骤地进行探查和手术操作，避免过多或全部将甲状旁腺切除。甲旁减确诊后应及时应用维生素 D 制剂和补充钙剂治疗，纠正低血钙，以达到缓解症状，预防发生低血钙的并发症。

【预后】

甲旁减用内科保守治疗，预后一般良好。但必须防范治疗造成的高血钙、高尿钙、心律失常及肾结石形成。

甲旁减患者遇有下列情况，提示病情严重：长期及重度的低血钙，反射消失，反复抽搐，有视神经盘水肿及颅内压增高，白内障形成及颅内多发性钙化灶。Q-T间期明显延长（由于ST段延长及QRS时间轻度缩短）。孕妇甲旁减若控制不佳，胎儿可因长期低血钙，而导致继发性甲旁亢及新生儿严重脱钙，虽然新生儿继发性甲旁亢是短暂的，但可并发骨折而死亡。

三、假性甲状旁腺功能减退症

假性甲状旁腺功能减退症（pseudo-hypoparathyroidism，PHP），又称Albright遗传性骨营养不良，是一种具有甲状旁腺功能减退症的症状和体征的遗传性疾病。1942年由Albright首次报道，本症主要是靶器官（骨和肾）对甲状旁腺激素失敏，甲状旁腺增生，血中甲状旁腺激素增加，而临床表现为甲状旁腺功能减退；典型病例还有独特的骨骼和发育缺陷。

【病因】

假性甲状旁腺功能减退症为遗传性疾病。但疾病的遗传方式不清楚，可能为多样性；在某些家族其遗传方式是X连锁显性遗传；而在另一些家族，可能是染色体显性突变所致，其表现各异。病因与遗传因素有关。

【发病机制】

主要是由于甲状旁腺激素（PTH）的靶器官（肾、骨），特别是近端肾小管上皮细胞受体不能接受或接受后不能活化腺苷环化酶，导致cAMP生成障碍；另一种情况是尽管有cAMP形成，但PTH不能起反应或周围器官对PTH有抵抗，引起PTH分泌增多，表现出骨营养不良综合征。病因与遗传缺陷有关。

【临床表现】

1. AHO畸形　典型表现有身材矮胖，脸圆，颈短，盾状胸。单侧或双侧短指、趾畸形，多见于第4、5掌骨或跖骨。拇指末节短而宽，称为Murder拇指。四肢短，桡骨弯曲，膝关节内翻或外翻，骨骺提前愈合。出牙晚，牙质差，易脱落。眼距宽，眼球小，少数有黄斑变性或视神经萎缩。常有智力低下，味觉和嗅觉不良等。可存在多种内分泌激素不反应综合征，除假性甲旁减外还可发生甲状腺功能减退、肾上腺皮质功能减退、性腺功能减退和尿崩症等。

2. 甲旁减表现　PHP的甲旁减表现与其他原因的甲旁减相似，有低钙血症、高磷血症，所不同的是血PTH增高。多数患者低钙血症较轻，可有Chvostek征和Trousseau征阳性，少数患者低钙血症明显，有手足搐搦等症状。软组织钙化如颅内钙化、白内障、皮肤钙化等，较其他甲旁减多见。皮肤钙化可形成蓝色坚硬的结节，称为皮肤骨瘤（osteoma cutis）。

根据靶细胞对 PTH 的不反应发生在 cAMP 生成之前或之后，分为 PHP Ⅰ型（Ⅰa 型、Ⅰb 型、Ⅰc 型）和Ⅱ型。PHP Ⅰ型和Ⅱ型又依不同靶器官对 PTH 反应的不同，可分为肾和骨抵抗型、肾抵抗骨反应型和肾反应骨抵抗型等几个亚型。

（1）PHP-Ⅰ型：

1）PHP-Ⅰa 型：为 Albright 最初所描述的类型，即靶细胞膜受体-腺苷酸环化酶系统缺陷，对 PTH 不反应，受体不能与 PTH 结合或能够结合但不产生 cAMP，cAMP 的缺少使 PTH 不能发挥激素的生理效应。尿 cAMP 降低甚至测不出，注射活性 PTH 后其尿 cAMP 和尿磷不增加。

2）PHP-Ⅰb 型：有些Ⅰ型患者无 AHO 畸形，激素抵抗仅限于 PTH 靶器官，G8α 活性正常。这种类型可能是 PTH 受体的缺陷所致，但产生 PTH 受体活性下降的分子学机制还不明确。多表现为肾抵抗骨反应亚型。

3）PHP-Ⅰc 型：少数Ⅰ型患者同时伴有多种其他激素的不反应，有 AHO 畸形。cAMP 不产生的原因尚不清楚，可能与细胞膜受体-腺苷酸环化酶系统中某些其他的成分异常有关，如催化单位。还有可能为 G8α 或 Giα 功能上的缺陷，但目前的方法还不能识别这种缺陷。

（2）PHP-Ⅱ型：PTH 能够正常地与靶细胞膜受体结合，产生 cAMP，但在细胞内 cAMP 以后程序的缺陷，包括细胞内钙离子浓度不足或蛋白激酶活化障碍，cAMP 不能进一步发生生理效应。尿 cAMP 升高，尿磷减少，注射活性 PTH 后尿 cAMP 继续上升，但尿磷不增加。

3. 临床亚型

（1）肾和骨抵抗型：临床最常见，骨和肾对 PTH 都无反应，表现为低钙血症和高磷血症。血 PTH 升高，尿钙和磷降低。

（2）肾抵抗骨反应型：也称 PHP 甲旁亢型。由于肾脏对 PTH 抵抗，引起继发性甲旁亢，而骨组织对 PTH 的反应正常，过量的 PTH 能促进骨吸收，使骨转换加快。临床可见骨痛、病理性骨折等，X 线表现为普遍性骨质疏松、骨膜下骨吸收和纤维性囊性骨炎等类似甲旁亢的骨病变。血 PTH、血碱性磷酸酶和尿羟脯氨酸增高，尿钙和磷降低。

（3）肾反应骨抵抗型：本型少见，骨对 PTH 缺乏反应，骨钙释放减少，发生低钙血症和继发性甲旁亢，肾脏对 PTH 反应正常，使尿磷排量增多，导致低磷血症。血 PTH 升高，血碱性磷酸酶和尿羟脯氨酸正常。尿钙减少而尿磷增多。X线表现为骨密度正常或增高。

【辅助检查】

1. 实验室检查

（1）尿液检查：尿钙及尿磷减少。

（2）血生化检查：本病的血生化表现与真性甲状旁腺功能减退症相近似。

（3）血钙低、血磷高。

（4）血中甲状旁腺素（PTH）正常或增高，注射 PTH 200U 后尿中 cAMP 及磷不增加。可证明肾小管对 PTH 作用有抵抗性。

（5）血碱性磷酸酶正常。

2. 其他辅助检查　X线骨骼检查可发现骨骼线融合早和颅顶骨增厚。

【诊断】

（1）有低钙血症和高磷血症，血碱性磷酸酶是正常的。

（2）假性甲状旁腺功能减退症的患者，血 pH 水平均是增高的。

（3）肾脏组织对 PTH 反应性测定：当静脉注射 PTH 300U（美国药典）后 3h 内尿环磷酸腺苷排量测定：正常人尿 cAMP 排量增加。假性甲旁减Ⅰ型呈现反应差，Ⅱ型则为正常反应。

【鉴别诊断】

1. 假-假性甲状旁腺功能减退　本症实际上是假性甲状旁腺功能减退症的不完全型，可能是由于近端肾小管上皮细胞内 cAMP 依赖蛋白激酶异常或功能障碍所致，也可能与遗传有关。多在成年期出现症状，临床表现与假性甲状旁腺功能减退相似，亦有体态异常，但无抽搐。实验室检查，血钙和血磷均正常，血清 PTH 正常，注射 PTH 试验反应正常。这些实验室检查结果，均与假性甲状旁腺功能减退症不同。

2. 特发性甲状旁腺功能减退　抽搐较重，异位钙化少见，无异常体形及短指（趾）畸形，血中 PTH 减低，不同的是该病注射 PTH 治疗有效。即尿中 cAMP 明显增加，尿磷排泄量可较注射前增加 5~6 倍以上，而假性甲状旁腺功能减退症者增加仅 2 倍。

【治疗和护理】

PHP 的治疗与其他原因的甲旁减治疗相同，主要是维持正常的血钙水平。低钙血症一般较容易纠正，所需钙剂和维生素 D 剂量相对较小，甚至有的患者单纯补充钙剂即可维持正常血钙水平。有 1, 25-（OH)$_2$D$_3$ 合成障碍的患者需要加用活性维生素 D，如 1-α-（OH)$_2$D$_3$ 或 1, 25-（OH)$_2$D$_3$。对有其他激素抵抗所引起的异常，如甲状腺功能减退、性腺功能减退等应给予相应的激素替代治疗。

【预后】

因系遗传性疾病，尚无有效预防本病发生的办法，但对确诊患者应给予积极治疗，主要是预防并发症，本病如及时诊断及治疗，一般预后较好。

（杨志刚　杨志晓）

第十二章 锥体外系发作性疾病

第一节 发作性运动障碍

发作性运动障碍（paroxysmal dyskinesia，PDS）是一组由不同病因导致的神经系统器质性疾病，以反复发作的短暂运动障碍，如肌张力障碍、舞蹈、手足徐动等多种锥体外系症状增多或减少症状为特征，发作间期多数正常。Mount 和 Samuel 于 1940 年首先对 1 例"发作性舞蹈手足徐动症（paroxysmal choreoathetosis）"患者进行了报道。1995 年 Demirkiran 和 Jankovic 将其改称为"发作性非运动诱发性运动障碍（paroxysmal nonkinesigenic dyskinesia，PNKD）"，并被沿用至今。1967 年 Kertesz 报道了一类由动作诱发的运动障碍，将其命名为发作性动作诱发性舞蹈手足徐动症（paroxysmal kinesigenic choreoathetosis，PKC）。1977 年 Lance 对长时间运动诱发的运动障碍进行了报道，即过度运动源性运动障碍（paroxysmal exercise‐induced dyskinesia，PED）。1981 年，Lugaresi 和 Cirignotta 首先对 1 例夜间睡眠发生的发作性运动障碍进行了报道，并将其命名为睡眠诱发性运动障碍。Bhatia 根据诱因等临床特点，将发作性运动障碍（PDS）分为 4 类：①发作性运动诱发性运动障碍（paroxysmal kinesigenic dyskinesia，PKD）：由突然运动诱发；②发作性非运动诱发性运动障碍（paroxysmal nonki‐nesigenic dyskinesia，PNKD）：由摄入茶、咖啡、酒精等非运动因素诱发；③发作性过度运动导致的运动障碍（paroxysmal exertion‐induced dyskinesia，PED）：由长时间运动诱发；④睡眠诱发性发作性运动障碍（paroxysmal hypnogenic dyskinesia，PHD）：在睡眠中发生。

一、发作性运动诱发性运动障碍

【流行病学】

发作性运动诱发性运动障碍 PKD 是 PDS 中最常见的一类疾病。发病率约为 1/150 000，原发性 PKD 的发病年龄为 6 个月至 33 岁，以 7~15 岁青少年高发，男女比例为（2∶1）～（4∶1），散发性病例中男女比例为（4∶1）～（8∶1）。

【病因及发病机制】

原发性 PKD 以家族性病例为主，多呈常染色体显性遗传，伴不完全外显。家族性 PKD 患者中，单纯 PKD 较少见，多伴有婴儿惊厥、良性家庭性婴儿惊厥（BFIS）、手足徐动症（ICCA）、偏头痛或其他神经系统疾病。目前共发现 3 个与 PKD 有关的致病基因或位点：*PRRT2*、*SCN8A*、*EKD3*。2011 年 *PRRT2* 基因被首次证实为家族性 PKD 的致病基因，基因定位于 16p11.2，包含 4 个外显子，该基因的热点突变为 c.649dupC（p.R217PfsX8）。*PRRT2* 基因编码富含脯氨酸跨膜蛋白 - 2（proline - rich transmembrane protein 2，PRRT2），是由 340 个氨基酸组成的一次跨膜蛋白，其 N 末端较长朝向胞内，C 末端较短朝向胞外。*PRRT2* 表达于神经元突触，并通过与突触结合蛋白（Synaptotagmin1/2，Syt1/2）相互作用参与 Ca^{2+} 的快速识别机制，从而介导神经递质的同步释放。研究表明，在新生小鼠突触发育过程中，*PRRT2* 的表达水平随生长发育呈动态变化。

PRRT2 基因突变基因型与表型间的关系尚不十分明确。在已报道的 PKD 家系中，*PRRT2* 基因突变占 91%，而在散发患者中仅占 35%，且散发患者多为单纯性 PKD；2015 年 Huang 等对 110 例中国大陆 PKD 患者进行调查研究，结果提示，与非 *PRRT2* 基因突变者相比，*PRRT2* 基因突变与发病年龄早、PKD 阳性家族史、复杂型 PKD 及发作持续时间长具有相关性，而与发作形式、受累肢体侧及对抗癫痫药物的疗效反应等方面没有明显相关。综上，对具有阳性家族史的 PKD 患者，应首先进行 *PRRT2* 基因筛查，并优先筛查热点突变 c.649dupC。

【临床表现】

典型 PKD 多由突然动作诱发，如起立、接电话或起跑等，运动的形式、速度及幅度的改变以及意图动作或在持续动作中加入其他动作时可诱发，此外，情绪紧张、声音或图像刺激、过度通气等亦可诱发。70% 的 PKD 患者发作前可有先兆症状，多表现为受累肢体无力感、受累部位肌肉紧张感、浅感觉不均一以及头晕等。部分患者在出现先兆症状后可通过减慢患肢动作以阻止发作。发作形式包括肌张力障碍、舞蹈样动作、投掷样动作或混合发作，多为偏侧发作，亦可双侧或双侧交替发作。同一家系的 PKD 患者临床表现多相似。约 30%患者发作时累及面部肌肉，出现挤眉弄眼和构音障碍。频繁发作者，在发作间期可存在"不应期"。患者的发作频率多为 1~20 次/d，部分患者超过 20 次/d。患者多于青春期达到发作高峰，20 岁后发作频率明显减少，部分患者 30 岁后很少发作甚至自愈。95%患者发作持续时间小于 1min，一般不超过 5min，对于发作持续时间过长者，应考虑存在继发因素的可能。部分患者可合并婴儿惊厥、良性家族性婴儿惊厥（BFIC）、婴儿惊厥伴阵发性舞蹈手足徐动症（ICCA）、偏头痛（migraine）、偏瘫型偏头痛、发作性共济失调等发作性疾病。

【诊断】

2004 年 Bruno 等提出 PKD 临床诊断标准：明确的运动源性诱发因素；发作持续时间小于 1min；发作期间意识清晰；发病年龄 1~20 岁，如有家族史，发病年龄可适当放宽；神经系统检查和神经电生理学检查正常，且排除其他疾病；苯妥英钠或卡马西平能有效控制发作。

【与癫痫的鉴别诊断】

PKD 自身具有一些类似癫痫的特点：重复性；发作性；刻板性；大部分患者在发作前伴有感觉先兆，出现麻木、针刺、僵硬感等；对某些抗癫痫药物反应非常好；少部分患者有癫痫家族史。

PKD 与癫痫鉴别中，最重要的是意识和脑电图变化。前者不论发作的严重程度和累及范围如何，患者神志始终清醒，发作后可追述发作的全过程；后者除不伴意识障碍的局灶性发作可无意识障碍外，伴意识障碍的局灶性发作及全面性发作皆会出现意识障碍，缓解后对发作全无记忆，不能复述发作过程。前者无论发作间期或发作期脑电图通常正常，后者在发作期或发作间期脑电图可能有明显异常。尤其视频脑电图可以同步监测记录患者发作时的情况及相应的脑电图改变，并能区分出癫痫样放电与肌肉收缩所致的干扰伪差，在鉴别诊断中发挥重要作用。其次，前者的每次发作多有明确的活动诱发因素——突然的随意动作或姿势改变，而后者的常见诱发因素包括压力、疲劳、焦虑、缺觉等，运动诱发不明显。再次，前者发作较后者频繁，但 PKD 发作不会连续成簇出现，一次发作后有 5~20min 的不应期，而后者发作可连续成串出现。最后，前者生化检查多数正常，而后者有多种指标异常，癫痫发作可影响下丘脑-垂体-性腺轴的功能，使血清中的多种激素，包括催乳素、黄体生成素、促卵泡激素等在发作时水平升高。

【治疗】

目前，对 PKD 的药物治疗尚无大规模临床研究，只有个案报道或小规模的临床病例分析。

（1）抗癫痫药物治疗 PKD 有效。卡马西平、苯妥英、苯巴比妥、丙戊酸、拉莫三嗪、氯硝西泮、奥卡西平、氟桂利嗪等均有成功用于临床的报道。通常小剂量的抗癫痫药物即可收到较好效果。

（2）左旋多巴及抗胆碱药乙酰唑胺也可用于 PKD 的治疗。

（3）现有抗精神病药治疗 PKD 有效的报道。氟哌啶醇、利培酮药效显著。

【预后】

PKD 自然病程有年龄自限性，预后相对较好。发作频率会随着年龄增长而减少，大多数患者 20 岁以后发作频率显著减少，发作症状明显改善，少数患者缓解时间较晚，可推迟到 35 岁以后。同时，在预后方面存在性别差异，女性预后较好，发作完全停止的机会较男性大。

二、发作性非运动诱发性运动障碍

【流行病学】

原发性 PNKD 多于婴幼儿期起病，平均发病年龄 8 岁，男女比例为（1：1）～（2：1）。

【病因及发病机制】

PNKD 以家族性病例为主，其遗传方式多为常染色体显性遗传，并伴有不完全外显。相关致病基因包括：*MR-1*、*PRRT*2、*KCNMA*1 和 *SLC2A*1。绝大多数 PNKD 家系的致病基因为 *MR-1*。目前共发现 3 种 PNKD 热点突变，分别为 c. 20C>T/p. Ala7Val、c. 26C>T/p. Ala9Val 和 c. 97G>C/p. Ala33Pro 突变。对具有阳性家族史的 PNKD 患者，应首先进行 *MR-1* 基因筛查，并优先筛查 1 号外显子。

【临床表现】

PNKD 多由摄入茶、咖啡或酒精，以及精神压力、疲劳等非运动因素所诱发，饥饿以及女性月经期或排卵期亦可诱发，也可于安静状态下自发。41%患者可有先兆症状，如肢体紧张感、口部不自主运动或焦虑，部分患者可控制发作。约88%患者表现为双侧的肌张力障碍、舞蹈样动作和手足徐动症，异常动作多起源于单侧肢体，逐渐累及其他部位；约45%患者伴有构音障碍。

发作频率通常少于 1 次/d，常见为每周一至数次。每次持续 10min 至 12h，多为 10min 至 1h。同一家系的不同患者的发作频率、持续时间以及临床表现各异，可能与年龄、遗传物质的修饰及环境因素等有关。患者多于青春期达到发作高峰，20 岁后发作频率明显减少，部分女性患者在妊娠期间发作频率显著减少甚至消失。约 47% 患者具有偏头痛病史。

【诊断】

Bruno 等提出 PNKD 临床诊断标准：①婴儿或幼儿期发病；②神经系统检查正常，且排除其他继发性因素；③饮用咖啡、酒精等可诱发；④不自主肌张力障碍表现，包括肌张力异常、舞蹈症或混合型发作；⑤发作持续时间：10min 至 1h，不超过 4h；⑥家族性 PNKD。有家族史者符合上述 1~5 条标准。

【治疗】

PNKD 治疗较 PKD 困难，抗癫痫药物效果欠佳。①首先避免乙醇、咖啡、茶、疲劳、焦虑、饥饿、紧张等诱发因素。②氯硝西泮是治疗的主要药物，其作用机制是激活黑质、苍白球 GABA 受体，影响纹状体内突触前膜多巴胺的合成与释放，治疗剂量在 1~2mg/d 时疗效最佳。丙戊酸及苯巴比妥也可能有效，但苯妥英及卡马西平疗效差。③虽然 PKND 药物治疗对控制发作有一定作用，但总的效果不佳。最近，国外在探索通过在苍白球处植入电极，对深部脑组织进行电刺激，初步结果发现症状能得到明显改善，为 PNKD 的治疗开辟了一条新的途径。

【预后】

预后不详。多数学者认为 PNKD 与 PKD 一样有年龄自限性，少部分患者随年龄增长，发作会逐渐缓解。多数患者终其一生都有发作，且很难治疗。

三、发作性过度运动导致的运动障碍

【流行病学】

原发性 PED 的发病年龄为 2~30 岁，多于儿童期起病，男女比例约为 2∶3。

【病因及发病机制】

临床以散发性病例为主，仅约 10% 患者存在家族史。家族性 PED 的遗传方式为常染色体显性遗传，无遗传早现，相关致病基因包括：*SLC2A1*（1p34.2）、*PRRT2.PNKD*（*MR-1*）、*GCH1*（14q22.2）和 *ECHS1*（10q26.3）等。*SLC2A1*（*GLUT*1）基因突变中绝大多数为 de novo 突变。热点突变包括 R333.R126 和 R169 等。*SLC2A1* 基因突变型与表型之间的关系尚不明确。值得注意的是，PED 患者中存在 *SLC2A1* 基因突变者不超过 20%，故对临床诊断 PED 患者，除了进行 *SLC2A1* 基因筛查外，还应进行其他相关致病基因筛查。

【临床表现】

PED 由长时间或持续性运动（15~30min）诱发，且不被酒精、咖啡等非运动因素诱发。发作持续时间 5~45min，一般不超过 2 h。发作局限于长时间运动后的肢体，其中约 79% 患者为下肢受累，部分患者可发生跌倒。PED 患者可能存在不同程度的认知功能障碍，可伴有癫痫、偏头痛、交替性偏瘫、溶血性贫血、侵袭性行为等。缓解因素包括休息、生酮饮食等。目前 PED 的临床诊断标准尚未明确。

【诊断】

PNKD 发病率低，还未形成统一的诊断标准。

诊断要点包括：

（1）发病年龄较早，多在儿童期起病（2~20 岁，平均 8 岁）。

（2）长时间连续活动诱发发作，最常见的是 10~15min 的走路或跑步等。但突然的动作、乙醇、咖啡等不会导致发作。

（3）发作以双下肢肌张力障碍最为常见，通常持续 5~30min，发作频率低，通常数天才会发作 1 次。

（4）发作过程中患者神志清楚，事后可以回忆。

（5）发作间期神经系统检查正常。

（6）脑电图以及 CT、MRI 等影像学检查正常。

（7）脑脊液检查葡萄糖含量低于正常。

（8）抗癫痫药物治疗效果不理想。

【治疗】

（1）首先避免诱发因素，不做长时间连续活动，同时注意休息，可有效控制发作。

（2）PED 至今尚无满意的治疗方法。抗惊厥药物如苯妥英、苯巴比妥、氯硝西泮、卡马西平疗效不佳。

（3）摄取糖对 PED 患者可能是缓解因素。

（4）随着 PED 致病基因 *SLC2A* 的发现，有学者认为生酮饮食将成为 PED 治疗的一种行之有效的新方法，不仅可控制发作频率，而且可减缓发作强度。

【预后】

有年龄自限性，绝大多数患者随年龄增大，发作频率会下降，每次发作的严重程度也会减缓。

四、睡眠诱发性发作性运动障碍

目前已明确睡眠诱发性发作性运动障碍（PHD）的疾病本质为夜间额叶癫痫（nocturnal frontal lobe epilepsy，NFLE）。

【流行病学】

NFLE 是一类以睡眠相关性额叶运动性发作为主要特征的临床综合征，多出现于非快速眼动睡眠（NREM）Ⅱ期。本病起病年龄 0~20 岁，男女比例约为 7∶3。

【病因及发病机制】

临床以散发性病例为主，家族性病例多呈常染色体显性遗传性夜间额叶癫痫（autosomal dominant nocturnal frontal lobe epilepsy，ADNFLE），后者是人类发现的第一类与特定基因相关的癫痫。目前发现与 ADNFLE 相关的致病基因包括 *CHRNA4*、*CHRNB2*、*CHRNA2*、*KCNT1* 和 *PRRT2* 等，其他可能的致病基因包括 *DEPDC5.CRH* 和 *CHRFAM7A* 等。在 *ADNFLE* 患者中，*CHRNA4* 与 *CHRNB2* 基因突变占 12%~15%。*S280F* 与 *S284L* 为 *CHRNA4* 的热点突变。ADNFLE 具有临床异质性和遗传异质性。根据其遗传学基础分为离子通道基因突变和非离子通道基因突变两大类。非离子通道基因突变者发病年龄相对较早，存在精神-神经症状的概率相对较高，目前已知基因检测结果的 ADN-FLE 家系数量尚不足以获得明确的基因型-表型规律。

【临床表现】

PHD 包括肌张力不全、手足徐动、舞蹈样动作或投掷样动作。发作形式包括阵发性觉醒、阵发性肌张力障碍和阵发性梦游样行为等。可伴有噩梦、言语、惊醒、哭喊、呼吸不规则及心动过速等，同一患者往往表现刻板。部分患者可有非特异性先兆，如肢体麻木、恐惧、颤抖、头晕、坠落感或牵拉感。发作期间意识清晰，发作后无意识模糊并可重新入睡，醒后能够清晰回忆。白天小睡时亦可发作，临床表现与夜间发作相似，觉醒状态下发作极为罕见。单次发作持续时间 5s 至 5min，多不超过 2min。平均发作频率为 20d/月，1~20 次/d。发作可导致严重的睡眠障碍，患者常有失眠的主诉。发作时脑电图可见尖波或棘波，发作间期睡眠脑电图可见低频痫样波。由于奇特的临床表现，患者往往被误诊为非癫痫性运动障碍、夜惊、假性癫痫发作等。患者可同时伴有其他神经精神症状，如认知功能障碍、精神性症状等。本病多于中年后发作频率逐渐减少。

【诊断】

Kurahashi 和 Hirose 提出原发性 NFLE 诊断标准：①于睡眠中发生额叶运动性发作，伴噩梦、言语、肢体运动等；②持续时间 5s 至 5min；③神经系统体检正常；④可伴有智力下降、认知功能障碍、精神病性症状等；⑤神经系统影像学检查正常；⑥多导睡眠监测脑电图有阳性发现，随机脑电图可能正常；⑦家族性 NFLE：有家族史，呈常染色体显性遗传，并符合 1~6 条。

【治疗】

大多数 PHD 患者用小剂量卡马西平有良好的治疗效果，如无效可逐渐增加剂量直到症状控制。有一些病例对苯妥英有效，苯巴比妥和苯妥英合用也有效。而对于发作持续时间较长的患者应用苯二氮䓬类及抗癫痫药治疗效果不好。

【预后】

虽然少数病例可自发性终止，但总的来讲，PHD 不随年龄增长而发作减少，未经药物治疗的患者其发作会进行性恶化。

【鉴别诊断】

PDS 的临床诊断主要依据患者的临床表现，详细了解起病年龄、发作特点、诱因、缓解规律、既往病史、家族史及诊治经过，并进行完整的神经系统体格检查。原发性 PDS 是一排他性诊断，具有以下表现者多提示为原发性：①发作性运动障碍表现；②发作期无意识障碍；③发作间期正常；④排除继发性因素。原发性 PDS 绝大多数为家族性，如条件允许，患者及其家族成员均有必要进行遗传学检测；育龄期妇女进行产前基因检测有助于降低后代患病风险。遗传学检测结果并不影响临床诊断，但明确遗传学特点有助于选择合适的治疗方法以及判断疾病预后。近年，PDS 的研究在遗传学领域已获得一定进展。PKD、PNKD 和 PED 的主要遗传学基础已被阐明，值得注意的是，在各型发作性运动障碍疾病之间具有一定的遗传学交叉性。因此有学者建议同时用"临床诊断"与"遗传学诊断"进行描述，可以为原发性 PDS 的诊治提供更多信息，并为未来的研究与发展奠定基础。

（1）原发性 PDS 应当与癫痫、抽动症、癔症、原发性肌张力障碍、心因性发作、神经精神过度惊跳综合征、异常睡眠、Sandifer 综合征等疾病相鉴别，可根据实际情况完善相关辅助检查，如血电解质、甲状腺功能、头颅磁共振、脑电图、多导睡眠监测、脑脊液生化检查以及认知功能检测等。

（2）原发性 PDS 尚需与继发性 PDS 鉴别，后者见于多发性硬化、脑外伤或肿瘤、脑血管疾病、神经系统退行性变、中枢神经系统感染、自身免疫性疾病、围产期缺氧性脑病及甲状腺功能亢进、糖尿病，低钙血症等代谢异常疾病。

综上，虽然发作性运动障碍的致病机制尚未完全明了，但随着研究的不断深入，其临床症状复杂多样及遗传异质性之谜将被解开，也将给 PDS 新致病基因的发现、基因产物和药物的研究提供新的视野。

（王　莉　陈国洪）

第二节　抽动障碍

抽动障碍（Tic Disorder，TD）的概念由 Itard 在 1825 年首次提出，但在此后的几十年间，世界各国对该病症的了解微乎其微。直至 1885 年法国的 Gilles de la Tourette 医生经过深入观察，分析曾经诊看过的抽动障碍病例，将临床表现做了详细的记录和描述，并对外界进行报道，抽动障碍才真正被世界范围内所认识和接受。TD 是一种于儿童和青少年期起病，以快速、不自主、突发、重复、非节律性、刻板、单一或多部位肌肉运动抽动或（和）发声抽动为特点的神经精神障碍，其临床表现多样，可有多种共患病，部分患儿表现为难治性。根据临床表现和病程长短，TD 可分为短暂性 TD、慢性 TD、Tourette 综合征三种临床类型。

【流行病学】

该病多数起病于学龄期，学龄前期并不少见，低于 5 岁发病者可达 40%。运动抽动常在 7 岁前发病，发声抽动发声较晚，多在 11 岁以前发生。国内报道 8~12 岁人群中抽动障碍患病率为 2.42‰。男性明显多于女性，男女患病比率为（3~5）∶1。国外报道学龄儿童抽动障碍的患病率为 12%~16%。按目前诊断标准进行的流行病学研究显示抽动障碍在世界范围儿童和青少年中的总体发病率高达 1%。

【病因及发病机制】

抽动障碍的病因和发病机制未完全明确，其发生主要与以下几种因素相关。

1. 遗传因素　研究已证实遗传因素与 Tourette 综合征发生有关，但遗传方式不清。家系调查发现 10%~60% 患者存在阳性家族史，双生子研究证实单卵双生子的同病率（75%~90%）明显高于单卵双生子（20%），寄养子研究发现其寄养亲属中抽动障碍的发病率显著低于血缘亲属。越来越多的研究发现抽动障碍存在多种基因异常，是一种复杂的多基因病。目前报道与抽动障碍可能有关的异常基因主要包括 *SLITRK*1. *HDC*、5 - *HTTLPR*、*CNTNAP2. COMT*、*DRD*、*IL1RN* 等。

2. 神经生化异常 抽动障碍与多巴胺的关系研究是比较多的，多巴胺的功能异常理论在抽动障碍病因中占有很重要的地位。多数学者认为 Tourette 综合征的发生与纹状体多巴胺过度释放或突触后多巴胺 D2 受体的超敏有关，多巴胺假说也是 Tourette 综合征病因学重要的假说。多巴胺属于儿茶酚胺类物质，人体的运动、情感、精神等相关活动均受其调节，但多巴胺系统功能亢进或是受体过度敏感时可引起大脑的运动区过度兴奋而产生抽动。抽动障碍可能存在多巴胺（DA）、去甲肾上腺素（NE）、5-羟色胺（5-HT）等神经递质紊乱。有学者认为本病与中枢去甲肾上腺素能系统功能亢进、内源性阿片肽、5-HT 异常等有关。

3. 脑结构或功能异常 皮质-纹状体-丘脑-皮质（CSTC）环路结构和功能异常与抽动障碍的发生有关。结构 MRI 研究发现儿童和成人抽动障碍患者基底核部位尾状核体积明显减小，左侧海马局部性灰质体积增加。对发声抽动的功能 MRI 研究发现抽动障碍患者基底核和下丘脑区域激活异常，推测发声抽动的发生与皮质下神经回路活动调节异常有关。

4. 心理因素及环境因素 抽动障碍患儿出现的情绪异常也被很多国内外学者所重视，有研究发现抽动障碍伴发情绪异常的患儿可达抽动障碍患儿的 3/4。儿童在家庭、学校以及社会中遇到的各种心理因素，或引起儿童紧张、焦虑情绪的原因都可能诱发抽动症状，或使抽动症状加重。患儿情绪异常和抽动障碍可由相同的社会心理因素如精神打击、来自家庭和学校的压力、压抑不和谐的家庭环境引起，良好的家庭结构和家庭环境中抽动障碍儿童的发病率明显低于不良家庭结构和家庭环境中抽动障碍儿童的发病率。

5. 免疫因素 目前有关于抽动障碍与 T 细胞免疫的关系研究中，有结果显示在部分抽动障碍患儿的体质特征中，有一个很特殊的现象即抽动障碍患儿体内有细胞免疫功能紊乱的现象，并且部分免疫调节还出现了异常。很多学者都注意到感染可使 TD 患儿的抽动加重、反复，所以做了许多的相关研究，Leonard HL 等人发现抽动障碍的患儿常伴有链球菌感染，提出了链球菌感染后继发的免疫异常可引起神经精神性疾病的概念；还有研究发现微小病毒感染、肺炎支原体感染的患儿发生抽动障碍的概率要明显高于正常儿童，研究发现这类 TD 患儿存在 CD4、CD8 的异常，这些均提示感染引起的免疫异常与抽动障碍的发生有关。

【临床表现】

1. 基本症状 抽动是一种不自主、无目的、快速、重复和刻板的肌肉收缩，主要表现为运动性抽动和发声性抽动，按抽动的复杂程度又可分为简单抽动和复杂抽动两种形式。运动抽动的简单形式是眨眼、耸鼻、歪嘴、耸肩、转肩或斜肩等，可发生于身体的单个部位或多个部位。运动抽动复杂形式包括蹦跳、跑跳、旋转、屈身、拍打自己和猥亵行为等。发声抽动的简单形式是清嗓、吼叫声、嗤鼻子、犬叫声等，复杂形式表现为重复言语、模仿言语、秽语（控制不住地说脏话）等。40%～50% 的患儿于运动或发声性抽动前有身体局部不适感，称为感觉性抽动，被认为是先兆症状，年长儿尤为多见，包括压迫感、痒感、痛感、热感、冷感或其他异常感觉。抽动可以受意志控制在短时间内暂时不发生，却不能较长时间地控制症状。症状时轻时重，可暂时或长期自然缓解，也可因某些诱因而加重或减轻。在受到心理刺激、情绪紧张、学习压力大、患躯体疾病或其他应激情况下发作较频繁，睡眠时、注意力集中、放松、情绪稳定等情况下症状减轻或消失。

2. 临床类型

（1）短暂性 TD 是最常见的一种亚型，起病于学龄早期，4～7 岁儿童多见，男性居多。主要表现为简单的运动抽动症状，多首发于头面部，可表现为眨眼、耸鼻、皱额、张口、侧视、摇头、斜颈和耸肩等多种症状。少数表现为简单的发声抽动，如清嗓、咳嗽、吼叫、嗤鼻、犬叫或发出"啊""呀"等单调的声音。也可见多个部位的复杂运动抽动。部分患者的抽动始终固定于某一部位，另一些患者的抽动部位则变化不定。抽动症状在一天内多次发生，至少持续 2 周，美国诊断标准要求至少持续 4 周，本亚型病程要求不超过 1 年。

（2）慢性 TD 多数患者表现为简单或复杂的运动抽动，少数患者表现为简单或复杂的发声抽动，一般同一患者仅出现运动抽动或发声抽动一种形式。抽动部位除头面部、颈部和肩部肌群外，也常发生在上下肢或躯干肌群，且症状表现形式一般持久不变。抽动可能每天发生，也可能断续出现，但发作的间歇期不会超过 2 个月。慢性抽动障碍病程持续，往往超过 1 年以上。

（3）Tourette 综合征也称抽动秽语综合征、发声与多种运动联合抽动障碍、多发性抽动症，以进行性发展的多部位运动抽动和发声抽动为主要临床特征。一般首发症状为简单运动抽动，以面部肌肉的抽动最多，呈间断性，少数患者的首发症状为简单的发声抽动。随病程进展，抽动的部位增多，逐渐累及肩部、颈部、四肢或躯干等部位，表现形式也由简单抽动发展为复杂抽动，由单一运动抽动或发声抽动发展成两者兼有，发生频度也增加。其中约 30% 出现秽语症或猥亵行为。多数患者每天都有抽动发生，少数患者的抽动呈间断性，但发作间歇期不会超过 2 个月。病程持续迁延，超过 1 年以上，对患者的社会功能影响很大。

3. 共患病　约半数患儿共患一种或多种行为障碍，包括注意缺陷多动障碍、学习困难、焦虑、抑郁情绪、强迫症状或易激惹、破坏行为和攻击性行为、睡眠障碍。共患病越多，病情越严重，给治疗和管理增添诸多困难。

【辅助检查】

TD 尚缺乏特异性诊断指标，目前主要采用临床描述性诊断方法，依据患儿抽动症状及相关伴随精神行为表现进行诊断。因此，详细的病史询问是正确诊断的前提，而体格检查包括精神检查和必要的辅助检查也是必需的，检查目的主要在于排除其他疾病。脑电图、神经影像及实验室检查一般无特征性异常。少数患儿可有非特异性改变，如脑电图检查可发现少数患儿背景慢化或不对称等。头颅 CT 或 MRI 检查目的主要是排除基底核等部位有无器质性病变，如肝豆状核变性（Wilson 病）及其他器质性锥体外系疾病。心理测验有助于判断共患病。评估抽动严重程度可采用耶鲁综合抽动严重程度量表（YGTSS）进行量化评定，其判定标准：YGTSS 总分小于 25 分属于轻度，25~50 分属于中度，大于 50 分属于重度。

【诊断】

因为抽动障碍至今尚无明确的病因，所以临床工作中对该病无法用特异性的指标或辅助检查来诊断。主要通过仔细地询问患儿的病史、临床表现和医务工作者的观察及结合家长提供的视频等来诊断。但是诊断该病前需要通过颅脑的影像学检查、脑干诱发电位及脑电图等检查手段排除脑部的器质性或功能性疾病。因为抽动障碍表现的多样性、反复性及家长对该病的陌生、不认识，该病从其发病到得到临床医生的诊断可达 5 年。

1. 诊断流程

（1）采集病史：①通过临床表现归纳出患儿的抽动是运动性/发声性还是

同时存在；②有无伴发的精神症状；③对工作、生活的影响程度；④个人及家族史。

（2）检查：体格、神经及精神检查。

（3）辅助检查：①常规检查；②用来鉴别的辅助检查；③心理检查。

结合以上根据诊断标准做出诊断：如为原发性的 TD 需给予分型、评价共患病，并给予治疗；继发性 TD 需要进一步地探究其可能的病因，给予相应的处理。

2. 诊断标准　依据美国精神病学会出版的《精神障碍诊断与统计手册第5版》（简称 DSM-Ⅴ）的诊断标准，具体如下：

（1）短暂性 TD：①一种或多种运动性和（或）发声性抽动；②每天发作多次，持续至少4周，但不超过12个月；③发病于18岁以前；④排除某些药物或内科疾病所致；⑤不符合慢性 TD 或 Tourette 综合征的诊断标准。

（2）慢性 TD：①一种或多种运动性或发声性抽动，病程中只有一种抽动形式出现；②首次抽动以来，抽动的频率可以增多或减少，病程超过1年；③发病于18岁前；④排除某些药物或内科疾病所致；⑤不符合 Tourette 综合征的诊断标准。

（3）Tourette 综合征：①具有多种运动性抽动及一种或多种发声性抽动，但二者不一定同时出现；②首次抽动以来，抽动的频率可以增多或减少，病程超过1年；③发病于18岁以前；④排除某些药物或内科疾病所致。

有些患儿不符合上述诊断指标的抽动障碍，如18岁以后起病者，属于尚未界定的其他类型的 TD。而难治性 TD 是近年来小儿神经、精神科临床逐渐形成的新概念，尚无明确定义，通常是指经过硫必利、阿立哌唑等抗 TD 药物足量规范治疗1年以上无效，病程迁延不愈的 TD 患者。

【鉴别诊断】

1. 癫痫　抽动障碍在临床上容易与肌阵挛发作相混淆，肌阵挛多表现为双侧全面性，多发生于睡醒后，罕有发声，发作期和发作间期 EEG 能够鉴别。

2. 肌张力障碍　是一种不自主运动引起的扭曲、重复运动或姿势异常，亦可在紧张、生气或疲劳时加重，易与 TD 混淆，但肌张力障碍的肌肉收缩顶峰有短时间持续而呈特殊姿势或表情，异常运动的方向及模式较为恒定。

3. 排除　需排除风湿性舞蹈病、肝豆状核变性、癫痫、心因性抽动及其他锥体外系疾病。

4. 继发性 TD　多种器质性疾病及有关因素也可以引起 TD，包括遗传因素（如唐氏综合征、脆性 X 综合征、结节性硬化、神经棘红细胞增多症等）、感染因素（如链球菌感染、脑炎、神经梅毒、克雅病等）、中毒因素（如一氧化碳、汞、蜂毒等中毒）、药物因素（如哌甲酯、匹莫林、安非他明、可卡因、卡马西平、苯巴比妥、苯妥英、拉莫三嗪等）及其他因素（如脑卒中、头部外伤、发育障碍、神经变性等）。

【治疗】

因抽动障碍的症状各异，对患儿的影响也不同，针对每个患儿的治疗也要因人而异。治疗前应确定治疗的靶症状，即对患儿日常生活、学习或社交活动影响最大的症状。抽动通常是治疗的靶症状，对于轻度 TD 患儿，主要是心理疏导，密切观察；中重度 TD 患儿的治疗原则是药物治疗和心理行为治疗并重。而有些患儿治疗的靶症状是共患病症状，如多动冲动、强迫观念等。治疗原则是药物治疗和心理行为治疗并重，注重治疗的个体化。

1. 药物治疗　对于影响到日常生活、学习或社交活动的中重度 TD 患儿，单纯心理行为治疗效果不佳时，需要加用药物治疗，包括多巴胺受体阻滞剂、α 受体激动剂以及其他药物等。药物治疗要有一定的疗程、适宜的剂量，不宜过早换药或停药。

（1）常用药物：治疗 TD 的常用药物主要包括以下 4 类，用药包括超病种适应证范围用药和超年龄适应证范围用药。用药前应与患儿家长进行有效的沟通，并注意监测药物的不良反应。

1）多巴胺受体阻滞剂：是 TD 治疗的经典药物。常用药物如下：

A. 氟哌啶醇：常用治疗剂量为 0.25~0.5mg/d；1~4mg/d，2 次/d，通常加服等量苯海索（安坦），以防止氟哌啶醇可能引起的药源性锥体外系反应。

B. 硫必利（Tiapride，泰必利）：常用治疗剂量为 50~100mg，2~3 次/d，副作用少而轻，可有头昏、乏力、嗜睡、胃肠道反应等。

C. 舒必利：50~200mg/d，可有嗜睡、体重增加。

D. 阿立哌唑（aripiprazole）：一线药物，标签外用药，D2 受体部分激动剂，常用治疗剂量为 2.5~15mg/d；可有恶心、头痛、失眠、嗜睡、激惹、焦虑、嗜睡和胃肠道反应等。

E. 可乐定（特别适用于共患 ADHD 的 TD 患儿）：一线药物，标签外用药，中枢性 α 受体激动剂，常用治疗剂量为 0.1~0.3mg/d，2~3 次/d。对口服制剂耐受性差者，可使用可乐定贴片治疗。该药副作用较小，部分患儿出现镇静，少数患儿出现头昏、头痛、乏力、口干、易激惹，偶见体位性低血压及 P-R 间期延长。

2）二线药物：

A. 丙戊酸钠：增强 GABA 作用，10~30mg/（kg·d），可有体重增加、肝功能异常。

B. 托吡酯：1~4mg/（kg·d），应注意食欲减退、体重下降、泌汗障碍、认知损害等副作用。

C. 舍曲林：选择性 5-羟色胺再摄取抑制剂，为新型抗抑郁药，有抗抽动作用，与利培酮合用可产生协同作用；还可用于 TD+强迫障碍治疗。

（2）药物治疗方案：①首选药物：可选用硫必利、舒必利、阿立哌唑、可乐定等。从最低剂量起始，缓慢加量（1~2 周增加一次剂量）至目标治疗剂量。②强化治疗：病情基本控制后，需继续治疗剂量至少 1~3 个月，予以强化治疗。③维持治疗：强化治疗阶段后病情控制良好，仍需维持治疗 12 个月，维持剂量一般为治疗剂量的 1/2~2/3。强化治疗和维持治疗的目的在于巩固疗效和减少复发。④停药：经过维持治疗阶段后，若病情完全控制，可考虑逐渐减停药物，减量期至少 1~3 个月，用药总疗程为 1~2 年。若症状再发或加重，则恢复用药或加大剂量。⑤联合用药：当使用单一药物仅能使部分症状改善，或有共患病时，可考虑请神经科会诊，考虑联合用药；难治性 TD 亦需要联合用药。⑥如共患 ADHD 或其他行为障碍时，可转至儿童精神、心理科进行综合治疗。

2. 非药物治疗

（1）心理行为治疗：是综合治疗的重要环节，也是防止疾病复发和减少合并症的主要手段。

1）心理转移法：临床观察发现，抽动障碍的症状在紧张着急时加重，放松时减轻，睡眠时消失。因此，当儿童抽动发作时，不要强制其控制，最好采用转移法，如发现患儿抽动明显时，可让他帮你把报纸递过来或做些轻松些的事。这样通过减轻由抽动带来的紧张、焦虑和自卑感，通过肢体的有目的活动而逐渐减轻和缓解抽动症状。

2）认知支持疗法：儿童常因挤眉弄眼等抽动症状而深感自卑，他们不愿出头露面，社交退缩。越紧张自卑，症状越严重，症状越严重就越紧张自卑，患儿在这种恶性循环中感到痛苦，不能自拔。如果此时父母还唠叨、过分限制、没完没了地指责，犹如雪上加霜。所以，最好的办法就是打破恶性循环，在心理医生的指导下，父母与儿童一起分析病情，正确认识抽动障碍的表现，了解到抽动障碍就像躯体感冒发烧一样是一种病，并不是坏毛病，逐渐增强克服疾病的信心，消除自卑感。事实证明这是促进疾病康复，避免儿童心理发展受到影响的有效方法。

（2）饮食调整和环境治疗：除药物和心理治疗外，还应注意妥善安排日常作息时间，避免过度紧张疲劳，适当参加一定的体育和文娱活动，使其尽量处于一种轻松愉快的环境之中。食物添加剂可促使 TD 儿童行为问题的发生，包括活动过度和学习困难，含咖啡因的饮料可加重抽动症状。因此，TD 儿童应避免食用含有食物添加剂、色素、咖啡因和水杨酸等食品。

非药物治疗是改善抽动症状、干预共患病和改善社会功能的重要手段，对于社会适应能力良好的轻症患儿，多数单纯心理行为治疗即可奏效。首先对患儿及其家长进行心理咨询，调适其心理状态，消除病耻感，指导患儿及其家长、老师正确认识本病，不要过分关注患儿的抽动症状，合理安排患儿的日常生活，减轻学业负担，同时可给予相应的行为治疗，包括习惯逆转训练、暴露与反应预防、放松训练、阳性强化、自我监察、消退练习、认知行为治疗等。其中习惯逆转训练、暴露与反应预防是一线行为治疗。

3. 难治性 TD 的治疗 在排除诊断错误、选药不当、剂量不足、不良反应不耐受、用药依从性差等假性难治性 TD 后，可采用综合治疗方法，包括联合用药、尝试新药、非药物治疗、共患病治疗等。其中联合用药包括抗 TD 药物联用、抗 TD 药物与治疗共患病药物联用等，非药物治疗包括心理治疗、神经调控治疗和手术治疗等，也可以进行药物治疗与非药物治疗联用。已有报道治疗难治性 TD 新药包括新型 D1/D5 受体拮抗剂（如依考匹泮）、囊泡单胺转运体抑制剂（如四苯喹嗪）、尼古丁类药物（如美卡拉明）、大麻类药物（如四氢大麻酚）、谷氨酸类药物（如利鲁唑）、γ-氨基丁酸、非那雄胺、ω-3 等。也有报道显示对于一些药物难治性 TD 患儿，可尝试重复经颅磁刺激（rTMS）、经颅微电流刺激（CES）、脑电生物反馈等神经调控疗法；少部分可考虑转诊至神经外科行脑深部电刺激（DBS），但属于有创侵入性治疗，主要适用于年长儿（12 岁以上）或成人难治性 TD。应用多受体调节药物联合治疗或探索新药，已成为难治性 TD 治疗的趋势。通常对于难治性 TD 患儿，需要寻求多学科协作，及时转诊至儿童精神科或功能神经外科治疗。

总之，对于单纯轻度发作性症状患者应首先进行心理教育及行为治疗；若无效时可行药物治疗，其中多发性抽动症欧洲研究协会推荐利培酮为首选，其次硫必利、舒必利、阿立哌唑等，合并注意力缺陷多动症者推荐应用可乐定，药物治疗主要适用于中重度发作性症状或伴有精神症状者；若仍无效时，则可选择脑深部电刺激治疗。

【预后】

TD 症状可随年龄增长和脑部发育逐渐完善而减轻或缓解，需在 18 岁青春期过后评估其预后，总体预后相对良好。大部分 TD 患儿成年后能像健康人一样工作和生活，但也有少部分患者抽动症状迁延或因患病而影响工作和生活质量。TD 患儿到成年期的 3 种结局：近半数患者病情完全缓解；30% ~ 50% 的患者病情减轻；5% ~ 10% 的患者一直迁延至成年或终生，病情无变化或加重，可因抽动症状或共患病而影响患者生活质量。TD 患儿的预后与是否合并共患病、是否有精神或神经疾病家族史及抽动的严重程度等危险因素有关。

（王　莉　马燕丽）

第三节　以肌阵挛为主要表现的疾病

肌阵挛（myoclonus）是一种由肌肉突然、快速而短暂地收缩引起的不自主运动，一般不伴意识障碍。肌阵挛可自发出现，也可由某些因素诱发，如声、光、躯体感觉刺激、睡眠或觉醒等。中枢神经系统包括大脑皮质、皮质下（基底核）、脑干、脊髓或小脑均可引起肌阵挛发作。

肌阵挛按发作形式可分为全身性、局部性、节段性。全身性肌阵挛又称为网状反射性肌阵挛，是脑干网状结构过度兴奋，感觉刺激引起全身性肌阵挛反应，主要累及近端肌肉，肌电爆发后出现异常脑电图，感觉诱发电位正常。局部性肌阵挛即皮质反射性肌阵挛，表现为四肢远端肌肉的肌阵挛，异常脑电图与肌阵挛同步，感觉诱发电位呈高电压。节段性肌阵挛见于脑干或脊髓支配的某组肌群。脑干型节段性肌阵挛见于眼、腭、下颌、面部、舌、颈等部位；脊髓型节段性肌阵挛发生于四肢、躯干或膈肌。

肌阵挛可分为节律性肌阵挛和非节律性肌阵挛。节律性肌阵挛主要见于局部性肌阵挛，起病较急，是同一肌群有节律的、刻板的、反复的收缩，频率约为 2 次/s，持续时间较长，不受感觉刺激、主动运动、精神情绪的影响，睡眠时仍存在。非节律性肌阵挛累及身体不同部位，以四肢近端为主，多变、无规则，感觉刺激、主动运动或精神紧张时加重，入睡后消失。

肌阵挛可分为生理性肌阵挛和病理性肌阵挛。常见的生理性肌阵挛如睡眠肌阵挛，表现为在入睡过程中、睡眠时或觉醒过程中，突然的踢腿、挥动手，或手指阵挛性收缩等，脑电图正常。膈肌阵挛引起打嗝，也属生理现象。常见的病理性肌阵挛如癫痫性肌阵挛。此外，根据病因不同，肌阵挛可分为症状性肌阵挛和特发性。前者见于各种原因所致脑损伤，多表现为全身性肌阵挛，通常有进行性脑病症状，包括智力障碍、行为异常、癫痫发作等。特发性肌阵挛多为遗传性。肌阵挛的病程经过有急性、亚急性、慢性进行性、慢性非进行性和间歇性。

区分癫痫性肌阵挛和非癫痫性肌阵挛非常重要。需根据临床表现及病史、电生理检查和药理确定。癫痫性肌阵挛：各相关肌肉的收缩是同步的，肌电图的爆发波形长度在 50ms 以下，偶可达 50~100ms，EEG 的放电与肌阵挛相关性好。非癫痫性肌阵挛：各肌肉的收缩可能是不同步的，甚至交替出现，肌电图爆发多在 50ms 以上，可达 200~300ms，EEG 无典型的癫痫电活动，或与痫样放电无相关性。抗癫痫药物的治疗效果也是鉴别的重要方法。

肌阵挛也需与其他类型的不自主运动相鉴别：①舞蹈病，该病动作更为杂乱，无规律，且可以乘势变为随意运动。②运动性抽动，起病于儿童或青少年时期，主要表现为不自主的、反复的、快速的肌肉抽动，呈刻板动作，能受意志克制短暂时间，并可伴有注意力不集中、多动等。③节律性肌阵挛与震颤的鉴别较困难，后者是连续性的节律性往返运动，锥体外系病变引起的震颤都伴有肌张力增高频率为 5~6 次/s，而节律性肌阵挛的频率为 2 次/s。

一、婴儿早期良性肌阵挛

婴儿早期良性肌阵挛（benign myoclonus of early infancy）又称为良性非癫痫性婴儿痉挛（benign nonepileptic infantile spasms），是一种少见的非癫痫性发作现象，于 1997 年由 Lombgroso 等首次报道，并提出本病与小儿癫痫的区别，特别是与婴儿痉挛症的区别。本病于生后 1~15 个月均可发病，3~8 个月小儿最多见。

【病因及发病机制】

尚不明确，未见明显家族遗传倾向。有人推测本病可能是婴儿生理性肌阵挛的过度表现。有人提出可能为婴儿脑未发育成熟时兴奋和抑制减弱的双重作用。Maydell 等（2001）认为本病的发作并非真正的肌阵挛，因为皮质性肌收缩持续时间很短（20~75ms），而本病的肌收缩可持续2~4s。此外Kana-zawa（2001）认为，本病与战栗发作极相似，应看作同一类病种。对于本病的病因需进一步研究。

【临床表现】

与婴儿痉挛相似。发作时以颈肌受累最多见，即表现为突然点头，也常有上肢抬起、屈曲内收，躯干前屈，很少累及下肢，伸直后仰者少见。有时伴有眨眼或面部异常表情。发作时不伴哭叫及意识障碍，表情不痛苦。常为连续数次成串样发作，每日发作次数多少不等，可数次至100次，均在清醒期出现发作，一般在睡眠时无发作。

【诊断】

本病头颅影像学检查如CT、MRI均无异常，脑电图在发作期及发作间期均正常。本病并非癫痫，病程为自限性，不需特殊治疗，均可自然缓解。发作多在病程3个月内很快减轻，病程2周至10个月可完全停止发作，在2岁以后均不再出现症状。预后良好，神经系统检查和精神运动发育均正常。远期随访未见癫痫发作。

【鉴别诊断】

本病的临床表现与癫痫性痉挛、肌阵挛发作类似，应注意与之鉴别：①婴儿痉挛症，常表现为突然点头，上肢内收呈抱球动作，常成串发作，多伴有精神运动发育倒退，发作间期脑电图为高峰节律紊乱，发作期脑电图可表现为高波幅慢波或棘慢波爆发和（或）广泛性电压减低。②良性婴儿肌阵挛性癫痫（benign myoclonic epilepsy in infancy，BMEI），二者的名称非常相似，临床也有相似之处，但BMEI是婴儿期特发的一种癫痫，起病年龄在4个月至3岁，常有癫痫家族史，发作期脑电图为全导棘慢波或多棘慢波爆发，发作间期脑电图正常，抗癫痫药物（如丙戊酸）治疗反应良好。③此外，本病与严重婴儿肌阵挛性癫痫或大田原综合征的鉴别不难。而本病并非癫痫发作：不伴痛苦表情、无意识障碍，精神运动发育及神经系统检查均无异常，脑电图在发作期及发作间期均正常，不需抗癫痫药物治疗即可自行缓解，应慎重与癫痫性发作鉴别，避免不必要地应用抗癫痫药物。

二、点头痉挛

点头痉挛（spasmus nutans）是一种起病于婴儿时期的罕见临床综合征，由Raudnitz于1897年首次报道，有报道冬末春初发病较多。3~8个月小儿最多见，眼球震颤、点头和斜颈为本病典型的三联征。是一种发作性、非癫痫性、自限性的疾病。

【发病机制】

目前其发病机制尚不明确，仅对其临床症状的产生有一些研究假说。婴儿期的一段时间内尚不能稳定地控制眼球运动，视觉冲动传入的不稳定，影响了眼球运动系统的稳定性，导致间歇性眼球震颤。多认为点头的产生机制是一种条件控制现象或适应性行为模式，用来抑制病理性的眼球震颤，并提高视力。对于斜颈的产生机制，经过临床观察和眼动电图描记，推测它可以通过前庭机制缓解眼震，也是一种代偿行为。

【临床表现】

点头痉挛的主要临床表现为阵发性眼球震颤、点头和斜颈，但并非所有患儿均具有这三种表现，大部分同时存在眼球震颤和点头。眼球震颤为核心症状，是必须具备的，点头和斜颈目前多认为是眼震的代偿性表现。眼球震颤的特点为间歇性、不对称、快速的细小钟摆样震颤，多为双侧性，也可呈单侧性，方向可为水平、垂直或旋转，注视时加重，闭眼或睡眠时消失。头部运动形式不固定，可为横向、纵向或旋转性的摇头、点头，多为缓慢的点头状动作，在一定程度上可提高视力，对眼球震颤有代偿作用。点头和眼震为间歇性的，速度和方向均不一致，在仰卧、闭眼、睡眠时消失，直立位时加重。斜颈是一种代偿性体位，但并非所有患儿均会出现。

【诊断及鉴别诊断】

点头痉挛患儿的神经系统影像学、脑电图、眼科检查（视力、眼底、眼震电图、视网膜电图等）均无异常，部分患儿可能存在斜视。

其病因不明，是自限性疾病，多在1~2岁症状自然缓解，最晚5岁，不遗留神经系统或眼部等后遗症，无须特殊治疗。

本病应与以下疾病相鉴别：①遗传性眼球震颤，本病有家族倾向，常在出生后数周以内起病，常为两眼对称性震颤，且眼球震颤的方向与摇头一致，症状随年龄增长而逐渐减轻，但与点头痉挛不同的是，在5岁以内不会完全消失，可以持续终生，常需矫正视力。②婴儿痉挛症，是以成串的点头拥抱样发作为主，伴有进行性智力减退，脑电图呈高峰失律，二者临床表现、视频脑电图明显不同，较易区分。③类点头痉挛样病，是由眼科、神经系统或全身性的疾病引起的点头痉挛，常被称为类点头痉挛样病，完善的眼科及神经系统检查可以帮助鉴别，包括眼底检查、眼震电图、视网膜电图、视频脑电图、头颅影像学检查等。

三、战栗发作

战栗发作（shuddering attacks）是一种起病于婴儿期全身快速颤抖样动作，于 1976 年由 Vanasse 等首次报道。多起病于出生后 4 个月至 3 岁间，其特点是阵发性发抖样动作，头部战栗，貌似排尿时的颤抖。快速抖动时可伴有手臂伸直，或头颈后仰、双手握拳、牙关紧闭，但不伴意识障碍。每次发作持续 4~6s，多成簇出现，即间隔数秒或数十秒又发抖一次，在数分钟内可连续多次。发作频率不等，每日可发作数次或多达 100 次以上。发抖动作在清醒时突然出现，睡眠时消失。兴奋、激动、精神紧张时易诱发。

患儿神经发育正常，智力运动发育不受影响。实验室检查、肌电图及神经影像检查均无异常。脑电图在发作期和间期均正常。预后良好，常持续数月后逐渐自行减少，5 岁以后不再发作。有报道本类发作可能是原发性家族性震颤的早期表现，二者发抖的频率相同，普萘洛尔作为治疗原发性震颤的药物，对本病也有效。

本病成簇发作时的表现与婴儿痉挛症相似，可根据脑电图正常、发作时不伴意识障碍，发育正常、自限性病程等特点与之鉴别。此外，本类发作与良性早婴肌阵挛的临床表现很相近，于 2000 年 Kanazawa 认为二者属于同一类疾病，并提出，虽然早期文献认为战栗发作的婴儿不必进行临床深入检查，但确有时神经影像学发现异常（如胼胝体发育不良），故应注意。

四、眼球阵挛-肌阵挛综合征

眼球阵挛-肌阵挛综合征（opsoclonus-myoclonus syndrome，OMS）又称为婴儿肌阵挛性脑病（myoclonic encephalopathy of infancy），1962 年首次由 Kinsbourne 报道，是一种少见的副肿瘤综合征或病毒感染后严重的神经系统综合征，其临床特点为急性或亚急性眼球阵挛，躯干、四肢和头面部肌阵挛，小脑共济失调，行为改变和睡眠障碍。

【病因及发病机制】

本病发生在副肿瘤综合征或病毒感染后。大部分患儿在发病前 1~2 周有上呼吸道、胃肠道或其他病毒感染史，也可见于有机磷中毒、药物中毒、高渗性昏迷患者。目前认为主要病损部位可能位于小脑。现多认为本病属于自身免疫性疾病。由于缺乏特异性抗体，也有人认为 T 淋巴细胞参与了免疫损伤过程。

【临床表现】

眼球阵挛-肌阵挛综合征常发病于3岁以内，呈急性或亚急性起病。眼球阵挛与急性小脑共济失调时的眼球震颤不同，表现为两眼球快速的、大幅度、无节律、多方向的不自主杂乱运动，常为水平运动，也可为垂直或旋转运动。闭眼和睡眠时依然存在，注视或跟随物体转动时明显，当眼球已经固定于注视目标后，异常运动减轻。严重肌阵挛，见于肢体或躯干，表现为躯干、四肢和头面部抖动，严重影响运动功能。小脑共济失调，言语不清，走路不稳，震颤，精细动作不能完成。行为异常，易激惹，发育落后，智力障碍，语言迟缓。可并发各种肿瘤，神经母细胞瘤最多见，其部位多在胸腔内，也见于颈部、脊柱旁、肾上腺。部分患儿有病毒感染时症状加重。

【诊断及鉴别诊断】

诊断本病时应检查尿中香草杏仁酸（VMA）、高香草酸（HVA）含量，做同位素扫描、胸腹部CT检查，以排除神经母细胞瘤。本病实验室检查未见特殊异常。视频脑电图加肌电检查、诱发电位均正常，头颅影像学CT、MRI等多无异常病变。单光子发射计算机断层成像（SPECT）检查可见小脑（蚓部为主）血流灌注的改变，急性期血流灌注增加、慢性期减少。有关本病病理的少数报道认为有小脑变性和桥脑病变。

需与以下疾病进行鉴别：①癫痫性肌阵挛发作，发作期脑电图可见多棘慢波或棘慢、尖慢综合波，伴有肌电图的短暂爆发电位，脑电图检查对于鉴别诊断非常重要。②感染后急性小脑性炎或急性小脑性共济失调，本病多数患儿起病前也有病毒感染病史，但无肌阵挛、眼球阵挛，很少伴随行为异常和睡眠障碍，语言障碍表现为语速减慢、爆破音，呈"吟诗样"语言，内容并不减少。

【治疗及预后】

本病治疗困难，考虑本病为自身免疫性疾病，一般多用免疫抑制剂或免疫调节剂，包括口服泼尼松、大剂量甲泼尼龙、促肾上腺皮质激素（ACTH）、丙种球蛋白（IVIG）等。ACTH用量40IU/d，比泼尼松效果好。静脉注射免疫球蛋白每次2g/kg，每4周1次。血浆置换效果满意。当上述治疗不满意或激素依赖时可试用环磷酰胺或硫唑嘌呤，对30%~50%患者有一定疗效。合并肿瘤者行手术治疗，肿瘤本身于术后一般良好，但眼球阵挛、肌阵挛和智力行为障碍预后不良，少数仍有共济失调。

五、过度惊吓反应症

过度惊吓反应症（hyperekplexia），也称为家族性过度惊吓反应症或遗传性过度惊吓反应症，于 1958 年由 Kirsten 等首次报道。本病是一种遗传性神经系统疾病，新生儿期起病，当有突然的外界刺激时出现异常的全身过度惊吓反应及全身僵硬症状。

【发病机制】

1992 年 Ryan 等发现本病基因定位于染色体 5q33~35。本病有明显的遗传异质性，可为常染色体显性或隐性遗传，多呈常染色体隐性遗传，主要由 *GLRA1*、*SLC6A5* 及 *GLRB* 基因突变引起。*GLRA1* 基因编码甘氨酸受体 α1 亚单位，为最常见的致病基因，约占 80%。无论是哪种遗传方式，都是由于抑制性神经递质甘氨酸神经传递缺陷所致。甘氨酸是一种重要的突触后抑制性神经递质，其受体是配体门控氯通道，可引发突触后超极化和突触抑制。甘氨酸受体主要位于脑干和脊髓，以调节肌张力，协调脊髓反射，控制运动节律。也有报道本病与 γ-氨基丁酸（GABA）异常有关，因患者脑脊液中 GABA 减少。

【临床表现】

本病的典型临床表现为对突然的外界刺激产生过度惊吓反应，出生后不久即可出现。诱发因素常为突然不能预期的听觉、视觉或触觉刺激，有时甚至在轻触鼻尖、喂奶或换尿布等日常护理时也可诱发。临床症状轻重不一，轻者仅表现为过度的惊吓反应，表现为眨眼、肢体抖动、惊跳，重者可紧随出现短暂的全身僵硬，即全身肌肉收缩，屈曲强直，有时伴尖叫，持续 10~15s，可逐渐缓解。患儿对视、听、触等外界感觉刺激不产生习惯化，因而总是产生强烈反应，常表现精神紧张和恐惧感。常见肌张力增高、肌强直、喂养困难，甚至呼吸运动障碍、呼吸暂停等严重症状危及生命。情绪紧张、寒冷疲劳、恐惧等可使惊吓反应加重，镇静剂可使之减轻。肌强直在清醒时严重，入睡后减轻。婴儿期由于肌强直而致运动发育落后，步态不稳。1~3 岁以后，肌强直逐渐好转，主动活动增加，运动水平可以逐渐达到正常。儿童期以后对感觉刺激仍反应强烈，除全身抖动外，严重的可出现惊吓后突然跌倒，常致损伤，但意识无障碍，多能立即站起。部分病例过度惊吓反应可持续存在。此外，本病还可见腱反射亢进、步态异常，以及脐疝、心律失常等。本病智力发育正常。

【诊断及鉴别诊断】

点鼻反射为本病较为特征性的体格检查方法，阳性反应可为早期诊断线索之一，即叩击患儿鼻尖或眉间，阳性可诱发出面部肌肉收缩同时伴有头后仰或身体僵硬的反应。本病实验室检查、神经影像学检查及肌电图无异常。发作间期脑电图可正常或呈非特异性改变，诱发惊吓反应及身体僵硬时脑电图不伴癫痫样放电，同步肌电图可见大量肌电伪差。

过度惊吓反应症应与惊吓反应性癫痫鉴别。惊吓反应性癫痫是一种反射性癫痫，多由声音或触觉诱发，也可自发性发作，有异常的惊吓反应，可伴意识障碍，也常伴智力和运动发育落后，发作期脑电图有广泛性电衰减或双额区为主的不规则棘慢波。此外，本病在婴儿时期肌强直现象常被诊断为痉挛性脑瘫，还应与之鉴别。

【治疗及预后】

氯硝西泮是治疗本病最有效的药物，可以减轻肌强直，缓解惊吓反应。临床上需根据患儿的病情及耐受情况调整氯硝西泮剂量，范围为 0.02 ~ 0.2mg/（kg·d）。其他抗癫痫药物如丙戊酸、苯巴比妥也有助于消除症状。年长儿用丙戊酸也有效。除药物治疗外，Vigevano 动作（使患儿保持头及四肢向躯干屈曲的姿势）可应用于严重病例，此项操作有助于缓解全身僵硬导致的新生儿青紫。

本病预后一般较好，智力发育正常，运动发育落后的患儿可随年龄增长而逐步恢复到正常水平。部分患儿可出现淡漠、自卑、社交恐惧、焦虑症等表现，家长正确的引导及必要时给予心理治疗对患儿的心理健康及个性发展十分必要。

六、原发性肌阵挛

原发性肌阵挛（essential myoclonus），又名多发性副肌阵挛（paramyoclonus multiplex），是一种非进行性肌阵挛，病程良性，故亦称良性原发性肌阵挛，于 1881 年由 Feiedreich 首次报道。可能为常染色体显性遗传，也可为散发性。

本病于学龄期或稍晚起病。肌阵挛多为频发，全身性见于躯干和四肢近端。也可为局部性或一侧性肌阵挛，或由局部性发展为全身性。腹肌、膈肌、下颌、舌肌也可受累。不伴意识障碍。精神紧张或注意力集中时加重，睡眠时消失。

神经系统检查正常，智力正常。实验室检查、肌电图及神经影像检查均无异常。发作期脑电图无异常，极少数病例可有非特异性脑波改变。鉴别诊断应排除以肌阵挛为症状的疾病，特别是肌阵挛性癫痫。

本病预后良好，多可自然好转，精神运动发育不受影响，但易复发。轻症不需特殊治疗。必要时给予氯硝西泮缓解症状。其他药物可选用丙戊酸、卡马西平。安坦可能对部分患儿有效。

（唐志慧　王　媛）

第四节　以肌张力不全为主要表现的疾病

肌张力不全（dystonia）也称肌张力障碍或肌紧张异常，因骨骼肌不能随意控制而引起的不正常动作，是由于某些原因使骨骼肌中两组相反功能的主动肌和拮抗肌不协调、持续性的收缩，从而引起姿势异常、反复不自主的运动、部分身体扭曲的综合征。最早由 Oppenheim 于 1911 年进行描述。

【发病机制】

引起该病的部位位于基底核，尤其是纹状体，基底核神经元之间的信息传递依赖于神经递质，如多巴胺、乙酰胆碱、γ-氨基丁酸等，当神经递质间的平衡被破坏或特异性受体的功能出现异常时，导致纹状体（尾状核、壳核）-苍白球-丘脑的联系通路中断。目前临床上应用电生理、生化、基因测序和脑功能显像技术对肌张力不全神经功能紊乱的病理、生理机制的阐明有更进一步的帮助。

【临床表现】

肌张力不全容易被误解为肌张力增高或减低。实际上是特指一种具有特殊表现形式的不自主运动，主要表现是异常的表情、姿势或不自主的变换动作。临床表现取决于受累肌肉的部位、收缩强度和不同肌肉的组合。小儿肌张力不全的临床表现随着病情进展有改变。病初只在自主动作时出现异常的骨骼肌收缩，呈间歇性发作，之后慢慢进展为静止时亦有收缩，运动和姿势明显改变。根据发生的部位不同，可分为局部性、多灶性、全身性和一侧性，肢体的各个部位均可见。这种异常体位可见于肢体、躯干、头颈，长时间持续性的强有力的肌肉收缩严重时可致关节、肌肉损伤，甚至肌溶解，造成残疾。肌张力不全在情绪激动、焦虑时会加重，入睡后消失，这种不自主运动常伴随有震颤、舞蹈手足徐动等其他类型的异常运动同时发生。

【分类】

小儿肌张力不全的病因一般分为特发性肌张力不全和症状性肌张力不全两大类。

（1）特发性肌张力不全以独立的疾病为表现，其特点是：没有特异的神经病理改变；没有其他的神经系统受累症状；围产期正常，生长发育正常；无诱发因素，无服用能引起肌张力不全的药物病史，但有明显的遗传异质性，可有神经生化异常。可起病于各年龄段、各个种族。起病年龄越小，症状表现多以局部性肌张力不全开始，向其他部位扩张，逐渐发展成为全身性肌张力不全。起病年龄越大，多从颈、面部肌肉开始，长期保持局部性肌张力不全。

（2）症状性肌张力不全（symptomatic dystonia），不是一个独立的疾病，多继发于其他神经系统疾病，是其中的一个症状，如神经系统变性病、遗传代谢病、中枢神经系统感染、缺氧、外伤、中毒、药物反应等。

一、婴儿良性阵发性斜颈

婴儿良性阵发性斜颈（benign paroxysmal torticollis，BPT）是由 Snyder（1969）首次报道，目前发病原因不完全清楚，有相关报道认为该病是由外周前庭器官发育异常引起，与儿童良性眩晕综合征（benign paraoxysrnal vertigo，BPV）类似，可有家族史，可伴有偏头痛史，可伴有听力功能减退、突发性耳聋等。

该病起病于婴儿期，绝大多数在出生后 2~8 个月，男女比例相近，发病诱因可有受凉史，刷牙或罹患疾病，多于晨起后出现头偏向一侧，而下颌旋向另一侧，持续时间从数小时至数周不等，反复周期性发作，可两侧交替发生；缓解后无畸形残留，并随年龄增长逐渐减轻，多于 2~5 岁停止发病；发作时多无意识障碍，无不自主运动，无眼球运动受累，但部分患儿发作时可伴有其他症状，常见的有面色苍白、呕吐，较大患儿可有行为改变，如烦躁、嗜睡，甚至出现共济失调、癫痫症状；颈部影像学、头颅影像学、脑脊液、脑电图检查等神经系统相关检查无异常，部分报道称前庭功能检查于发作期可呈阳性，阳性率为 15%~33%，部分患儿数年后出现听力减退。

该病诊断依据临床表现，需与相关可引起斜颈的疾病进行鉴别：如外伤后引起的颈椎脱位、胸锁乳突肌损伤，或前庭功能紊乱，抗精神病药物引起的类似症状，多伴有复视、肿瘤压迫、相关部位的畸形等。并应与先天性肌性斜颈、先天性眼性斜颈、点头痉挛相鉴别。先天性肌性斜颈为胸锁乳突肌发生纤维化挛缩，于生后数周内可发现胸锁乳突肌有硬块，并出现头后仰、间歇性斜颈。先天性眼性斜颈是由于眼部肌肉麻痹，为了获得更好的视觉效果，因此长时间头偏斜一侧引起的一种代偿性的改变。点头痉挛以间歇性眼球震颤、点头和斜颈为主要表现，其中斜颈亦为代偿性改变。

该病为自限性良性疾病，多在 1~5 岁自然缓解；无特殊有效治疗方法，推拿、按摩亦不能减轻和防止复发，经休息后可自行缓解。虽有部分患儿数年后出现良性阵发性眩晕综合征或偏头痛，但预后较好。

二、小儿良性阵发性强直性向上注视

小儿良性阵发性强直性向上注视（benign paroxysmal tonic upgaze of child-hood）是一种良性的肌张力不全疾病，是常染色体显性遗传，该病的发病可能因相关神经递质缺陷，而使控制眼球垂直运动的核上径路紊乱，多于生后7~20 个月起病。临床表现为清醒期时突然出现双眼阵发性强直性向上凝视，发作时间约数十秒至数十分钟，可成串发作，发作间期不定，可每日发作，亦可数周发作；发作时无意识障碍，部分患儿在发作时可有共济失调、步态异常，故该病又名阵发性强直性向上注视伴共济失调。发作时脑电图正常，神经系统影像学等相关检查均正常。需要鉴别的疾病有特殊类型的癫痫，如肌阵挛性癫痫发作、失神发作等，以上疾病发作同期脑电图显示异常，另需鉴别的疾病有脑干病变、视网膜病变以及药源性反应，可有明确病灶及药物接触史。该病多于 1~2 岁后消失，故预后良好。

三、药物反应性肌张力不全

药物反应性肌张力不全是指由于药物剂量不当或药物本身的副作用导致的运动及姿势异常的肌张力不全。婴幼儿的血脑屏障功能不成熟，药物直接从血液进入大脑，另肝肾功能的代谢功能亦不够成熟，致使药物的灭活和排出较少。

锥体外系生理功能的维持依赖两种机制，一是以多巴胺能神经为主（包括 5-HT 能神经）的抑制作用，另一是以胆碱能神经为主的兴奋作用，正常情况下，以上两种机制处于相对平衡状态，但目前有两大类药物即吩噻嗪类和丁酰苯类药物，可阻滞多巴胺受体，导致多巴胺作用减弱，使胆碱能神经占据主导，出现相应的临床症状。甲氧氯普胺又名胃复安、灭吐灵，属吩噻嗪类，通过延髓催吐化学感受器而阻断多巴胺受体发挥作用，是外周多巴胺受体拮抗剂。氟哌啶醇，是治疗抽动障碍的主要药物，属丁酰苯类，是一种多巴胺受体阻滞剂，尤其是对黑质纹状体的多巴胺受体进行阻滞。另有异丙嗪、奋乃静、氟利多、舒必利、感冒类药物、多潘立酮、甲硝唑、硝苯地平、氟桂利嗪、卡马西平等也可以引起不同程度的锥体外系反应。

主要临床表现为肌震颤、头后仰、斜颈、不自主运动、静坐不能、发音困难、共济失调等帕金森综合征。该病诊断依靠询问病史了解到特殊用药史，早发现，早治疗。治疗原则是及时停用引起上述症状的相关药物，轻者停用药物后无须特殊治疗可自行缓解，重者可应用抗胆碱类药物治疗，如东莨菪碱、山莨菪碱，也可用苯巴比妥钠、地西泮、安坦缓解症状。阿托品属于 M 胆碱受体阻滞药，使神经递质乙酰胆碱不能与受体结合而呈现与拟胆碱药相反的作用。其药理作用能使大剂量甲氧氯普胺中毒引起的锥体外系症状和体征消失。该病预后良好。

应注意与中枢神经系统感染、破伤风、癫痫等相鉴别，以上疾病可有明确感染因素，或脑脊液、影像学或脑电图的异常改变；另需与其他锥体外系疾病如婴儿阵发性斜颈、点头痉挛等相鉴别，这两种疾病的起病年龄小，特殊用药史是鉴别的关键。

（毕文静　徐凯丽）

第十三章 发作性共济失调

第一节 概　述

　　发作性共济失调（episodicataxia，EA）是一组罕见的以常染色体显性遗传为主要遗传方式的离子通道病，具有明显的临床和遗传异质性，其发病率非常低，大概不到 1/100 000，目前仅有美国、巴西、中国、俄罗斯等少数国家报道过。发作性共济失调 I 型于 1975 年由 Van Dyke 首次报道，根据流行病学统计粗略估算其发病率大约为 1/5 000 000，其发病年龄为 2~15 岁。发作性共济失调 II 型发病率大约为 1/100 000，发病年龄范围为 2~20 岁。其他类型更为罕见，IV 型、V 型于成年后发病，VIII 型于新生儿期发病，VI 型多有散发病例，VII 型多见于家系病例。

　　根据临床表现及基因特征，本病可分 8 型：①发作性共济失调 I 型（episodicataxia type I，EA1），系编码神经元电压门控性钾离子通道（Kv1.1）KCNA1 基因突变所致，定位于 12p13。该类型发生率较高，发作时表现为眩晕、构音障碍、无力、震颤、癫痫发作，持续时间短，多为数秒至 1min，发作间期表现为肌纤维颤动。②发作性共济失调 II 型（episodicataxia type II，EA2），系编码神经元电压门控性 P/Q 型钙离子通道 α1 亚单位（Cav2.1）的 CACNA1A 基因突变所致，定位于 19p13。发作时表现为眩晕、构音障碍、复视、无力、强直性上视、头痛、癫痫发作、肌张力障碍、认知障碍，发作间期可见眼球震颤、共济失调，发作时间可长达数小时，发作间期表现为眼球震颤、共济失调。③发作性共济失调 III 型（episodicataxia type III，EA3），突变基因不明确，以眩晕、复视、无力、耳鸣、头痛、视觉模糊为主要表现，可持续 1min 至 6h，发作间期表现与 EA1 相同。④发作性共济失调 IV 型（episodicataxia type IV，EA4），突变基因不明确，以眩晕、复视为主要表现，可持续数小时，发作间期表现为眼球震颤、异常眼球平滑追随运动。⑤发作性共济失调Ⅴ型（episodicataxia type Ⅴ，EA5），由编码电压门控性P/Q型钙离子通道的β4亚单位的 *CACNB4* 基因突变所致，定位于2q22~23。发作时表现为眩晕、构音障碍，发作间期可见眼球震颤、共济失调，发作时间可长达数小时，发作间期表现与EA2相同。⑥发作性共济失调Ⅵ型（episodicataxia type Ⅵ，EA6），系编码兴奋性氨基酸转运体-1的 *SLC1A3* 基因突变导致，定位于5p13.2。发作时有眩晕、无力、癫痫发作，可持续数小时至数天，发作间期表现与EA5相同。⑦发作性共济失调Ⅶ型（episodicataxia type Ⅶ，EA7），突变基因不明确，发作时表现为眩晕、构音障碍、无力，可持续数小时至数天，发作间期无特殊表现。⑧发作性共济失调Ⅷ型（episodicataxia type Ⅷ，EA8），系编码泛素蛋白连接酶的 *UBR4* 基因突变导致，定位于1p36.13。发作时表现为眩晕、无力，持续数分钟至1d，发作间期表现为肌纤维颤动、眼球震颤、共济失调。目前已有报道的大多数临床病例为EA1型及EA2型。

由于许多编码离子通道、转运蛋白或突触蛋白的基因在调节中枢神经系统神经兴奋性方面具有重要作用，一旦这些基因发生突变，也可引起各种各样的发作性神经系统症状，而发作性共济失调仅仅是其中之一。比如编码电压门控钠离子通道（Nav1.2）的基因 *SCN2A*，其发生突变后不仅可引起良性家族性新生儿惊厥，而且也是晚发型发作性共济失调的病因。其他与发作性共济失调相关的基因还有 *ATP1A3*、*NALCN*、*DARS2*、*SLC2A1*、*FGF14*、*PRRT2* 等，同样还可引起癫痫以及发作性运动障碍。

除上述离子通道病可引发发作性共济失调以外，还应与以下原因相鉴别：首先应排除药物过量，常见于苯妥英钠等抗癫痫药物；其次需排除各种代谢病，如Leigh病、丙酮酸脱氢酶或脱羧酶缺乏、枫糖尿病、尿素循环酶缺乏、维生素E缺乏引起的脊髓小脑变性等；再者需排除多发性硬化、癫痫、体位性眩晕、椎-基底动脉缺血、间歇性梗阻性脑积水等导致发作性共济失调的病因。

离子通道病引发的发作性共济失调患者应用乙酰唑胺或碳酸酐酶抑制剂治疗是有效的，代谢性疾病所致的发作性共济失调可根据代谢异常的特点补充相关药物亦有效，但在药物治疗无效或不能耐受药物治疗时可致残。

第二节　发作性共济失调Ⅰ型

【病因及发病机制】

发作性共济失调Ⅰ型（EA1）于幼儿期或青春早期即可有典型发作，平均发病年龄小于8岁，可由躯体或心理创伤、发热、前庭刺激、惊跳反射、突然运动、摄入咖啡因、反复膝盖弯曲、锻炼等原因诱发。

EA1是一种常染色体显性遗传的钾离子通道疾病，*KCNA1*是目前已知唯一与本病有关的致病基因，位于12p13，负责编码电压依赖型钾离子通道（Kv1.1），目前已发现30种突变，绝大多数为错义突变。在小脑组织中存在篮细胞、中间神经元及浦肯野细胞，前二者与后者之间形成γ-氨基丁酸能突触，突触前动作电位对浦肯野细胞产生抑制性输入影响。由于Kv1.1在篮细胞及中间神经元高度表达，当*KCNA1*基因突变后，突触前篮细胞出现超兴奋性，过度释放神经递质γ-氨基丁酸，抑制浦肯野细胞动作电位产生，使浦肯野细胞的抑制性输出明显减少，出现EA1型小脑共济失调症状。

【临床表现】

典型表现为头部、四肢骨骼肌的阵挛，伴随运动不协调及平衡障碍，部分患者可伴有眩晕、复视、视物模糊、恶心、头痛、出汗、躯体僵硬、动作笨拙、构音障碍、呼吸困难等表现。每次发作一般持续数秒至数分钟，也有少数可持续数小时至数天。发作频率最高可超过15次/d，最低可小于1个月1次。

发作间期多见肌纤维震颤，以口周或眼眶肌肉细微颤抖为特征，也可见于放松平放的手指出现明显横向运动。发作期也可出现肌纤维震颤，但很少伴有共济失调或其他神经系统症状。

癫痫发作在EA1患者中较多见，表现为光敏性癫痫，可出现强直-阵挛或局灶性发作，也可表现为头、眼向相反方向偏转，眼睑眨动，咂嘴，呼吸暂停及口唇发绀。EA1患者可出现骨骼畸形，表现为脊柱侧凸或后侧凸、高腭弓、颅面先天畸形等。

【实验室检查】

1. 常规生化检查　血常规、肌酸激酶、电解质基本正常。体液免疫、抗核抗体谱、抗中性粒细胞胞浆抗体、血沉、补体检测可排除自身免疫性疾病继发的离子通道疾病。

2. 肌电图 几乎所有 EA1 患者都可见持续性、自发性重复放电，神经运动和感觉传导速度正常。部分患者在模拟局部缺血（应用袖带血压计在臂或前臂保持充气状态 15min）后，肌电图上可见到肌纤维颤动活动。周围神经兴奋性测试对 EA1 患者具有较高的特异性及灵敏性，可出现轴索超兴奋性及电紧张阈值降低。

3. MRI EA1 患者的头颅 MRI 检查一般是正常的，部分可见小脑萎缩。

4. 肌活检 部分 EA1 患者可见到双侧腓肠肌肥大，肌纤维增粗，肌糖原耗竭，但该检查对诊断帮助不大。

5. 基因检测 针对 *KCNA1* 基因进行检测，若能发现相关突变，见表 16，可明确诊断。

【诊断】

EA1 的诊断主要依靠临床症状及体征、家族史、辅助检查，而明确诊断需要基因检测。

【治疗】

有多种药物能改善 EA1 患者的症状，但因缺乏临床试验及相关研究，不能比较药物之间的有效性，单一用药治疗效果差。目前应用的药物有：

1. 乙酰唑胺 一种碳酸酐酶抑制剂，可降低部分 EA1 患者发作频率及病情严重程度，具体机制不明确。推荐起始剂量每天 125mg/次，肾功能正常的患者可增加每日剂量，安全剂量为每天 8～30mg/kg，可 1 次或分 4 次口服，每天极量不超过 1g。肝肾功能及肾上腺功能减退患者慎用。长期应用乙酰唑胺治疗可能出现不良反应，比如疲倦、感觉异常、躁动、肾结石，应及时停止治疗。

2. 抗癫痫药物 部分对此类药物敏感的 EA1 患者可减少其发作频率。

（1）苯妥英钠：每天口服 150～300mg，可有效控制某些患者癫痫发作；3.7mg/（kg·d），可改善肌肉强直及运动协调。但是年轻患者应慎用，可能造成永久性小脑功能障碍和萎缩。

（2）舒噻嗪：50～200mg/d 可能降低发作概率，其不良反应有感觉异常和发作性腕骨痉挛。

（3）卡马西平：规定剂量 1 600mg/d，但需根据年龄、体重等不同因素进行调整。

（4）拉莫三嗪：能改善部分患者发作，因而被建议作为替代治疗。

表 16　*KCNA*1 常见致病性变异位点

Mutation	Main functional defects compared to wild-type channels	Reference
R167M	Not functional with dominant negative effect	Tomlinson et al. (2013)
V174F	Marked reduction of surface expression	Adelman et al. (1995)
I177N	Reduction of surface expression with dominant negative effect, positive shift of voltage dependence of activation, slower activation, faster deactivation	Imbrici et al. (2003)
F184C	Reduction of surface expression, positive shift of voltage dependence of activation, slower kinetic of activation	Adelman et al. (1995)
C185W	Not functional with dominant negative effect	Tomlinson et al. (2013)
T226A/M	Marked reduction of surface expression, positive shift of voltage dependence of activation, slower deactivation, slower activation	D'Adamo et al. (2015)
T226R	Marked reduction of surface expression with dominant negative effect, positive shift of voltage dependence of activation, slower activation, slower deactivation	Zerr et al. (1998)
T226K	Not functional with dominant negative effect	Zuberi et al. (1999)
R239S	Not functional with strong dominant negative effect	Chen et al. (2007)
A242P	Marked reduction of surface expression, negative shift of voltage dependence of activation, slower activation, slower deactivation	Adelman et al. (1995) Eunson et al. (2000)
P244H	No differences between wild-type and mutant	Eunson et al. (2000)
F249I	Marked reduction of surface expression, slower deactivation	Adelman et al. (1995)
ΔF250	N/A	Shook et al. (2008)
N255D	Not functional with dominant negative effect	Glaudemans et al. (2009)
I262M	Not functional with dominant negative effect	Lassche et al. (2014)
I262T	N/A	Klein et al. (2004)
V299I	Positive shift of voltage dependence of activation with dominant negative effect	Rajakulendran et al. (2009)
L305F	Dominant negative effect on the Kv1.1 potassium channel gating properties	Poujois et al. (2006)
R307C	Not functional with dominant negative effect, positive shift of voltage dependence of activation	Graves et al. (2010)
G311S	Reduction of surface expression, positive shift of voltage dependence of activation, faster C-type inactivation	Zerr et al. (1998)
E325D	Marked reduction of surface expression with strong dominant negative effect, 60mV positive shift of voltage dependence of activation, faster deactivation, faster activation, faster C-type inactivation	Adelman et al. (1995)
L329I	N/A	Knight et al. (2000)
S342I	N/A	Lee et al. (2004)
V404I	Small effect on surface expression, positive shift of voltage dependence of activation, slower activation, slower deactivation	Eunson et al. (2000)
I407M	Not functional with dominant negative effect	Tomlinson et al. (2013)
V408A	Faster activation and deactivation, faster C-type inactivation, faster recovery from inactivation	Adelman et al. (1995)
V408L	Faster C-type inactivation	Demos et al. (2009)
F414C	Not functional	Imbrici et al. (2008)
F414S	Not functional with dominant negative effect, positive shift of voltage dependence of activation	Graves et al. (2010)
R417stop	Not functional with dominant negative effect	Eunson et al. (2000)

第三节　发作性共济失调Ⅱ型

【病因及发病机制】

发作性共济失调Ⅱ型（EA2）一般于幼年期或成年早期发病，发病年龄范围为 2~32 岁，可因压力、劳累、发热、高温，或摄入咖啡因、酒精、苯妥英钠等诱发。

EA2 是一种常染色体显性遗传的钙离子通道疾病，其致病基因是 *CAC-NA1A*，位于 19p13，负责编码 P/Q 型电压门控钙离子通道的 α1 亚基（Cav2.1），目前已知超过 60 种杂合突变，大多数为无义突变或移码突变致出现终止密码子。该类型钙离子通道在浦肯野细胞及小脑颗粒细胞高度表达，可调节钙离子向胞内流动并控制浦肯野细胞放电的精确性。由于 *CACNA1A* 突变，导致钙离子内流减少及浦肯野细胞不规律放电，出现 EA2 型小脑共济失调症状。

CACNA1A 同时也是家族性偏瘫性偏头痛 1 型（familial hemiplegic migraine type 1，*FHM*1）和脊髓小脑共济失调 6 型（spinocerebellar ataxia type 6，

*SCA*6）的致病基因，因基因突变增加钙离子内流，导致异常神经递质释放及兴奋性毒性。而三种疾病在临床表现方面有相互重叠之处。

【临床表现】

典型表现为发作性共济失调、眩晕、恶心、发音不清，可持续数小时，甚至数天，可伴随复视、耳鸣、肌张力障碍、构音障碍、偏瘫、癫痫发作、头痛、认知障碍等症状。有研究称超过半数 EA2 患者出现共济失调时伴随眩晕、无力，还有其他相关研究表示 50%EA2 患者可出现周期性偏头痛，不伴随意识丧失。有些患者最初在幼年期起病时表现为发作性双眼强直性向上凝视，可持续数分钟至 1h，当病情进展逐渐出现小脑症状时，发作性双眼强直性向上凝视症状消失。

EA2 型发作频率从 1~2 次/年至 3~4 次/周不等，也有间隔 50 年再次复发的报道。

部分患者在病初的发作间期可能无明显症状，但会出现缓慢进展的共济失调表现，最终约 80% 患者可有共济失调症状，90% 患者有多种多样的眼球震颤表现，比如凝视诱发的眼球震颤、反跳性眼球震颤、原发性下跳性眼球震颤。反跳性眼球震颤是一种短暂眼震，通常发生在较长时间偏离中心（离心）眼位固视后，眼球回到正中位置时，经常与凝视性眼震伴发。在侧方离心眼位固视时出现凝视性眼震，当眼球回到正中位置时出现慢相漂移但方向朝向之前离心固视眼位，而眼震快相朝向相反方向。反跳性眼震本质上也是一种向心性眼震，不同的是发生在眼球回到正中位置时，而向心性眼震是发生在向侧方注视时。反跳性眼震反映了长时间维持离心眼位注视过程中出现的代偿性偏差，但也有见于脑干舌下前核-前庭内侧核区域试验性病灶的报告。

【实验室检查】

1. 神经影像学

（1）头颅 MRI 检查可见小脑蚓部萎缩。

（2）MRS 检查可能发现小脑肌酐水平下降，未经乙酰唑胺治疗的患者可能发现小脑细胞内 pH 值异常。

2. 电生理

（1）肌电图未见肌纤维纤颤。

（2）单纤维肌电图可能发现颤抖和阻滞。

3. 基因检测 通过分子遗传学检测手段，若能确认先证者 *CACNA1A* 基因有杂合致病突变，即可诊断。但是有些 EA2 患者进行 *CACNA1A* 基因直接测序不能发现任何点突变，需借助多重连接探针扩增技术才能证实存在大片段缺失或成倍重复。

【诊断】

目前尚无正式的临床诊断标准。如果患者出现临床症状及体征，有家族史，结合辅助检查结果，疑诊 EA2，需进一步行基因检测。

【治疗】

1. 乙酰唑胺　对绝大多数 EA2 患者而言，可有效降低发作频率及病情严重程度，耐受性良好，但是不能改善发作间期症状。推荐起始剂量每日 125mg/次，根据病情需要，可增至 500mg/次，2 次/d。

2. 4-氨基吡啶　一种非选择性电压门控钾离子通道阻滞剂，可有效降低发作频率及持续时间，改善生活质量。推荐剂量 5~10mg/次，3 次/d。

第四节　其他类型离子通道病相关的发作性共济失调

一、发作性共济失调Ⅲ型

发作性共济失调Ⅲ型（EA3）相关基因突变尚不明确，可能与染色体 1q42 相关。该类型发病年龄为 1~42 岁，一般于刚成年时发病，仅见于个别家系报道。曾有 1 例加拿大家系病例中描述患者有周期性躯干共济失调、眩晕、耳鸣症状，一般持续不到 30min，发作间期有头痛、视物模糊、肌纤维颤动、复视、无力等症状。若患者在发作期出现眩晕、耳鸣，发作间期无眼球震颤的表现，可区别于 EA1 及 EA2 患者。

二、发作性共济失调Ⅳ型

发作性共济失调Ⅳ型（EA4），也叫周期性前庭小脑共济失调，发病年龄为 21~60 岁，相关基因突变也不明确，曾见于美国北卡罗来纳州的两个有亲属关系的家族病例报道。发作期可见前庭性共济失调、眩晕、凝视诱发的眼球震颤、异常眼球平滑追随运动，可持续数小时。乙酰唑胺疗效不佳。

三、发作性共济失调Ⅴ型

发作性共济失调Ⅴ型（EA5）由位于 2q22~23 的 *CACNB*4 基因突变所致。

该基因编码电压门控性 P/Q 型钙离子通道的 β4 亚基，与 α1 亚基的羧基端直接相互作用，有助于调控钙离子的电流振幅、电压依赖性、活化及失活的动力学。目前已发现在一个该类型的家系患者中出现 *C104F* 的错义突变，而且 *CACNB*4 基因突变也曾见于全面性癫痫家系（*C104F*）及少年肌阵挛癫痫（*R482X*）报道。该类型发作表现与 EA2 类似，唯一不同之处是发病年龄较 EA2 晚。

四、发作性共济失调Ⅵ型

发作性共济失调Ⅵ型（EA6）由 *SLC1A3* 基因突变导致，该基因定位于 5p13.2，编码兴奋性氨基酸转运体-1（*EAAT*1）。该转运体存在于小脑及脑干部位，负责突触对谷氨酸再摄取，由于基因突变导致谷氨酸在细胞外过度积累并造成神经毒性损害。目前在文献报道中仅发现 *P290R* 及 *C186S* 两种突变。

EA6 型主要表现为较重的共济失调，进行性加重的偏头痛，可伴恶心、呕吐、畏光、眩晕、无力、癫痫发作等症状，一般持续数小时至数天，发作间期表现与 EA5 型类似。曾见于两例无任何关系的个案病例报道，其中一例散发患儿因发热性疾病出现癫痫、偏头痛、交替性偏瘫等严重症状；另一例患者表现出典型的 EA2 型症状。

五、发作性共济失调Ⅶ型

发作性共济失调Ⅶ型（EA7）相关基因突变尚未发现，可能与染色体 19q13 相关。一般于 20 岁之前发病，发作期表现与 EA2 类似，可出现眩晕、构音障碍、乏力、肌张力障碍等，发作期无特殊表现。

六、发作性共济失调Ⅷ型

UBR4 是发作性共济失调Ⅷ型（EA8）致病基因，负责编码泛素蛋白连接酶，定位于 1p36.13，目前已发现一错义突变（*R5091H*）。该基因与细胞质内的钙调蛋白相互作用，可能起到调节神经兴奋性作用。最近孟德尔遗传人类数据库已录入一例瑞士三代家系 EA8 病例，发作时表现为摇晃、全身乏力、说话发音不清，其他特点还包括眼周肌颤搐、肌纤维颤搐、眼球震颤以及永久性意向性震颤。氯硝西泮治疗有效。

第五节　发作性共济失调的鉴别诊断

依据临床表现和体征、辅助检查及基因检查，各类型发作性共济失调鉴别不难，但需注意以下原因引起的发作性共济失调。

一、发作性运动诱发性运动障碍

发作性运动诱发性运动障碍（PKD）是一种常染色体显性遗传病，由基因 *PRRT2* 的杂合致病突变所致，发病年龄从 4 月龄至 57 岁不等，典型发病期在儿童或青春期，男性多见。其特征表现为突然站起、受惊吓或速度改变等突然运动诱发的单侧或双侧不随意运动，同时可有各种肌张力障碍、舞蹈手足徐动症、投掷样动作，不伴意识丧失，有时发作前可出现紧张、僵硬、感觉错乱等先兆症状。发作期一般持续数秒至 5min，但也可持续数小时，发作频率由每个月 1 次至每天 100 次不等。PKD 表型还包括良性家族性婴儿癫痫、婴儿惊厥和舞蹈手足徐动症（ICCA）、偏瘫性偏头痛、伴或不伴先兆的偏头痛、发作性共济失调。苯妥英钠或卡马西平可有效减少或阻止发作。

二、发作性非运动诱发性运动障碍

发作性非运动诱发性运动障碍（PNKD）也是一种常染色体显性遗传病，由编码肌纤基因调节因子 1（*MR1*）的基因突变所致，发病年龄从 4 月龄至 57 岁不等，发病高峰期在儿童或青春早期，也可晚至 50 岁起病。本病具有自发性，也可由于饮食酒精、咖啡、茶叶、巧克力，兴奋、紧张、疲劳等因素诱发，出现单侧或双侧不随意运动，一般于觉醒期发作，表现为肌张力不全性姿势伴舞蹈样和舞动运动，可能伴有发作先兆，不伴意识丧失，可持续数分钟至数小时，每天数次发作。发作频率、持续时间、严重性以及伴随症状在不同家族间差异较大。地西泮或氯硝西泮治疗有效。

三、艾萨克综合征

艾萨克综合征又名获得性神经性肌强直（NMT），是一种罕见的神经肌肉疾病，由于神经元兴奋过度，导致肌肉持续性收缩或痉挛以及肌肉肥厚。本病继发型可能与周围神经病变或放射后治疗有关。发病年龄为 15~60 岁，一般不由运动诱发，但睡眠或全身麻醉时可发病，患者的上肢及躯干肌肉明显僵硬，还可出现肌肉痉挛、多汗、延迟性肌肉松弛等表现。部分患者有睡眠障碍、焦虑、失忆等症状。20%患者可有胸腺瘤，40%患者可检测到钾离子通道抗体阳性。

四、脊髓小脑共济失调6型

脊髓小脑共济失调6型（SCA6）唯一的致病基因是 *CACNA1A*，应用分子基因检测技术在 *CACNA1A* 基因第47外显子探测到20~33次CAG三核苷酸重复扩增即可确诊，超过99%的患者均可发现。SCA6发病年龄为19~71岁，平均发病年龄在43~52岁。在同一家族中，发病年龄及临床表现也有很大差异。

本病进展缓慢，大约90%患者病初表现为步态不稳、蹒跚、平衡障碍，其余患者首发症状为构音障碍，最终所有患者均表现出步态共济失调、上肢运动不协调、意向性震颤、构音障碍。

约50%患者可有复视，其余患者因为难以注视运动中的物体而出现视觉障碍，还可出现水平凝视诱发眼球震颤和垂直眼球震颤。其余的眼球运动异常包括周期性交替性眼球震颤、反跳性眼震。

40%~50%的SCA6患者可有反射亢进和足底伸肌反应。25%左右的患者可出现肌张力障碍和眼睑痉挛等基底核体征。

SCA6患者一般没有认知缺陷、感觉异常、肢体僵硬、偏头痛、原发性视觉障碍、肌萎缩等表现。

本病仅能对症支持治疗，尽管锻炼及理疗不能遏制运动不协调或肌肉乏力恶化，但仍建议患者保持运动，减少热量摄入，补充维生素。乙酰唑胺能消除共济失调的发作，但不能延缓病程进展。前庭神经抑制剂能缓解眩晕和（或）震动幻觉。虽然快速眼动睡眠障碍（RBD）在SCA6患者中非常少见，但氯硝西泮有助于改善该症状。持续气道正压通气有助于缓解呼吸暂停。

五、家族性偏瘫性偏头痛

家族性偏瘫性偏头痛（FHM）是一种常染色体显性遗传病，与EA2是等位基因的钙离子通道病，本病约50%的家族患者在 *CACNA1A* 基因上有致病性杂合错义突变。本病共分3型，其中FHM2的致病杂合突变在 *ATP1A2* 基因上，*SCN1A* 基因的杂合致病突变可导致FHM3。FHM有两种存在形式：①单纯型FHM（占80%），其发作间期所有家族患者体格检查均正常；②伴永久性小脑症状的 FHM（占 20%），发作间期有眼球震颤和（或）共济失调。

FHM 是一种有先兆的偏头痛，通常于 20 岁之前起病，可由典型偏头痛诱因（食物、气味、劳累、压力等）、轻微头外伤、脑血管造影诱发。先兆的神经症状明确定位于大脑皮质或脑干，包括视觉障碍（包括盲点、闪光幻觉、闪光暗点和复视）、感觉缺失（面部或肢体的麻木或感觉异常）及言语障碍（常在右侧肢体偏瘫时出现），而且必须有运动障碍（单侧肢体无力）。在先兆期，偏瘫症状至少与上述一种症状相伴随出现，而最近研究发现在拥有 *CACNA1A* 基因致病突变的家族患者中，约 10% 出现伴或不伴先兆的偏头痛时，没有偏瘫发作。FHM1 可有进行性小脑功能缺陷，40%～50% 患者可出现眼球震颤、晚发型轻度共济失调，其中约 60% 患者可有永久性小脑症状。部分 FHM2 家族患者严重发作时可出现惊厥发作伴周期性昏迷。当 FHM 发作时，神经功能缺陷可持续数小时至数天，甚至比偏头痛持续的时间还长，失忆症状可持续数周至数月。本病发作频率从 1 次/d 至一生不足 5 次不等，随年龄增长而下降。部分 FHM1 患者头颅 MRI 可见小脑蚓部萎缩。试验性乙酰唑胺或试验性预防偏头痛药物治疗有效。预后方面，单纯型 FHM（占 80%）的神经系统预后较好。

六、代谢性疾病

本类疾病多为常染色体隐性遗传病。常见有尿素循环障碍引起的高氨血症（比如高氨血症 II 型、瓜氨酸血症、精氨酸琥珀酸血症、精氨酸血症、鸟氨酸血症），氨基酸尿症（包括间歇性枫糖尿病、Hartnup 病），乳酸、丙酮酸代谢异常（包括 Leigh 病、线粒体脑肌病），维生素 E 缺乏（维生素 E 缺乏性脊髓小脑变性、Friedreich 共济失调伴维生素 E 缺乏），植烷酸代谢异常（如 Refsum 病）等，均可引发发作性共济失调。

1. 尿素循环障碍引起的高氨血症　正常人通过肝脏的尿素循环途径将具有神经毒性的氨分子转化为水溶性的、无毒的尿素，经肾脏排出体外。在正常尿素循环中需以下 6 种酶参与：①氨基甲酰磷酸合成酶（CPS）；②鸟氨酸氨甲酰基转移酶（OTC）；③精氨酸琥珀酸合成酶（AS）；④精氨酰琥珀酸裂解酶（AL）；⑤精氨酸酶（ARG）；⑥N-乙酰谷氨酸合成酶（NAGS）。其中除 OTC 酶缺陷系 X 连锁显性遗传外，其余酶缺陷均属常染色体隐性遗传。以上任一酶缺陷均可造成尿素循环障碍，致血氨增高，大量氨分子在脑细胞中与谷氨酸形成谷氨酰胺并累积，使其渗透压增高，导致脑水肿，进一步造成供血不足，使神经元、轴突、树突和突触功能障碍，引发各种高血氨性脑病。

高氨血症可因摄取高蛋白以及感染诱发。生后不久出现的严重高氨血症表现为昏睡、局灶或全面性癫痫发作，最终导致昏迷。轻中度高氨血症在婴幼儿期可出现间歇性共济失调、构音障碍、呕吐、头痛、眼睑下垂、不随意运动、癫痫、意识障碍等。

本病依靠血氨、血尿素、血气分析、血尿氨基酸和有机酸分析以及酶学测定等检查以确诊。

2. 氨基酸尿症

（1）间歇型枫糖尿病：常染色体隐性遗传病。由于体内部分支链酮酸脱羧酶缺乏，因此临床表现不如经典型明显。在婴儿期及幼儿早期，患儿的体格及智力发育正常，未发病时可耐受正常剂量的亮氨酸摄入，血氨基酸及尿有机酸筛查可正常或轻度支链氨基酸增高，在有感染或其他诱发因素时，可出现间歇性短暂的共济失调、嗜睡、行为异常、癫痫发作等表现，反复发病可导致智力障碍、体格发育迟缓、喂养困难等。根据尿的特殊气味及尿2，4-二硝基苯肼试验初步诊断。

（2）Hartnup病：常染色体隐性遗传病。系定位于5p15.33的*SLC6A19*基因发生纯合子或复合杂合子的致病突变，造成小肠黏膜刷状缘和近端肾小管上皮对色氨酸、甲硫氨酸等中性氨基酸的转运出现障碍，导致潴留的氨基酸变为吲哚类毒性物质，在阳光照射、情绪压力、磺胺类药物等诱发因素下，患者出现光敏性糙皮样皮疹、发作性共济失调、震颤、舞蹈病、精神障碍、智力障碍及氨基酸尿等症状。按累及组织部位不同分为经典型及变异型，经典型累及肠道黏膜及肾脏，变异型仅累及肾脏。

本病发作可持续2周左右，当出现共济失调症状时可伴有眼震和肌张力降低。随着年龄增长，发作频率逐渐下降，症状逐渐减轻。在治疗方面主要补充蛋白质，可用色氨酸乙酯，口服烟酰胺对皮炎效果明显。

3. Friedreich 共济失调　是一种儿童期起病的常染色体隐性遗传病，少数可散发，系定位于9q13的负责编码可溶性线粒体蛋白（frataxin）的基因FRDA突变导致，其98%突变形式为1号内含子内部GAA三核苷酸重复扩增，造成线粒体蛋白减少，由于脊髓和心肌是frataxin高表达部位，因此最先受累，出现脊髓变性和心肌病表现。

本病于2~16岁（平均11岁）起病，躯干和下肢共济失调、步态不稳，跑步困难为多数患者的首发症状，随病情进展可累及上肢，查体可有闭目难立征及指鼻试验阳性、震颤、轮替运动不良等。少数患者最先出现脊柱侧弯、肢体笨拙或心脏病。患者可出现腱反射消失，巴宾斯基征阳性，肌张力一般正常，下肢震动觉和位置觉减弱或消失，触觉减退，痛温觉正常。2/3患者有脊柱侧弯，严重时可影响心肺功能。随着病程进展，可出现构音障碍、锥体束征或深感觉减弱或消失。

心肌病常为进行性，心律不齐、心力衰竭可在共济失调症状前后出现，心电图可见T波倒置、ST段下降、QRS低波幅或心律失常，心脏彩超可显示肥厚性心肌病，晚期可有心力衰竭。

电生理提示体感诱发电位异常，肌电图可见肌束震颤。

脊髓MRI可见萎缩，以上颈段明显。

4. Refsum病 Refsum病又称植烷酸累积病或多神经炎性遗传性运动失调症，是一种罕见的常染色体隐性遗传的单基因突变导致的脂质代谢缺陷病。其致病基因90%以上在 *PHYH*（负责编码植烷酸辅酶A羟化酶），少于10%在 *PEX7*（负责编码过氧化物酶体靶向信号2型受体）。因基因突变致植烷酸α氧化障碍，在血液、神经系统及其他组织中累积，特别在脑神经元内累积后引起神经元变性，区域脱髓鞘，出现小脑共济失调、慢性或复发性多神经病、色素性视网膜炎、夜盲、耳聋、心肌病、鱼鳞病等。其中小脑共济失调可与感觉性共济失调共存，出现意向性震颤、运动协同障碍、语言含糊不清、眼球震颤伴黑蒙等症状。血浆和尿中植烷酸浓度持续增高，为本病主要特异性异常，可达10~50mg/dL（正常0.2mg/dL以下）。

七、其他可伴发发作性共济失调的疾病

如多发性硬化、体位性眩晕、椎-基底动脉缺血、梅尼埃病、间歇性梗阻性脑积水等。

（刘　凯　马燕丽）

第十四章 发作性睡眠障碍

第一节 概 述

睡眠是人类重要的生理活动之一，人的一生中有 1/3 的时间要在睡眠中度过。睡眠有多方面的生理意义，包括消除疲劳，恢复体力和精力，提高机体免疫力等。睡眠对儿童还具有促进生长发育的特殊意义，因此睡眠质量对健康的影响非常重要。随着现代医学水平的提高，既往严重影响儿童健康的感染性疾病和营养性疾病罹患率已经有了明显的下降，这使得儿童的睡眠问题等心理行为问题相对更为突出。据国外相关资料报道，儿童睡眠障碍总发生率在 10%~45%。睡眠障碍严重影响着儿童的身心健康及学习、生活，儿童的睡眠问题日益受到小儿神经、精神及心理等专业的重视，睡眠异常对儿童认知发育的影响，以及在某些神经内分泌疾病发病过程中的作用日益受到关注。

一、正常睡眠的特点

睡眠是相对于觉醒的复杂生理状态，主要特征包括感觉与反射的兴奋阈增高，意识水平低落、不清晰，以及在强烈刺激下可唤醒等。在睡眠中，躯体的大多数生理活动出现一系列变化，如心率、呼吸减慢，血压下降，基础代谢率降低，肌张力降低，副交感神经兴奋性增强。在整个睡眠过程中，脑电图和躯体的生理活动呈周期性变化。

二、睡眠周期

根据睡眠时脑电图及眼动、肌电、呼吸等生理参数的周期性变化，将睡眠分为两个时期。

1. 非快速眼动睡眠（non rapid eye movement sleep, NREM 睡眠） 又称

正相睡眠或慢波睡眠，正常睡眠由此开始。随着睡眠由浅入深，脑电图上的波幅增高，频率变慢。眼动图上无眼球的同向快速运动。按照夜间多导睡眠脑电图的改变，NREM 期又可分成 4 期。

（1）第 1 期（思睡期）：处于嗜睡状态。脑电图开始时 α 波波幅增高，区域扩大；然后 α 波减少，频率变慢，波幅降低。此时低波幅快波活动增加，有时与 α 波交替性出现，并可有慢波增加。

（2）第 2 期（浅睡期）：α 波逐渐消失，初期以低波幅 θ 波和 β 波为主，后期 θ 波活动增加，并出现顶尖波。此期常见睡眠纺锤。

（3）第 3 期（中睡期）：慢波增多，δ 波占 20%～50%，常出现睡眠纺锤，外界刺激可引起 κ 复合波。

（4）第 4 期（深睡期）：睡眠纺锤逐渐消失，外界刺激不能引起 κ 复合波，高波幅 δ 波逐渐占优势。

NREM 睡眠 1～2 期被称为浅 NREM 睡眠，第 3～4 期为深 NREM 睡眠，又称为慢波睡眠（slow wave sleep，SWS）。

2. 快速眼动睡眠（rapid eye movement sleep，REM 睡眠） 又称异相睡眠或去同步化睡眠。眼动图上出现眼球的同向快速协同运动，为该期的特征性表现。脑电图上出现低波幅 θ 波和 β 波活动，同时间歇性低波幅 α 波，无睡眠纺锤或 κ 复合波。此期可见顶、颞部尖波爆发，觉醒阈最高，一般的外界刺激不易唤醒；呼吸不规则，肢体动作多且多梦。此期一般持续 20～30min，之后又转入 NREM 睡眠。如此周而复始，约 90min 重复一次，构成一个完整的睡眠周期。一般每个晚上 4～6 个周期。

三、实验室检查和睡眠分析的常用指标

1. 常用辅助检查 临床为确定睡眠障碍的诊断，需要进行多项辅助检查。以下主要介绍两种常用的诊断睡眠障碍的分析方法，即多导睡眠图和睡眠潜伏期试验。

（1）多导睡眠图（polysomnography，PSG）是诊断睡眠障碍疾病的关键检测手段。PSG 记录患者在全夜睡眠过程中的多种生理信号，记录参数包括脑电图（EEG）、眼动图（electrooculogram，EOG）、肌电图（electromyogram，EMG）、心电图（ECG）、血氧饱和度测定、呼吸运动和气流检测等，可对睡眠时间、睡眠结构和各期睡眠时间进行显示和分析，具有准确、全面、简易、无痛苦等优点，已经越来越广泛地被用于睡眠疾病的诊断和治疗。

（2）多次睡眠潜伏期试验（multiple sleep latency test，MSLT）是专门用来检测在缺乏警觉因素的情况下自然睡眠的倾向性的睡眠试验，对于发作性睡病和白天过度睡意的诊断具有里程碑式的意义。将患者置于安静、舒适的暗室内描记 PSG，间隔 2h 小睡一次，每次小睡记录 20min，之后使患者保持清醒直至下一次记录开始。通过分析每次小睡的潜伏期及平均睡眠潜伏期，以及 REM 是否出现及其潜伏期，判断是否存在警觉度下降及嗜睡倾向。成人平均睡眠潜伏期应大于 10min。8~10min 为可疑，少于 8min 则属异常。

2. 常用睡眠分析指标　根据 PSG 检查结果，可对睡眠的结构和过程进行客观分析，常用的具有诊断意义的睡眠分析指标包括以下几种。

（1）睡眠潜伏期：即从 PSG 记录开始至 NREM 第一期出现（至少持续 3min）的时间，也称入睡潜伏期。正常时间为 10~30min，一般入睡潜伏期超过 30min 为入睡困难。

（2）睡眠觉醒次数和时间：用多导睡眠脑电图检查，觉醒的标准是在睡眠分期的任一时段中，觉醒脑电活动超过 50%。正常成人全夜睡眠中，大于 5min 的觉醒次数应少于 2 次，醒觉总时间不超过 40min。

（3）总睡眠时间：指实际睡眠的总时间，正常变异很大，因个人、年龄、和生活环境而异。

（4）醒觉比：睡眠中总醒觉时间与总睡眠时间之比。

（5）睡眠效率：总睡眠时间与睡在床上的总时间之比，一般以大于 80% 作为正常的参考标准。睡眠效率与年龄密切相关，儿童睡眠效率一般较高。

（6）睡眠维持率：指总睡眠时间与入睡开始到晨间觉醒之间的时间之比，临床通常以>90% 作为正常参考标准。

（7）NREM 各期的比例：不同年龄组 NREM 各期的比例差异很大，正常成人 NREM 睡眠总时间通常占睡眠时间的 75%~80%。其中，第 1 期通常占 2%~5%，第 2 期占 45%~55%，第 3 期占 3%~8%，第 4 期占 10%~15%。

（8）REM 睡眠的分析指标：一般包括：REM 睡眠潜伏期，指从入睡开始到 REM 睡眠出现的时间，年长儿或成人通常为 70~90min。临床上儿童 REM 睡眠潜伏期的缩短，主要见于发作性睡病。发作性睡病可以在入睡后不经过 NREM 睡眠而直接进入 REM 睡眠，称为 "REM 起始睡眠"（REM‐onset sleep）。REM 睡眠潜伏期的延长，多见于睡眠零乱的患者，常因为失眠或因睡眠中呼吸障碍和不自主运动等，NREM 睡眠受到不断的干扰，以致难以进入 REM 睡眠。正常成人全夜 REM 睡眠次数一般为 4~5 次。正常年长儿或成人 REM 睡眠占全夜睡眠时间的 20%~25%。

四、睡眠障碍

睡眠障碍（sleep disorder，SD）是指在睡眠过程中出现的各种影响睡眠的异常表现，它可由环境和身体某些系统生长发育相互作用产生的功能失调引起，也可由呼吸、神经、消化等各系统的疾病引起，直接影响儿童的睡眠结构、质量以及睡眠后复原程度。睡眠是人体重要的生理活动，儿童尤为重要，常见的儿童睡眠障碍包括入睡相关障碍、睡眠昼夜节律紊乱、异态睡眠（睡惊症、梦魇、睡行症、遗尿症、磨牙）等，这些严重影响其近远期身心健康，应引起临床医生及家长的足够重视。

1. 儿童睡眠障碍的流行特征　国外资料表明儿童睡眠障碍发生率为 10%~45%，青春期为 11%~30%。我国有学者运用 Meta 分析对 2004—2013 年间发表的中国 0~12 岁儿童睡眠障碍的报告率进行系统评价，结果表明我国儿童睡眠障碍合并报告率为 35.1%，不同地区报告率有显著性差异，东、中、西部地区报告率分别为 32.5%、37.7%、42.4%；相关症状在性别间存在显著性差异，男童在打鼾、张口呼吸、呼吸暂停、磨牙、睡眠不安等症状的报告率显著高于女童，而女童在梦呓症状上报告率高于男童；学龄期和学前期的儿童睡眠不安、磨牙和打鼾三个症状的发生率都较高，学龄期儿童睡眠状况不如学前期儿童。近年来关于儿童睡眠障碍的发病率及相关因素分析有散在报道，但各地区差异较大。北京市海淀区 6 月龄至 4 岁儿童睡眠问题的发生率为 57.6%；睡眠不安、节律紊乱以及异态睡眠的比例分别为 47.7%、4.6%、22.3%；一些家庭养育方式可能与儿童睡眠问题的发生有关。青海省 3~6 岁儿童睡眠障碍发生率为 24.4%，以 4~5 岁居多，男孩显著多于女孩（$P<0.05$）；主要表现为睡眠不安、睡眠节律紊乱和磨牙；母孕期早醒、父母打鼾、居室内嘈杂、睡眠俯卧位、（外）祖父母看护和儿童食欲减退是发生儿童睡眠障碍的危险因素。研究表明珠海市 3~6 岁儿童睡眠障碍症状发生率为 43.2%；经多因素分析发现，儿童睡眠障碍的主要危险因素有早产、儿童哮喘病史、家长教育态度、近期家中发生重大事件、新进幼儿园等。上述研究中关于儿童睡眠障碍的发生率有增高趋势且报道不一，这可能与近年来儿童睡眠障碍就诊率提高和纳入研究的目标人群及研究方法不统一有关。

2. 儿童睡眠障碍与各系统疾病的关系　睡眠医学作为一门边缘学科，与神经科学、心理学、精神医学、儿科学及耳鼻咽喉学等有着紧密的联系。儿童睡眠障碍常与各系统的疾病同时存在且相互影响，故在诊疗过程中应予以重视。

（1）呼吸系统：儿童睡眠呼吸障碍是指睡眠过程中频繁发生部分或全部上气道阻塞，扰乱儿童正常通气和睡眠结构，从而引起的一系列病理生理变化。扁桃体及腺样体肥大是儿童睡眠呼吸障碍最主要的病因，但扁桃体的大小与睡眠呼吸障碍的严重程度并没有显著关联。贺秋红等研究显示，小儿鼾症的主要病因为扁桃体及腺样体肥大，临床上主要伴随夜间睡眠反复惊醒等症状。最新研究表明，Pierre-Robin 综合征（Pierre Robin syndrome，PRS）是引起儿童睡眠呼吸紊乱（sleep-disordered breathing，SDB）的高危因素。积极治疗影响睡眠的器质性疾病可改善睡眠质量。

（2）消化系统：傅旭明研究表明，厌食症儿童梦呓、磨牙、夜惊、夜醒、梦魇和夜游发生率、睡眠障碍、入睡时间和日间功能障碍评分均高于健康儿童。另有研究对存在厌食和睡眠障碍的儿童进行身高、体质量、皮脂测量，血清胃动素、生长抑素、胃饥饿素（ghrelin）检测，结果显示生长抑素可使食欲减弱并抑制睡眠；厌食和睡眠障碍儿童对胃饥饿素（ghrelin）反应不敏感。

（3）泌尿系统：遗尿症是儿童常见的睡眠问题，发生率为 3%~10%，男性多于女性。既可以发生于非快速眼动（NREM）睡眠，也可以发生于快速眼动（REM）睡眠。遗尿症可与某些躯体和精神疾病并存，如糖尿病、尿路感染等，也可能与其他类型睡眠障碍并存。积极治疗遗尿可有效改善儿童睡眠障碍。

（4）内分泌系统：国外相关研究显示，青少年肥胖是导致睡眠障碍的一个重要危险因素。相反，研究表明在 0~7 岁儿童中的睡眠时间并不会过多地影响儿童的体重指数（BMI），不宜过早对肥胖儿童进行干预。周芳等研究显示，睡眠减少可导致 BMI 增高，并增加发生糖代谢紊乱、胰岛素抵抗、高血压等风险，是肥胖儿童发生代谢综合征的重要因素。另外有研究显示，肥胖与儿童睡眠呼吸障碍具有相关性。周慧兰等研究显示，肥胖、腺样体大、扁桃体大为阻塞性睡眠呼吸暂停低通气综合征（OSAHS）发病的高危因素。

（5）血液系统：缺铁性贫血（IDA）患病高峰期与睡眠-觉醒模式形成期一致，而睡眠及睡眠-觉醒模式对婴幼儿脑功能、认知、神经运动及气质的发育形成等具有重要作用。IDA 婴幼儿具有夜间睡眠时间缩短、夜醒次数增加及脑电睡眠记录中的睡眠纺锤波、快速眼动睡眠异常等，对婴幼儿睡眠质量的影响具有长期效应。李晓华等研究发现睡眠障碍组儿童血铅水平及铅中毒发生率均明显高于非睡眠障碍组儿童。铅的神经毒性作用使脑神经细胞受到不同程度的损害,破坏正常的神经递质平衡,从而发生心理行为异常,睡眠障碍是其中重要的临床表现之一。

(6)神经精神系统:常见的神经系统疾病如脑性瘫痪、癫痫等常患不同类型的睡眠障碍。另外一些常见的精神行为障碍,如儿童多动症、孤独症谱系障碍也常伴睡眠障碍。刘娟等研究发现脑性瘫痪儿童发生睡眠障碍为67.6%,其中睡眠不安、入睡困难、打鼾症状的发生随着患儿年龄的增加而增高;而肢体抽动、梦魇、磨牙症状均没有表现出年龄的差异。郭柳等研究发现癫痫患儿睡眠障碍相关症状较正常儿童发生率高,其中反复翻身、性情急躁发生率最高。睡眠打鼾和梦游、做噩梦存在性别差异。注意力缺陷多动障碍(ADHD)易共患其他疾患,如抽动障碍、抑郁、睡眠障碍等,处理不当易出现严重心理、人格和社会交往障碍,影响其远期预后。有研究显示,25%~55%的ADHD患儿存在睡眠问题。睡眠障碍在自闭症谱系障碍(ASD)患儿中发生率高,且形式复杂多样。睡眠障碍有脑电图改变的病理生理机制,反映了脑部调节功能异常或遗传变异的可能性,与年龄、症状本身、发育进程、认知水平、行为情绪、共患病、家庭养育和环境因素关系密切,多种药物治疗有效果,是不可忽视的重要问题。王广海等研究发现ASD患儿总体睡眠问题的发生率为71.0%,各类睡眠问题的发生率为14.5%~38.7%。这说明睡眠问题在自闭症儿童中比较普遍,且与情绪行为问题关系密切,应当对其进行综合的临床干预。

3. 临床干预 目前儿童睡眠障碍在临床干预方面,主要有积极开展睡眠卫生健康教育、针对原发病因治疗、认知行为治疗等方法。国外有研究显示儿童睡眠障碍的适当诊断和早期管理可改善其神经认知功能和行为问题。另外保障儿童充足的睡眠时间也非常重要,美国睡眠医学会(AASM)于2016年首次发布了儿童和青少年最佳睡眠时间共识,具体如下:4~12个月婴儿,睡眠12~16h(包括小睡);1~2岁儿童,睡眠11~14h(包括小睡);3~5岁儿童,睡眠10~13h(包括小睡);6~12岁儿童,睡眠9~12h;13~18岁青少年,睡眠8~10h。由于4月龄以内婴儿的睡眠模式及睡眠持续时间个体差异较大,且对健康影响的相关循证医学数据不足,故AASM此次制定的儿童睡眠时间推荐中没有4月龄以下的数据。在药物治疗方面,有研究结果证实,服用褪黑素后起效快,可显著改善脑损伤儿童的睡眠抵触情绪,缩短睡眠潜伏期,减少夜间觉醒次数;连续2~3周的褪黑素应用,大部分患儿疗效显著，且无明显的不良反应，而且部分患儿服用褪黑素后，白天易激惹、不易控制的情绪好转。虽然越来越多的睡眠障碍患儿被使用褪黑素治疗，但这种做法未被验证并且存在风险。另有研究显示维生素 D 可较好地改善 6 个月至 2 岁儿童睡眠障碍的症状。但该研究不能排除研究对象是否患有佝偻病等因素，仍有待进一步研究。虽然有学者尝试研究新的药物治疗，但是目前主要还是应用镇静催眠类药物，但这类药物主要应用于成人，儿童罕见报道。中医辨证论治儿童睡眠障碍，有较好疗效。有研究表明，中药颗粒剂与水煎剂均能降低失眠患者匹兹堡睡眠质量评分及儿童睡眠紊乱量表评分，相比之下，颗粒剂携带及服用方便，口感较好，可增加患者服药依从性，缩短病程。近代各医家有不同观点，唐坤泉认为小儿睡惊症其病位主要在胆，基本病机是胆气虚弱，疏泄不利，以中医"药食同源"为特色，运用以调畅胆气、清胆宁神为主法的清胆宁神茶饮方治疗小儿睡惊症疗效明确。宋书征等认为儿童厌食症可引起睡眠障碍，睡眠障碍亦可加重厌食症的发生，同时 2 个因素叠加则可加重对儿童身心健康的危害，其机制多责之于患儿脾胃虚弱，纳运失调，中医药治疗效果显著。王莹等认为小儿夜啼是儿科常见的睡眠障碍，该病的发生与心、脾关系密切，当以安神止啼为治疗大法，创立芯连汤，并随症加减，临床上取得很好疗效。苏允鹏等选择 48 例睡眠障碍患儿，采用推拿结合耳穴贴治疗，总有效率 91.67%。证实推拿结合耳穴贴治疗儿童睡眠障碍安全有效，无不良反应。

儿童睡眠障碍发病率逐年增高，且与各系统疾病关系密切，但目前相关研究多有限，尤其是儿童睡眠障碍的临床干预，目前尚无安全有效的方法，仍有待进一步研究。

国际睡眠障碍分类（第 3 版）（International Classification of Sleep Disorders，ICSD-3，2014，刘艳骄翻译版）见表 17。

表 17　国际睡眠障碍分类（ICSD-3，2014)

睡眠障碍（Dyssomnias）

内源性睡眠疾病

心理生理性失眠

睡眠状态知觉错乱

特发性失眠

发作性睡病

复发性嗜睡症

特发性嗜睡症

外伤后嗜睡症

阻塞性睡眠呼吸暂停综合征

中枢性睡眠呼吸暂停综合征

中枢性肺泡低通气综合征

周期性睡眠肢体运动病

不宁腿综合征

其他尚未确定的内源性睡眠疾病

外源性睡眠障碍

睡眠卫生性睡眠不适当

环境性睡眠疾病

高山性失眠症

睡眠调节性睡眠疾病

睡眠不足综合征

限制环境安排性睡眠疾病

睡眠开始伴随疾病

食物过敏性失眠

夜间摄入饮食综合征

催眠药物依赖性睡眠疾病

兴奋剂依赖性睡眠疾病

酒精依赖性睡眠疾病

中毒性睡眠疾病

睡眠障碍（Dyssomnias）

    尚未确定的外源性睡眠疾病

日节律性睡眠疾病

    时间带变化综合征

    轮班不适睡眠疾病

    不规则型睡眠-觉醒模式

    睡眠时相后退综合征

    睡眠时相前进综合征

    非 24h 型睡眠-觉醒模式

    其他尚未确定的日节律性睡眠疾病

    睡眠时的伴随症

唤醒障碍

    错乱性唤醒

    睡行症

    睡惊或夜惊

睡眠-觉醒转换疾病

    节律性运动障碍

    睡眠时惊起

    梦呓（寝言）

    夜间下肢腓肠肌痉挛

通常快速眼动睡眠（REM）所伴随的睡眠并发症

    梦魇

    睡眠麻痹

    睡眠关联性的阴茎勃起障碍

    睡眠关联性疼痛性阴茎勃起

    REM 睡眠关联窦性停搏

    REM 睡眠行为障碍

    其他的睡眠伴随症状

    睡眠磨牙

    睡眠遗尿

续表

睡眠障碍（Dyssomnias）

    睡眠关联异常吞咽综合征

    夜间阵发性肌张力障碍

    不能解释的夜间猝死综合征

    原发性打鼾

    婴儿睡眠呼吸暂停症

    先天性中枢性肺泡低通气综合征

    婴儿猝死综合征

    良性新生儿睡眠时肌阵挛

    尚未确定的其他睡眠伴随症

    伴内科/精神科损害的睡眠疾病

  伴有精神障碍的睡眠疾病

    精神疾病

    情感疾病

    不安（焦虑）疾病

    恐怖性疾病

    酒精性精神疾病

    人格障碍相关性睡眠障碍

    躯体形式障碍相关性睡眠障碍

  伴有神经疾病的睡眠疾病

    脑变性疾病

    痴呆

    帕金森综合征

    致死性家族性失眠症

    睡眠关联性癫痫

    睡眠放电性癫痫状态

    睡眠关联性头痛

  伴有其他内科疾病的睡眠疾病

    嗜睡病

    夜间心源性缺血

睡眠障碍（Dyssomnias）
慢性阻塞性肺病
睡眠关联性哮喘
睡眠关联性胃-食管反流
消化性溃疡病
结缔组织炎症状
慢性疲劳综合征相关性睡眠障碍
癌症相关性睡眠障碍
慢性肾功能不全相关性睡眠障碍
甲状腺功能亢进相关性睡眠障碍
艾滋病相关性睡眠障碍
拟建议的睡眠疾病
短时睡眠者
长时睡眠者
醒觉不全综合征
部分肌阵挛
睡眠多汗症
月经伴随睡眠疾病
妊娠期伴随睡眠疾病
恐怖性入睡幻觉
睡眠关联神经源性呼吸紧迫症
睡眠关联性喉头痉挛
睡眠窒息综合征

五、异态睡眠

异态睡眠（parasomnias）是指一种非自主性躯体行为或体验，可发生在入睡、睡眠期间、觉醒时、清醒转睡眠、睡眠转清醒的任一时间段。多是由于存在的某些诱因，刺激皮质重复觉醒，从而不能继续保持睡眠状态，致使大脑皮质从深睡眠中不完全性觉醒。包含运动行为、情绪、感知、做梦和自主神经系统功能相关的睡眠异常等异常行为，这些异常行为可能会影响睡眠质量，自伤或伤及同床者，引发不良健康效应和不良的心理社会效应。异态睡眠包含 REM 期及 NREM 期异态睡眠；REM 期异态睡眠包含 REM 睡眠期行为紊乱、反复孤立性睡眠麻痹、梦魇等，NREM 期异态睡眠包含意识模糊性觉醒、睡行症、睡惊症及睡眠相关性进食障碍等，此外还有遗尿症、梦语症等其他症状。

非快速眼动睡眠相关异态睡眠（非快速眼动睡眠相关觉醒障碍）是以异常的夜间行为、意识损害和自主神经系统激活为特征，多由于 NREM 睡眠向觉醒状态转换时发生不完全分离导致的觉醒障碍，多见于夜间睡眠的前 1/3 阶段，根据持续时间、复杂性、行为类型和对发作事件的遗忘程度等分为意识模糊性觉醒、睡行症、睡惊症和睡眠相关性进食障碍。

非快速眼动睡眠相关觉醒障碍的诊断参考 ICSD-3 的诊断标准［必须同时符合（1）-（5）项标准）］。

（1）反复发作的从睡眠中不完全觉醒。

（2）在发作过程中对他人的干预缺乏反应或反应异常。

（3）有限的（如简单的视觉情景）或没有相关的认知或者梦的景象。

（4）对发作过程部分或完全遗忘。

（5）不能由其他睡眠障碍、精神障碍疾病、药物或者物质滥用解释。

（注：这类事件多发生于睡眠的前 1/3 阶段；发作后可能继续出现几分钟或更长时间的意识模糊或定向力障碍。）

第二节　各　论

一、发作性睡病

发作性睡病（narcolepsy）由 Gelineau 于 1880 年首先报告，是一种不明病因的睡眠障碍。临床特点为难以控制的思睡、发作性猝倒、睡瘫、入睡幻觉及夜间睡眠紊乱，其中过度睡眠和猝倒是两个最主要的症状。国外报道人群患病率为 0.02%～0.18%，中国人的患病率约为 0.04%，美国睡眠疾病协会（ASDA）1990 年报告为 0.03%～0.16%，日本约为 1/600，北美和欧洲约为 1/3 000，以色列仅为 1/500 000。该病起病年龄不一，通常在 10～20 岁开始起病，5 岁以前或 50 岁以后起病的很少见。国外报道男性和女性患病率大致相当，中国男性发病多于女性，约为 2∶1。

【病因及发病机制】

发作性睡病的病因不明，可能是环境因素与遗传因素相互作用的结果。本病的病理生理学改变主要是睡眠周期的紊乱及睡眠结构的改变，以 REM 睡眠潜伏期缩短为特征。

【临床表现】

发作性睡病的主要症状包括思睡、猝倒发作、睡瘫、入睡幻觉及夜间睡眠紊乱。

1. 日间过度思睡 表现为突然出现不可抗拒的睡意，可出现于行走、进餐或交谈时，在外界刺激减少的情况下，如阅读、看电视、驾驶、听课、开会时更易发生即刻打盹或睡眠现象，从发作中醒来后即可头脑清醒，一段时间（1h 到数小时）后再次发作。患者可能会整天处于不愉快的低醒觉状态，导致不良的工作表现、记忆短暂缺失或出现姿势或言语自动症。另外，患者睡眠经常被干扰而反复醒来，有时伴随恐惧的梦境。

2. 猝倒 约见于半数发作性睡病患者，为该病的特征性表现。表现为肌肉紧张度突然而不可抗拒地减低或丧失，为由强烈情感波动所诱发的失张力发作，不伴意识改变，常出现在日间过度思睡症状发生数月至数年后，见于强烈情感刺激如发怒、大笑时，发作主要涉及某部分肌肉或整个自主肌肉系统，比较典型的症状是头往下垂、前倒、手臂下垂、膝盖弯曲，严重者可跌倒，更常见的无力发作比较轻微和局限，如突然出现低头、面部表情异常或张口等，这种猝倒不易被认识，在儿童患者常见。有时强烈的情感刺激或抗猝倒药物撤药可能引发持续的猝倒发作，严重时可持续数小时，称为猝倒持续状态（status catapleticus）。

3. 睡眠瘫痪 多于入睡或初醒期发生，多表现为突然不能移动肢体，不能讲话，不能深呼吸，或不能睁开眼睛，同时常伴有幻觉，可持续数秒至数分钟，大多数睡眠瘫痪的患者尤其是第一次发作，会有极度的焦虑和恐惧（害怕死亡），等知道了整个过程的短暂的良性结果，焦虑和恐惧会逐渐缓解。睡眠瘫痪也可见于一些其他睡眠疾病或正常人，如睡眠剥夺、睡眠时间的变化及其他扰乱睡眠规律的因素，发作频率及程度均轻得多。

4. 睡眠幻觉 即从睡眠到觉醒之间转换过程中的幻觉，发生于睡眠开始时，表现为在觉醒和睡眠转换期出现的幻觉，可以为视、触或听幻觉，也可表现为梦境样经历体验，但对外界环境的意识通常存在。通常以单一视幻觉出现，如彩色圆圈、物体一部分等，而且不断地改变大小，有时也会出现黑白变换的完整的动物或人物影像。听幻觉可表现为单一的声音或复杂的曲目，睡眠相关的幻觉也可发生于其他睡眠疾病，发作性睡病最常见。

此外，有些患者常无入睡困难，但易醒多梦，觉醒多发生在入睡后 2～3h，通常伴有再入睡困难，系睡眠紊乱。此外，患者夜间体动明显增多，可表现为周期性肢体运动或者 REM 睡眠行为异常。患者早晨常因困倦或睡眠状态而出现起床困难。

【鉴别诊断】

1. 睡眠呼吸暂停低通气综合征（sleep apnea hypopnea syndrome，SAHS）与发作性睡病两者常合并存在，临床常常漏诊合并睡眠呼吸暂停低通气综合征的发作性睡病患者，两者均可表现为日间思睡，容易误诊。不同的是发作性睡病的日间过度思睡程度更重，且在小睡后会感到短暂清醒，而睡眠呼吸暂停低通气综合征患者在小睡后不会感到短暂清醒，甚至病情会加重，且往往无猝倒发作，临床上可通过检测脑脊液下丘脑分泌素的含量来鉴别。

2. 癫痫　通常白天无不可抗拒的睡眠发作和猝倒发作，但有时易与失张力或肌阵挛发作混淆，二者主要的鉴别点是猝倒发作时意识清楚，在短暂的发作中也没有遗忘现象，癫痫发作时可伴意识丧失且发作期脑电图可见痫性放电。当然，应注意部分癫痫患者在服用抗癫痫药物后可出现思睡现象。

此外，特发性睡眠增多、睡眠剥夺、生物节律睡眠障碍、精神运动性癫痫、Kleine- Levin 综合征、头部创伤后、颅内占位性病变、抑郁症、慢性疲劳综合征、甲状腺功能减退症、慢性夜间睡眠不足、上呼吸道阻力综合征等疾病均会造成睡眠增多，短暂性脑缺血发作、前庭疾病、心理或精神疾病等均会引发猝倒，临床上应注意鉴别。

【治疗】

无根治方法，各种治疗手段均以控制发作症状为目的。

1. 非药物治疗　保持有规律的、充足的夜间睡眠。许多医生推荐白天短暂小睡（snap）作为治疗计划的一部分，对儿童主张每隔 3～4h 重复 15～20min 的小睡，有利于保持清醒，减少兴奋药物的应用。家庭教育和情感支持也是重要的缓解方法，青少年应保持健康的心理及生活态度，树立对疾病的诊断和治疗的信心。另外应避免驾车，以及驾驶、高空及水下作业等职业选择。

2. 药物治疗　发作性睡病治疗的目的是维持患者处于合适的醒觉和警觉状态，治疗需个体化，通常涉及两方面：①治疗过度睡意用中枢神经系统兴奋剂；②治疗猝倒、睡眠瘫痪或入睡前幻觉应用抗抑郁药物。

（1）日间思睡的治疗：最早用于治疗发作性睡病是苯丙胺（ampheta-mine）类的兴奋剂，随后盐酸哌甲酯（methylphenidate，商品名为利他林）开始运用于临床，也是目前使用最多的药物，价格便宜，同时也有治疗儿童多动注意缺陷综合征的作用，分短效及长效缓释片两种。利他林属精神类药物，个体差异较大，主要不良反应有胃肠不适、食欲减退等，成瘾性不大。使用时可从小剂量开始逐渐加量，早晨或中午服药较好。莫达非尼（modafin）最早在法国医院应用于治疗发作性睡病，其促醒的疗效优，副作用小，应用范围广，推荐使用剂量为每日 100~400mg。对个别疗效不佳的患者，可与小量盐酸哌甲酯合用。对于改善难治性抑郁、多发性硬化患者的疲劳症状、时差变化睡眠觉醒障碍、倒班工作睡眠觉醒障碍、帕金森病患者的日间思睡症状，莫达非尼可取得良效。尤其对睡眠呼吸暂停患者经有效无创通气治疗去除呼吸紊乱后如仍有白天犯困，或对哌甲酯耐药的患者，莫达非尼有效，美国FDA 已批准了这一适应证。

（2）发作性猝倒的治疗：最早用于治疗发作性猝倒的药物是三环类抗抑郁药如丙咪嗪、地昔帕明和氯米帕明等，作用机制是抑制单胺的再摄取而抑制异常 REM 睡眠的发生从而改善猝倒症状，低剂量时即可发挥抗猝倒效应，起效快，疗效优，同时有较多的不良反应如口干、视物模糊、心慌及性功能下降、抗组胺效应，易导致镇静及体位性低血压等。新型的抗抑郁药 5-羟色胺再摄取抑制剂如氟西汀、帕罗西汀均可用于治疗发作性睡病，虽效果相对较弱，但不良反应较小，是使用三环类抗抑郁药后不良反应较大时较好的替代药品。其他的药物也具有很好的抗猝倒效应，如选择性的肾上腺能再摄取抑制剂维洛沙嗪（viloxazine）、文拉法辛（venlafaxine）是美国治疗发作性睡病的一线药物。

特别需要注意的是，以上药物需规律服用，不能骤然停药，以免造成撤药性猝倒反跳，一般持续 3~7d 可自行缓解。

（3）夜间睡眠紊乱的治疗：γ-羟基酸钠（gamma-hydroxy butyrate，GHB）是最常用的一种麻醉药，1979 年即有报道使用，主要机制是通过兴奋 γ-氨基丁酸受体发挥中枢神经系统抑制作用，同时能够显著增加慢波睡眠及 REM 睡眠的比例。2002 年美国 FDA 批准其用于治疗发作性睡病，国内尚无经验。该药对大多数患者有效，主张入睡前服用，起始剂量可从 3~4.5g 开始，数周内递增至 6~9g，半夜再次加服药以保持整夜睡眠。一般骤然停药通常不会导致猝倒反跳，但长期应用可能出现药物依赖。

二、遗尿症

遗尿症（enuresis）指生理发育已经超过了能够正常控制膀胱功能的年龄（五六岁）后，在睡眠期间发生的复发性不自主排尿为基本特征的疾病。其特点为每周至少发生两次，从未保持连续 6 个月的睡眠期间不尿床，通常发生在所有睡眠期以及夜间醒转时，少数患儿白天清醒时也可发生遗尿。据估计，4 岁儿童发生遗尿者约为 30%，6 岁儿童为 10%，10 岁儿童为 5%，12 岁儿童为 3%，18 岁青少年为 1%~3%。其中，原发性睡眠遗尿症是指在没有泌尿系统和神经系统疾病的情况下，始终未能建立正常的夜间控制小便的能力，占全部遗尿症患者的 90%，一般自幼儿期延续，成人期发病比较罕见。继发性睡眠遗尿症约占 10%，指已有至少 3~6 个月在床上无遗尿的情况，后又开始每周至少尿床两次，持续至少 3 个月，可发生于任何年龄，年长儿或成人男性多于女性。

【病因】

1. 原发性遗尿症病因仍不是很清楚

原发性遗尿症病因大致有以下几点：

（1）遗传因素：50% 有家族性倾向，患者的父母、同胞和其他亲戚中常有较高的发病率，研究提示为常染色体显性遗传，约有 90% 的外显率。遗尿症基因在第 13 染色体长臂上，命名为 *ENUR*1 和 *ENUR*2。父母在童年时均有遗尿症的家庭子女患病率高达 77%，而双亲之一有类似病史的子女患病率为 44%。

（2）抗利尿激素释放减少：一方面产生超过膀胱容量的高尿量，另一方面会导致夜间低渗尿液。

（3）膀胱功能不良：如逼尿肌不稳定、功能性膀胱容量减小、不同形式的膀胱逼尿肌和括约肌不协调等因素。

（4）恐惧、焦虑及对家长的责骂等精神心理因素可导致遗尿症状发生或加重。

（5）中枢神经系统发育迟滞或睡眠过深，不易唤醒也是遗尿症状发生的一大原因。

2. 继发性遗尿症是多由功能性异常导致的

由器质性原因引起继发性遗尿症的患者不足 5%。

（1）尿量过多：尿崩症、糖尿病、肾衰竭等疾病导致小便产生过多或尿浓缩功能下降。

（2）药物性因素：摄入利尿剂或咖啡因等药物导致尿量产生增加。

（3）尿道病变：尿道狭窄或感染、外阴阴道炎、尿道球部腺体囊肿、两性畸形等。

（4）心理社会因素：如父母离异、忽视、身体或性虐待等。

此外，神经系统疾病比如隐性脊柱裂、脊髓肿瘤、脑性瘫痪、脊髓栓系综合征、癫痫，或者阻塞性睡眠呼吸暂停综合征等疾病均可导致遗尿。

【发病机制】

多种可引起夜间膀胱容量与尿量产生不匹配，以及膀胱充满时不能觉醒的混合障碍均可导致睡眠遗尿的发生。

【临床表现】

睡眠遗尿症以发生在睡眠期间的复发性无意识排尿为特征。4岁发病率为30%，6岁约为10%，以后随年龄增长发病率逐渐下降，各发病年龄段男女比例约为3∶2。原发性遗尿症一般认为开始于婴儿期，一直持续到儿童期，每周1~2次以上或每夜数次，从未保持连续6个月睡眠期间的不尿床，自愈率约15%，一般多见于患有注意力缺陷、多动障碍以及家庭混乱的患儿，而继发性遗尿症为曾连续6个月不尿床，后来又每周至少2次以上至少持续3个月的儿童或成人遗尿，更常见于近期父母离异、身体虐待等显著的社会心理应激的儿童。年龄较大的患儿，因遗尿会导致心理创伤、性格改变，进而加重遗尿。伴有充血性心力衰竭、阻塞性睡眠呼吸暂停、抑郁及痴呆症状的老年人多伴有睡眠遗尿。

【辅助检查】

遗尿患儿夜间睡眠结构和正常儿没有明显区别，但NREM睡眠1期时间增加，NREM睡眠3期和REM期睡眠减少，觉醒指数明显增加，多见于6~14岁遗尿患儿。8%~48%的遗尿患儿存在睡眠相关的呼吸障碍，两者的相关性随着呼吸紊乱指数增加而增加。本症属功能性疾患，实验室检查及辅助检查无特异性改变。常规实验室检查通常仅包括尿常规、尿培养，可酌情选做血糖检测、脊柱X光片、脑电图、脑CT等检查，以排除糖尿病、尿崩症、泌尿系感染、隐性脊柱裂、脊髓疾病等器质性病变所造成的不能自控排尿。PSG记录可对继发性睡眠遗尿进行评价，且只有怀疑这种睡眠障碍是遗尿症的病因，如阻塞性睡眠呼吸暂停、睡眠相关性癫痫等才适用。

【诊断】

1. 病史 遗尿症患儿常有阳性家族史，或有婴幼儿时期强烈的精神刺激或排尿训练方法不当的历史。继发性遗尿症患儿首次遗尿常有明显的精神紧张或突然受惊吓等诱因。

2. 临床表现

（1）遗尿：常发生于晚上睡眠后相对固定的时间，以前半夜为多。有时一夜可遗尿 2~3 次。严重者午睡时也可遗尿。过度兴奋、疲劳或躯体疾病等常导致遗尿次数增多。少数患者白天清醒状态下也可遗尿。

（2）其他症候：常伴有夜惊、梦游等睡眠障碍，或有明显的情绪和行为异常，如抑郁、自卑、多动、易怒或性格异常。

【鉴别诊断】

怀疑有原发性睡眠遗尿症的个体应进行身体检查。

继发性睡眠遗尿症需要与器质性泌尿道病变，如糖尿病、尿崩症、泌尿系感染、隐性脊柱裂、脊髓疾病等，此外需要与心理性因素、药物性的病变相鉴别。

【治疗】

1. 一般治疗 纠正病因，以对症治疗为主，比如建立生活规律，合理安排日间活动，避免过度疲劳。

（1）原发性遗尿症患儿首选的治疗方法是启发教育，治愈率达 25%，约 2/3 原发性遗尿症患儿得以改善。家属多采用安慰鼓励，表扬奖励及暗示治疗，减少患儿内疚和犯罪感，避免惩罚。

（2）行为疗法是目前治疗遗尿症最有效的方法，目前采用较多的是信号警铃系统，是一种条件反射治疗，多用于 7 岁以上的患儿，主要是根据其遗尿时间的特点，夜间定时唤醒。

（3）对于膀胱容量小的患者有时可采用膀胱容量训练，比如日间尽量憋尿，排尿中反复终止小便，经常收缩会阴部可改善膀胱容量功能，改善对小便的控制。

2. 药物治疗

（1）醋酸去氨加压素（DDAVP）：可用于夜间抗利尿激素分泌不足、夜尿多的有家族史的遗尿症患者。机制是通过增加肾集合管的渗透压，增加水的重吸收以减少小便的产生量。儿童鼻喷雾剂开始推荐剂量为 20μg，每晚最大剂量可达 80μg。常用口服剂量 0.2~0.4mg，夜睡前 1h 服用，可逐渐增加剂量。治疗应个体化，持续至少 3 个月，减量时应缓慢，主张间歇性停药。本药相对安全，起效快，不良反应少。

（2）抗胆碱能药物：对合并夜间逼尿肌过度活动的单症状遗尿症患者效果好。多用于 DDAVP 或遗尿报警器治疗效果不佳时，可选用阿托品或东莨菪碱每次 0.1~0.3mg，每晚睡前口服，不良反应少，且与剂量相关。

（3）三环类抗抑郁剂：多为 7 岁以上患者的二线用药，盐酸丙咪嗪多用，作用机制不详。可能与改变睡眠、觉醒模式和抗胆碱效果（增加膀胱容量）及改变抗利尿激素（ADH）的分泌有关。6~8 岁患儿剂量是 25mg，每晚服用，效果不佳时1~2 周后可加至 50mg，年龄较大者可每晚服 50~75mg。疗程没有定论，一般 3~6 个月，在治疗有效后 3~4 个月改为 2~3d 一次，逐渐减量以免复发，复发后再次用药依然有效。不良反应较少，与剂量有一定关系。常见不良反应有焦虑、失眠、口干、恶心等，大剂量可导致心律失常、低血压、抽搐等。

（4）甲氯芬酯：又称氯酯醒或遗尿丁，每次 0.1g，睡前口服，疗效不详。

三、意识模糊性觉醒

意识模糊性觉醒（confusional arousals）发生于 NREM 睡眠期，醒后出现定向障碍的行为，此时意识不全恢复，可伴有温和的行为如发声，有时伴攻击性行为，持续时间通常较短在 5min 以内，有时可长达 1h，事后可有模糊的回忆。

【病因】

任何加深睡眠和造成觉醒困难的因素都可能成为病因，主要包括各种类型睡眠障碍（中枢性睡眠增多、失眠、昼夜节律改变、时差变化等）；药物性因素（如中枢神经系统抑制剂，镇静催眠药等）；各种脑部疾患（如代谢性、中毒性等）。此外，意识模糊性觉醒常见于有自发性过度睡眠、症状性过度睡眠、发作性睡病或阻塞性睡眠呼吸暂停综合征（OSAS）患者。意识模糊性觉醒的发作在睡行症和睡惊症患者中多见，遗传学因素不详。

【病理】

多数患者无特异性的脑部病变，少数可能与觉醒相关脑区如脑室旁灰质、中脑网状结构和下丘脑后部的病变有关。

【临床表现】

多发生于儿童时期，男女发生无差异，3~13 岁儿童患病率为 17.3%。年龄越大，患病率越低，成人期发病很少见。发作频率相对固定，可随主要发病因素变化而变化。主要特点为患者需要经历较长的意识模糊的过渡阶段，不能从睡眠中立刻清醒过来。此过程多出现在夜间睡眠的前 1/3 阶段，尤其被强行唤醒时，患者可出现行为及精神活动迟缓，肢体动作显得不协调，有时有激烈行为，存在时间和地点定向障碍，伴有严重的顺行性和逆行性遗忘，可持续数分钟到数小时不等。

【辅助检查】

多导睡眠图（PSG）监测：典型的意识模糊性觉醒一般发生在 NREM 睡眠中觉醒时，尤其于睡眠的前 1/3 阶段的慢波睡眠，有时也可见从 NREM 睡眠第 1、2 期的觉醒过程中，脑电监测可呈现短暂的 δ 活动、NREM 睡眠 1 期的 θ 模式、反复出现的微睡眠现象或呈弥漫和几乎无反应性的 α 节律，PSG 监测可用于支持诊断。

【诊断】

本病的诊断参考国际睡眠障碍分类第 3 版（ICSD-3）关于意识模糊性觉醒的诊断标准［必须同时符合（1）~（3）项标准］。

（1）符合 ICSD-3 非快速眼球运动睡眠相关觉醒障碍的一般诊断标准。

（2）反复发作的意识模糊或未离床的错乱行为。

（3）缺少恐怖感，无离床活动。

（注：发作时缺少典型的自主神经系统觉醒，如盗汗、心动过速、呼吸过速、瞳孔放大）。

【鉴别诊断】

意识模糊性觉醒需与精神行为异常占主导地位的异态睡眠相鉴别。

1. 睡惊症　儿童多见，通常发生于夜间睡眠的前 1/3 阶段，也可于 NREM 睡眠 3 期中突然觉醒时发生，主要临床特点为极度恐惧、焦虑和明显的自主神经症状，事后不能回忆。

2. 睡行症　发生于入睡 2~3h 的 NREM 睡眠期，主要临床表现为复杂的运动性自动症，如进行刻板而无目的的动作，或往返行走，持续数分钟后自行入睡，事后不能回忆。

3. 日落综合征（sundown syndrome）　是指患者意识紊乱的临床表现，多出现于傍晚时分。存在退行性脑病老年患者多见，也可见于药物中毒、感染、电解质紊乱、突然戒酒或停止使用镇静催眠药物时。

此外注意与 REM 睡眠期行为紊乱，伴有意识模糊性自动症的睡眠相关性复杂部分性癫痫发作，如额叶癫痫发作相鉴别。

【治疗】

中枢神经兴奋剂（如哌甲酯）：白天及夜间睡前服用或睡眠初醒时服用一次，其后让患者再睡半小时，常可自然醒转，对多数患者有良好的治疗效果。

四、睡行症

睡行症（sleep walking，SW）是指起始于睡眠前 1/3 阶段，从慢波睡眠觉醒时发生的一系列复杂行为，以从睡眠觉醒后呈现持续性意识模糊，同时伴下床活动为基本特征，很难唤醒。以前称为梦游，现研究表明，症状发生于 NREM 睡眠后期醒转时，并没有做梦，改为睡行症。

【病因】

遗传因素是睡行症发病的重要因素，家族中可出现多人同时患该病。睡行症的发病率与其父母的患病情况关系密切，若父母均无该病，子女的患病率为 22%；父母一方患病，子女患病率为 45%，父母双方均患病时，子女患病率为 60%。患者的一级亲属患病率是普通人群的数倍。另有资料显示，单卵双生子的患病率远高于异卵双生子，家族中可出现多人同时患该病。睡眠剥夺也可使睡行症的发作频率增加，如过度疲劳紧张或饮用咖啡因饮料等。其他疾病也可促使睡行症的发生，如甲状腺功能亢进症、偏头痛、脑损伤中，或导致睡眠觉醒障碍的疾病；一些理化因素如噪声、光线等外部刺激也可诱发睡行症。药物性因素如碳酸锂，吩噻嗪类，非典型抗精神病药物如奥氮平、喹硫平等，三环类抗抑郁剂如阿米替林，以及新型 5-HT 再摄取抑制剂帕罗西汀、文拉法辛和抗胆碱类药物等可加剧睡行症或导致睡行症的发生。

【发病机制】

发病机制不详。有研究发现可能与上行激活系统的分离激活状态有关。另一种发病机制可能涉及慢波睡眠障碍，这些患者采取充足的睡眠等可达到预防目的。

【临床表现】

睡行症可发生于任何年龄段，但第一次多发作于 4~8 岁，儿童高达 17%，成人少见，男女发病率无明显差异，男性多伴有暴力行为，发作频率及持续时间无明显规律。睡行症通常发生于慢波睡眠的转醒期，可表现为仅从床上坐起，并不下地，目光呆滞，做一些无意识刻板的动作后躺下继续睡眠，或床上坐起直到行走，可进行一些日常习惯性的动作，甚至出现冲动行为、逃跑或攻击。睡行发作时通常不说话或有自言自语，处于发作中的患者通常很难唤醒，强行唤醒时常出现精神错乱。发作过程中任何时候均不清醒，事后不能回忆发作症状。

【辅助检查】

多导睡眠图（PSG）监测：该病始于 NREM 第 3 睡眠周期，第 1 或第 2 睡眠周期的慢波睡眠结束时最常见，伴有弥散、有节律的 δ 活动，或与 θ 活动混合，有时表现为 δ 波和 α 波的混合状态。但由于该病并非每晚均发作，可行睡眠剥夺联合慢波睡眠期强迫觉醒试验，以此提高睡行症检出率。如果记录到不伴有任何异态睡眠行为的患者多次从慢波睡眠中觉醒，或伴有典型的睡行症行为均支持该临床诊断。

【诊断】

1. ICSD-3 关于非快速眼动睡眠相关觉醒障碍的诊断标准 [必须同时符合（1）和（2）项标准]

（1）反复发作的从睡眠中不完全觉醒。

（2）在发作过程中对他人的干预缺乏反应或反应异常。

（3）有效的（如简单的视觉情景）或没有相关的认知或梦的景象。

（4）对发作过程部分或者完全遗忘。

（5）不能由其他睡眠障碍、精神障碍、疾病、药物或物质滥用解释。

2. ICSD-3 关于睡行症的诊断标准 [必须同时符合（1）和（2）项标准]

符合 ICSD-3 非快速眼动睡眠相关觉醒障碍的一般诊断标准；觉醒的发生与离床的行走和其他复杂行为相关。

【鉴别诊断】

1. 睡惊症 多表现为强烈害怕、极度焦虑，应注意与有逃离恐怖性刺激企图的睡行症相鉴别。

2. REM 期行为紊乱 伴帕金森病等疾病的老年人多，PSG 多显示 REM 睡眠出现，表现为与梦境相关的暴力样行为，睡醒后无异常，睡行症则发生在 NREM 睡眠期，行为缓和，少见暴力行为。

3. 睡眠相关性癫痫 如额叶癫痫，无明显诱因，临床表现刻板单一，发作时间及次数不等，发生于睡眠任何时间，发作后不能回忆，睡行症多发生在慢波睡眠，一般仅发作 1 次，自动症更复杂，且不出现强直或阵挛发作，可行脑电图鉴别。

4. 阻塞性睡眠呼吸暂停综合征 通过病史和 PSG 检查可鉴别。

此外也应注意与夜间进食障碍综合征、意识模糊性觉醒等相鉴别。

【治疗】

1. 一般治疗　保障充足的睡眠，养成良好的作息规律，睡前排空膀胱、避免刺激饮料的摄入等措施可能对减少睡行症的发生有效。此外，睡行症发作时，不要试图唤醒患者，发病时做好安全防范措施，尽量避免不必要的伤害。

2. 药物治疗

（1）苯二氮䓬类药物：氯硝西泮和地西泮多用，可以减少觉醒和焦虑，抑制慢波睡眠。

（2）抗抑郁剂：阿米替丁、氯米帕明等，多睡前服用。

应注意突然停止使用药物或者忘记服药，可能引起反跳性发作增加。

3. 心理行为治疗　多用于年轻人。

五、睡惊症

睡惊症（sleep terrors）又称为夜惊、夜惊症或睡眠惊恐，指突然从慢波睡眠中觉醒，并伴有尖叫或呼喊、表情极度恐惧、自主神经系统兴奋性增加等行为表现。青春期前儿童多见，发病率约为3%，成人较少见，常见于20~30岁，发病率少于1%。

【病因】

睡惊症有一定的家族遗传性，约50%的睡惊症患儿存在阳性家族史，家族中可出现多人同时患该病。任何可能加深睡眠的因素均可诱发睡惊症的发作，如发热、药物性因素（使用中枢神经系统抑制剂等）、精神心理因素（如睡眠节律不规则、过度疲劳、情绪紧张以及心理创伤等）。

【发病机制】

发病机制不详，由于睡惊症表现为觉醒障碍，考虑可能与唤醒有关，一些唤醒因素包括环境因素（突然出现响声）及内在刺激（胃肠痉挛等）等可促使其发作。

【临床表现】

睡惊症可发生于任何年龄段，以4~12岁儿童最常见，发病率为1%~65%，成人以20~30岁多见，男性多于女性。睡惊症多发生于NREM睡眠后期，表现为突然从床上坐起，大声喊叫哭闹或排尿，伴随强烈的恐惧、焦虑甚至窒息感，发作时精神错乱，意识模糊，呼之不应，对外界刺激没有反应。

同时有明显的自主神经症状，如心动过速、呼吸急促、皮肤潮红、出汗、瞳孔散大和肌张力增高等，发作时可伴有含糊的发声或排尿。若被唤醒，会出现意识模糊和定向障碍，多持续数分钟自行缓解，事后对发作情景不能回忆。成年患者有时可伴有暴力行为，可能与精神疾病有联系。极少睡惊症患者可直接发展为睡行症。

【辅助检查】

多导睡眠图（PGS）监测：该病多见于夜眠的前 1/3 阶段，也可发生于任何 NREM 睡眠期。显示患者从慢波睡眠中突然醒来，可见心动过速，也可发现 OSA、PLMD 及其他睡眠障碍等睡惊症的诱发因素，PSG 正常时不能排除本病的诊断。

【诊断】

本病的诊断参考 ICSD-3 关于睡惊症的诊断标准。

（1）符合 ICSD-3 关于非快速眼球运动睡眠相关的觉醒障碍的一般诊断标准。

（2）觉醒以突然发作的惊恐为特征，典型的表现是出现警觉的发声，如恐惧的尖叫。

（3）强烈的恐惧感和自主神经兴奋表现，包括发作性的多汗、心动过速、呼吸急促或瞳孔放大。

【鉴别诊断】

1. 梦魇　又称为梦中焦虑发作（dream anxiety attack），梦魇患者发生于睡眠后 1/3 的 REM 睡眠期，发作时多无焦虑、恐惧及自主神经症状，醒后可回忆梦的内容；而睡惊症患者发生于睡眠前 1/3 的 NREM 睡眠期，发作时有强烈恐惧感等，且事后不能回忆。

2. 夜间惊恐发作　多见于女性，为焦虑障碍的一种表现，可表现为恐惧及自主神经症状，但大多发作时意识完全清楚，事后能回忆发作过程，同时多伴有日间惊恐发作。

3. 睡眠相关性癫痫　无明显诱因，临床表现刻板单一，发作时间及次数不等，发生于睡眠任何时间，发作后不能回忆，脑电图多显示癫痫样放电等。

此外，应注意与睡眠障碍，包括阻塞性睡眠呼吸暂停综合征、夜间心肌缺血相关性睡眠障碍等相鉴别。

【治疗】

1. 一般治疗　应保障充足的睡眠，养成良好的作息规律，此外，对于儿童可行适当唤醒以控制发作。

2. 药物治疗

（1）苯二氮䓬类：尤其是氯硝西泮、地西泮、氟西泮和阿普唑仑，常用于治疗睡惊症，但对老年患者疗效不佳。

（2）三环类抗抑郁药：对伴有非典型抑郁的老年患者，三环类抗抑郁药有一定的疗效。

3. 心理治疗　尚无统计学的疗效评价，用于年轻人可能疗效更明显。

六、梦魇症

梦魇症（nightmare disorder）又称噩梦发作或梦中焦虑发作（dream anxiety attack），是以恐怖、焦虑的梦境体验为特征，发生于 REM 睡眠期，常常事后可清楚回忆梦境。

【病因】

频繁的梦魇发作与某些特点的人格障碍有关，20%～40%的梦魇症患者拥有分裂型人格障碍、边缘型人格障碍等人格特征的某些特征。有报道称，精神分裂症患者的二次复发与梦魇症有密切关系。精神因素，比如一些非同寻常的境遇或遭遇重大生活事件致使精神刺激，会经常发生噩梦和梦魇，有时可伴随终生。药物性因素如左旋多巴与多巴胺受体激动剂、某些抗精神病药物（如硫利达嗪和三环类抗抑郁药物）、苯二氮䓬类药物及 REM 睡眠抑制剂的戒断等，可能导致或加剧梦魇，睡眠姿势不当或躯体不适，各种应激反应，睡眠觉醒昼夜节律紊乱，有意识或无意识的强烈焦虑，都可能导致发作，反复高频率的终生性梦魇具有家族性。

【临床表现】

梦魇可发生于任何年龄，3～6 岁多见，儿童期发病率为 15%，男女比率无明显差异，成年患者发病率为 5%～7%，发作频率为每周 1～2 次或更多，甚至每夜发生，男女发生比例为 1∶2 或 1∶4。梦魇通常发生在 REM 睡眠期，日间或夜间睡眠均可发生，多伴有恐怖或焦虑的梦，梦的结尾更为离奇与恐怖，让人有苦恼的精神体验，可从不同程度的焦虑状态中惊醒，醒后仍然心有余悸，可清楚详尽地描述梦境内容。高频率梦魇发作可影响睡眠质量，长时间可导致焦虑、抑郁等各种精神及躯体不适的发生。

【辅助检查】

多导睡眠图（PSG）监测：该病多见于 REM 睡眠期，有时也可发生于 NREM 睡眠期，特别是 NREM 睡眠 2 期，REM 睡眠持续时间长达 10min，REM 睡眠密度可能增加。可出现心率和呼吸可加快，但没有在夜惊中发现的突然加倍的脉搏和呼吸节律，PSG 不作为常规检查。

【诊断】

本病的诊断参考 ICSD-3 关于梦魇症的诊断标准［必须同时符合（1）和（2）项标准］。

（1）反复出现的广泛的、强烈的焦虑和记忆清晰的威胁生存安全和躯体完整性的梦境。

（2）一旦患者从焦虑的梦中醒来，患者的定向力和警觉性完好。

（3）梦境体验或从梦中醒来造成的睡眠紊乱，两者导致患者明显的痛苦或导致以下至少一项社会职业，或其他方面功能受损：①情绪障碍（持续的梦魇情绪、焦虑、烦躁）；②抗拒睡觉（卧床时焦虑、害怕睡觉/随后的梦魇）；③认知损害（闯入性梦魇景象，注意力和记忆力受损）；④对陪护和家庭功能的负性影响（夜间的破坏）；⑤行为问题（避免卧床时间、害怕黑夜）；⑥日间困倦；⑦疲劳或者精力低下；⑧工作或受教育功能受损；⑨人际或者社会关系受损。

注：患儿多因暴露于严重的心理社会压力下而发生的梦魇可以自发缓解，只有梦魇造成了患儿持续的痛苦或功能受损才考虑诊断梦魇症。

【鉴别诊断】

1. 睡惊症 梦魇多于夜间睡眠的后半夜从 REM 睡眠中惊醒，有丰富的梦境内容，醒后可回忆，睡惊症多于夜间睡眠的前 1/3 时间内发生，发作时处于半睡状态，通常不易唤醒，可有尖叫、攻击或行走等行为，有明显的心率与呼吸加快，事后不能回忆发作过程。

2. 单纯噩梦 单纯噩梦（frightening dream）也有惊恐体验，伴随心率加快，呼吸加深，但是不伴有压迫感以及肢体欲动不能的体验。

此外，注意与 REM 睡眠期行为紊乱相鉴别，该病一般多见于有帕金森病、多系统萎缩等疾病的中老年男性。

【治疗】

梦魇症通常无须治疗，是否需要治疗取决于以下两个方面，即患者是否要求治疗，梦魇症是否为其他需要治疗的某些疾病的一部分（如精神障碍）。

1. 病因治疗 是否为抗抑郁剂和镇静催眠药物的突然停用，睡眠姿势不当或躯体不适，日间各种应激反应，睡眠觉醒昼夜节律紊乱，应当积极治疗相关疾病。

2. 认知心理治疗及行为治疗

3. 药物治疗 一般只有在有精神分裂症等相关疾病的情况下，可以选择应用减少 REM 睡眠的药物，如三环类抗抑郁药物（阿米替林）、新型 5-HT 和 NE 再摄取抑制剂文拉法辛等。

七、反复发作的孤立性睡瘫症

反复发作的孤立性睡瘫症（recurrent isolated sleep paralysis）又称为睡眠麻痹，是指意识的觉醒和肌肉失张力持续存在的一种分离状态，发生于从 REM 睡眠期唤醒时，表现为睡醒后意识清醒，但短时内肌肉不能进行随意运动的一种状态。

【病因】

发作诱因很多，常见的包括睡眠剥夺、不规律的睡眠与觉醒模式、阻塞性睡眠呼吸暂停综合征等，其他如精神应激、过度疲劳和仰卧的睡姿也是易患因素。遗传因素也是一类病因，家族性睡瘫症为 X 连锁显性遗传，散发性睡瘫症多见。

【发病机制】

具体发病机制不详，主要包括两个方面，一方面认为，睡瘫症的发生与 REM 睡眠期肌张力弛缓的正常机制在不适当时间被激活有关；另一方面认为，在正常情况下控制 REM 睡眠时运动抑制的机制中，发生了超微结构改变或神经生化与神经免疫功能的异常。

【临床表现】

睡瘫症最常见于青少年或青年时期，儿童较少见，可持续终生，发作频率为 1 年数次或数天 1 次不等。普通人群终生患病率为 76%，学生为 28.3%，精神病患者为 31.9%。睡瘫症常常发生于入睡或觉醒的过程中，发作时意识完全清醒，不影响呼吸，但不能发声或活动肢体，自觉躯体处于麻痹状态，常伴随有窘迫感或窒息感，持续几秒到几分钟不等，可被外界刺激打断或自行缓解，缓解后恢复正常，发作后可回忆，极少数可导致慢性焦虑或抑郁。睡瘫症的病程随发作形式不同而变化，可分为散发性睡瘫症及家族性睡瘫症。散发性睡瘫症男女发病率相同，临床发作次数相对较少，可仅在有发病因素的情况下，发生于觉醒过程中。但家族性睡瘫症主要见于黑种人，女性多见，且临床发作更为频繁，常常一夜数次，有向慢性病程发展的倾向。睡瘫症也可发生于发作性睡病中，成为发作性睡病典型四联症之一。

【辅助检查】

多导睡眠图（PSG）监测：整夜 PSG 和多次睡眠潜伏期试验（MSLT）有助于排除发作性睡病。发作期可见干扰 α 节律进入 REM 睡眠，或 REM 睡眠期肌肉松弛状态持续进入觉醒期，下颌、躯干或外周肌肉的肌电图显示肌肉松弛，这种现象与觉醒形式的脑电图、觉醒形式的眼动图和睡眠时的眼动图同时出现，可见脑电波频率减慢或眼球震颤。

【诊断】

本病的诊断参考 ICSD-3 关于反复发作的孤立性睡瘫症的诊断标准［必须同时符合（1）～（4）项标准］。

（1）反复在睡眠开始或从睡眠中醒来时出现的无法活动躯干或肢体。

（2）每次发作持续几秒到几分钟。

（3）每次发作导致明显的痛苦，包括卧床时焦虑或害怕睡觉。

（4）不能用其他睡眠障碍（特别是发作性睡病）、精神障碍、疾病、药物和物质滥用解释。

【鉴别诊断】

1. 猝倒症 多在情感性刺激诱发下于觉醒状态下发生的一过性全身骨骼肌无力瘫痪，是发作性睡病的一种表现。

2. 失张力性癫痫发作 多发生于白天觉醒状态下，发作时间短暂。

3. 癔症性或精神病性状态癔症患者 有明显精神诱因，但发作形式变化多端，意识清楚，去除诱因后缓解，行 PSG 及 EEG 检查可鉴别。

此外，应注意与发生于早晨的局限性麻痹（由不正常的睡姿导致）及低钾性麻痹（由于摄入高糖类食物或乙醇引起，发作过程中血清钾降低，纠正低钾后可缓解，有家族遗传史）相鉴别。

【治疗】

1. 一般治疗 由于本病无明确病理学基础，无须特殊处理。可进行对因治疗，如作息规律、避免过重精神压力等，催眠治疗也是一种有效的治疗方法。

2. 药物治疗 三环类抗抑郁剂氯米帕明 25～50mg，睡前口服有效，必要时可以适当增加剂量。一些患者对于 5-羟色胺和去甲肾上腺素再摄取抑制剂如盐酸文拉法辛的反应良好。

八、不宁腿综合征

不宁腿综合征（restless legs syndrome，RLS）亦称为 Willis-Ekbom 病，是一种常见的神经系统感觉运动障碍性疾病。流行病学调查显示，亚洲国家的年发病率较低，为 0.8%~2.2%，男性发病率是女性的一半。欧洲及北美洲的患病率相对更高，为 5%~10%，60~70 岁最多见，英国、美国和土耳其的发病率为 2%~4%，中度至重度不宁腿综合征多在 12~17 岁，发病率在 0.5%~1%。

【病因】

不宁腿综合征分为原发性和继发性两类。

1. 原发性不宁腿综合征　家族研究倾向于常染色体显性遗传，最近的基因连锁分析研究高外显率的常染色体显性。发病年龄<45 岁的不宁腿综合征患者家族聚集性明显，大多数有家族史，且一级亲属的患病率比普通人要高 2~6 倍。

2. 继发性不宁腿综合征　铁缺乏、特殊用药史、妊娠、慢性肾衰竭等是最常见的病因。血清铁蛋白在一定范围内越低，不宁腿综合征的程度越严重。孕妇的不宁腿综合征多发生于妊娠第三阶段，发病率是普通人群的 2~3 倍。慢性肾衰竭患者中不宁腿综合征发病率高于普通人群 2~5 倍。此外，睡眠剥夺、神经病变及药物性因素与不宁腿综合征症状相关性有待进一步研究。

【发病机制】

机制尚未明确，考虑与以下几方面有关。

1. 脑铁缺乏　主要与脑的铁储备减少有关。铁元素与髓鞘合成、能量供应有明确关系，在多巴胺产物与突触密度中有重要作用。临床不宁腿综合征患者中枢神经系统铁含量的研究显示：脑脊液铁蛋白含量减少，特殊序列的 MRI 研究显示纹状体和红核的铁含量亦减少，脑超声检查检测到黑质还原铁回声明显减弱，脑尸检病理资料显示 H-铁蛋白染色、铁染色减低，转铁蛋白染色增强和转铁蛋白受体降低，黑质神经元线粒体铁蛋白含量增加。不宁腿综合征与脑内铁缺乏的关系已被验证。

2. 中枢神经系统多巴胺能异常　多巴胺能神经元受损，主要表现为神经末梢多巴胺储存异常而非摄取和释放异常，中枢神经系统非黑质-纹状体系统多巴胺能神经元受损与不宁腿综合征发病有关。临床上使用多巴胺制剂可显著缓解不宁腿综合征患者的临床症状，这提供了有力的支持证据。功能磁共振成像（functional MRI，fMRI）、正电子发射断层摄影术（positron emission tomography，PET）和尸检结果及临床中观察多巴胺能药物对不宁腿综合征及周期性肢体运动障碍作用的研究均发现多巴胺谱的改变与不宁腿综合征的关系。但也有一些研究在不宁腿综合征患者的黑质或纹状体上未发现多巴胺神经元细胞缺失或神经元退变的标志性证据，如路易小体、老年斑和神经元纤维缠结等。但不宁腿综合征患者黑质中的酪氨酸羟化酶（多巴胺合成过程中的限速酶）其磷酸化（活性的）和非磷酸化（失活的）均有增加，细胞核 D2 受体减少，但 D1 受体没有变化，胞质内单胺转运体（多巴胺存储的一个标志）和其他单胺成分都正常。

3. 遗传因素 早发型不宁腿综合征患者有家族史，占 40%~92%，多为常染色体显性遗传。相关变异基因为 *BTBD9*、*MES*、*MAP2K5/ BXCOR* 和 *PT-PRD*，但证据不足。

【临床表现】

不宁腿综合征的主要临床表现为患者在夜间睡眠时或安静时双下肢出现极度不适感，行走活动可缓解或消失，休息时不适症状重新出现，致使患者入睡困难、睡眠中觉醒次数增多等，长久可演变成为睡眠觉醒时相延迟综合征或是慢性的睡眠剥夺，进而发生一系列如食欲减退、体重减轻、反应迟钝、运动能力下降等症状，影响日常生活及人际交往。患者描述异常感觉多为爬行感、麻刺感、烧灼感、抓痒感或酸痛感。腿部最常受累，发病数年后可伴有上肢、髋部、躯干及面部也可受累的不适感。不宁腿综合征的症状具有典型的昼夜规律，腿不适感多出现于傍晚或夜间，凌晨至次日 3 点之间为高峰，约有 50% 以上的患者可为白天的肌阵挛，多被描述为周期性的痛性痉挛或抽搐。80% 以上的患者合并存在周期性肢体运动（periodic limb movement，PLM）。此外，不宁腿综合征导致睡眠剥夺可引起高血压、糖尿病、肥胖等代谢综合征，以及心脑血管病、消化系统疾病、代谢异常和免疫功能异常。

【辅助检查】

1. 多导睡眠图（PSG）监测 不作为常规检查，PSG 显示睡眠期周期性腿动常发生于前半夜，考虑与皮质觉醒有关，多为自发觉醒，也是该病睡眠障碍的一部分，会使患者觉醒时间延长。

2. 暗示性制动试验 用于评价清醒状态下，如清醒时周期性腿动和不宁腿综合征的相关感觉症状，睡前 1h，患者在舒适清醒的条件下在床上将下肢伸直，用不带呼吸监测的 PSG 进行监测，如果这期间腿动达到每小时 40 次，则支持不宁腿综合征的诊断。

3. 血液检测 贫血指标相关检查如血常规、叶酸、维生素 B_{12}、血清铁蛋白、总铁结合度、转铁蛋白结合度等，可帮助排除缺铁性贫血继发的不宁腿综合征。血尿素氮、肌酐检查排除慢性肾衰竭或尿毒症继发不宁腿综合征。血糖和糖化血红蛋白检查，排除糖尿病继发不宁腿综合征等。

4. 肌电图和神经传导速度检查 与各种周围神经病或夜间腿部肌肉痉挛产生的肢体不适相鉴别。

5. 遗传学检查 对有家族史的患者可以进行相关基因的检测。

【诊断】

1. 诊断参考 本病的诊断可参考 2014 年出版的 ICSD-3 诊断标准和国际不宁腿综合征研究小组（International RLS Study Group，IRLSSG）2014 年制定的诊断标准 [必须同时符合（1）~（3）项标准]。

（1）有一种想活动腿的强烈欲望，常常伴有腿部不适或由腿部不适而导致。这些症状必须符合以下条件：①这些症状在休息和不活动时出现或加重，比如躺下或坐着的时候；②可在活动后部分或完全缓解，比如走路或伸展腿部；③症状可仅出现在傍晚或夜间，或即使在白天出现，但与白天相比，夜间症状更明显。

（2）以上这些特征要排除由药物或行为习惯所致，如腿部痉挛、不适的姿势、肌痛、静脉曲张、腿部水肿、关节炎或习惯性的腿部抽动等。

（3）以上症状引起担心、情绪低落、睡眠障碍，以及导致身心、社交、职业、教育、行为或其他重要领域的功能障碍。

2. ICSD-3 也对不宁腿综合征的诊断标准做了几点补充说明

（1）有时这种想活动腿部的症状可不伴有腿部不适感，这种症状也可出现于上肢或身体其他部位。

（2）儿童患者可能用他们自己的语言表达这种不适的感觉。

（3）当症状严重时，通过活动来缓解症状的方法可能不那么明显。

（4）当疾病本身症状比较严重时，通过治疗干预获得的腿部不适症状的减轻，或治疗导致的症状加重，以及不宁腿综合征特有的夜间症状加重的特点也变得不明显了。

（5）对于涉及一些特殊的研究时，如遗传学及流行病学研究，标准（3）可以忽略。如果忽略标准（3），必须在研究报告中加以说明。

3. IRLSSG 于 2014 年提出诊断不腿综合征的 5 个必要条件

（1）伴有（但非总是）腿部不适感，想活动双腿的强烈冲动常存在活动后使症状缓解的情况。

（2）想活动肢体的冲动或不适感在休息或静止状态下（如躺下或坐着）出现或加重。

（3）想活动肢体的冲动或不适感多在肢体运动时（如走动、屈伸关节）部分或全部缓解，或在运动过程中有缓解。

（4）想活动肢体的冲动或不适感在夜晚比其他时间要明显。

（5）上述特征不能完全用其他疾病或是特殊行为所解释（如肌痛、静脉回流障碍、下肢水肿、关节炎、腿痉挛、姿势不舒服和习惯性顿足）。

4. 关于不宁腿综合征的临床过程及临床意义的说明　不宁腿综合征的临床过程：①慢性持续性不宁腿综合征指在过去未经治疗的一年中，症状平均每周至少发作两次；②间歇性不宁腿综合征指在过去未治疗的一年中，症状平均每周发作小于两次，至少要发作 5 次。不宁腿综合征的临床意义：由于不宁腿综合征对患者睡眠、精力、日常活动、行为、认知或情绪的影响，可以给患者造成明显的苦恼，或损害患者的社交、就业、教育或其他方面的功能。

5. IRLSSG 也提出支持不宁腿综合征诊断的临床特点　①同时存在周期性肢体运动，包括睡眠中周期性肢体运动（PLMS）或清醒中的周期性肢体运动（PLMW）；②多巴胺能药物治疗有效；③有不宁腿综合征阳性家族史；④缺乏日间思睡。这些特点在诊断不宁腿综合征虽不是必需的，但与不宁腿综合征密切相关，值得注意。

6. 影响不宁腿综合征诊断的相关临床特点　①性别：儿童及年龄小于 35 岁该病发生率没有性别差异，年龄大于 35 岁后，男女发病比例为 2∶1。②发病年龄：从儿童到 90 岁以上年龄均可发病，发病越晚，病情进展越快，主要与神经系统疾病、铁缺乏和肾脏疾病有关。③病程：可以反映未来疾病的发展趋势。尤其是症状呈缓解复发的患者，很可能在今后也会有相似的病程。④睡眠障碍：在就诊的不宁腿综合征患者中约 75% 主诉有入睡困难和（或）睡眠维持障碍。由不宁腿综合征所致的睡眠障碍一样也会影响到患者的健康。因此，改善不宁腿综合征患者的睡眠障碍，是治疗不宁腿综合征的主要目标之一。⑤疼痛与不适的程度：疼痛与不适的程度反映疾病的严重程度，大约一半的患者抱怨疼痛，而不仅是不适感，但是通常是钝痛而不是锐痛。⑥身体受累部位：典型症状主要累及下肢的中段深部肌肉，尤其是小腿。症状通常是双侧。如果症状仅仅局限在一个肢体，需要进一步检查排除神经系统疾病。⑦每天发作特点和活动水平：记录每天发作开始和持续时间，有助于评估疾病的进展和制订治疗计划。由于不宁腿综合征症状的出现与患者的活动程度有关，因此要考虑患者的生活方式及活动水平。药物治疗时间、选择长效或是短效药物等，需要根据患者每天症状的发作特点而定。⑧妊娠史：有妊娠史的人群在以后发展为不宁腿综合征的概率增加 2 倍，在妊娠期间有过一过性不宁腿综合征症状的患者，以后发展为慢性不宁腿综合征的概率增加 4 倍。⑨铁缺乏病史：有反复的铁缺乏或是持续性铁缺乏病史均会影响不宁腿综合征症状。评估铁储备和以前接受过铁剂治疗病史，有助于铁缺乏的诊断，尤其是在儿童时期更为重要。

【鉴别诊断】

1. 夜间腿肌痉挛 特点为夜间突然出现肌肉痉挛、肌肉扭结，有明显的肌肉疼痛，常可触及痉挛的肌肉，行走活动腿部可使症状缓解。

2. 静坐不能 多见于使用过多巴胺能受体拮抗剂等抗精神病药物的患者，往往想要通过移动整个身体来缓解不适症状，无家族史、无昼夜规律，几乎不影响睡眠。

3. 焦虑症 患者不仅有担心、恐惧的精神症状，还常伴有头晕、胸闷、心悸、呼吸困难、口干、出汗、运动性不安等躯体症状，无昼夜规律，不能通过活动缓解。

4. 其他疾病 注意与位置性不适、关节炎、局部肌肉异常，血管异常、运动损伤或外伤，以及周围神经疾病等相鉴别。

【治疗】

包括药物治疗和非药物治疗，并针对不同的情况进行个体化的治疗。

1. 非药物治疗

（1）一般治疗：去除各种继发性不宁腿综合征的病因。停用可诱发不宁腿综合征的药物或食物，例如：①多巴胺能阻滞剂、止吐药、镇静剂；②抗抑郁药物：舍曲林、西酞普兰等 5-羟色胺再摄取抑制剂，三环类抗抑郁剂；③抗组胺药物：苯海拉明等；④烟酒或含咖啡因的刺激饮食。培养健康的睡眠作息规律，睡前洗热水澡、肢体按摩和适度活动。

（2）认知行为治疗：开展较少，有报道不宁腿综合征患者接受 3 个月的认知行为治疗后，其症状严重程度下降，患者的生活质量和心理状态都得到明显改善。

2. 药物治疗 2012 年欧洲神经科学协会联盟（EFNS）发布《不宁腿综合征治疗指南》。

（1）强推荐：①罗替戈汀透皮贴剂（1~3mg）短期和长期治疗原发性不宁腿综合征有效；②罗匹尼罗短期使用，平均日剂量为 2.1~3.1mg 时对于改善原发性不宁腿综合征症状有效；普拉克索短期治疗，剂量在 0.25~0.75mg 有效。短期治疗原发性不宁腿综合征有效的药物还包括加巴喷丁、加巴喷丁缓释片（1 200mg/d）和普瑞巴林（150~450mg/d）。

（2）弱推荐：①卡麦角林（0.5~3mg/d）能够改善不宁腿综合征症状，但由于其严重的不良反应，并不推荐常规使用；②多巴制剂：左旋多巴（300mg/d）可改善不宁腿综合征症状。但相比于多巴胺受体激动剂，考虑到存在增加剂量的风险，左旋多巴的剂量不应超过 200mg/d。在临床实践中，推荐将左旋多巴作为不宁腿综合征的诊断性试验治疗和特发性不宁腿综合征的治疗。

九、周期性肢体运动障碍

周期性肢体运动障碍（periodic limb movement disorder，PLMD）是一种睡眠障碍，表现为睡眠时周期性、反复性、高度刻板性的肢体运动，且并非继发于其他疾病。通常被称为"周期性腿动"，是由于这种活动较常出现在下肢，常与不宁腿综合征同时存在。起初被认为是一种"夜间的肌阵挛"，后被描述为睡眠中的周期性肢体运动（periodic limb movement disorder in sleep，PLMS），Coleman 等提出 PSG 的评价标准后，美国睡眠障碍协会（American Sleep Disorders Association，ASDA）（即现在的美国睡眠医学学会，AASM）进行完善。

【流行病学】

相对罕见，确切发病率不详。儿童和成人均可发病，男女发病率无明显差异，白种人较黑种人常见，一般认为与年龄增长呈正相关（原因可能与不宁腿综合征相关遗传基因的部分表达有关）。儿童和小于 40 岁的成人睡眠中每小时>5 次的周期性肢体运动较少，大于 45% 的老年人更常见。

【病因】

具体不详。不宁腿综合征的阳性家族史可能是一个危险因素，考虑与遗传变异有关。应用某些药物，如选择性 5-羟色胺再摄取抑制剂，或脑内铁缺乏（主要为血清铁蛋白降低），阻塞性睡眠呼吸暂停、酒精、疼痛、睡眠剥夺可能加重睡眠中周期性肢体运动。

【发病机制】

病理生理学基础是多巴胺能系统受损；睡眠期脑电循环交替模式（cyclic alternating pattern，CAP）是一种非恢复性睡眠的标志，可影响周期性肢体运动的发生频率，患者的 CAP 增多。周期性肢体运动与觉醒之间并非均存在因果关系，另外遗传因素和血液中铁水平与发病机制有关。

【临床表现】

周期性肢体运动障碍可发生于婴儿期、儿童及成人的任何年龄，部分患儿可发展成为不宁腿综合征。主要临床特点是睡眠期间周期性出现反复、高度刻板的肢体运动，多为不连续的发作，每簇发作可持续数分钟到 1h 不等。多见于下肢远端，典型表现为踇趾伸展，踝关节、膝关节部分性屈曲，甚至累及髋部，上肢偶见。睡眠中容易觉醒、与肢体的运动出现先后顺序不定，睡眠维持困难及非恢复性睡眠症状常常与周期性肢体运动的严重程度呈正相关。尽管以前有报道称周期性肢体运动障碍常伴有日间思睡，但并未发现周期性肢体运动障碍患者中 ESS 嗜睡量表（Epworth Sleepiness Scale）评分及多次睡眠潜伏期试验（multiple sleep latency test，MSLT）明显异常。周期性肢体运动障碍患者常会有相关性交感神经系统兴奋性增高的表现，如血压增高和心率加快，导致心血管病和卒中风险与致死率增加。

【辅助检查】

1. 多导睡眠图（PSG）监测 是关键性诊断项目。若服用抗抑郁药物，应在等药物的生物代谢结束之后行此项检查。周期性肢体运动障碍多见于 NREM 睡眠 2 期，也可见于 NREM 睡眠 1 期初期及 NREM 睡眠 3 期，REM 期睡眠不出现。双下肢都要进行肢体运动指标的监测。周期性肢体运动的特异性评分标准使用的是 AASM 手册上为睡眠及其相关事件的判读标准。

2. 有意义的腿动事件（leg movement，LM）定义规则 腿动事件的持续时间最短 0.5s；腿动事件的持续时间最长 10s；腿动事件 EMG 振幅较静息状态 EMG 增加最小 8μV 以上；腿动事件起始时点定义为肌电振幅较静息状增加 8μV 点处；腿动事件结束时点定义为事件持续最短 0.5s，EMG 振幅与静息状态 EMG 比较不超 2μV 的起点处。

3. 周期性腿动（PLM）系列定义规则 腿动事件至少连续出现 4 次才能定义为 PLM；腿动事件之间最短周期长度（连续相邻两次腿动事件起始点之

间所占时间），包括腿动事件在内为5s；腿动事件之间最大间隔（连续相连两次腿动事件起始点之间所占时间）包括腿动事件在内为90s；左、右两腿上的腿动事件，起始点间相隔小于5s，计为单次腿动。

这种睡眠过程中的运动被作为一种指数来报告，就叫作周期性肢体运动指数，周期性肢运动指数是在整个睡眠过程中通过PSG测定的每小时肢体规律性运动的次数。周期性肢体运动的觉醒指数是在整个睡眠过程中，每小时内出现的周期性肢体运动相关的皮质觉醒数目。

【诊断】

1. 本病的诊断参考 ICSD-3 关于周期性肢体运动障碍的诊断标准 ［必须同时符合（1）～（4）项标准］

（1）按照最新版AASM的睡眠分期判读手册定义的标准，存在PSG证实的睡眠中周期性肢体运动。

（2）儿童每小时腿动达到5次以上，成人腿动达到15次以上。

（3）周期性肢体运动可引起临床睡眠障碍和精神心理、社会、工作、受教育、行为和其他重要领域的功能障碍。

（4）周期性肢体运动的症状不能用其他类型睡眠障碍、内科疾病、神经疾病或精神障碍进行解释（如周期性肢体运动也可发生于有窒息或呼吸功能不全患者）。

2. ICSD-3 做了几点补充说明

（1）周期性肢体运动指数的意义必须根据患者睡眠障碍的主诉来解释。在一些未排除呼吸事件相关觉醒（通过敏感的呼吸监测）或其他原因引起周期性肢体运动的研究中，发现成人周期性肢体运动指数正常值大于5。现有数据表明一些周期性肢体运动，有症状和无症状的个体周期性肢体运动指数存在着部分重叠，这进一步强调了临床症状比周期性肢体运动指数绝对值更具重要性。

（2）如果周期性肢体运动不伴有临床睡眠障碍或日间功能受损主诉，而只在PSG上有所发现，则不符合周期性肢体运动障碍的诊断标准。

（3）周期性肢体运动伴有失眠和思睡并不能确定诊断周期性肢体运动障碍。已有研究证实绝大多数引起失眠或思睡等伴随症状的是由其他原因所致，而并非是周期性肢体运动。如果想要确诊周期性肢体运动障碍，必须明确失眠或思睡与周期性肢体运动存在因果关系，这必须排除其他引起失眠的疾病，比如焦虑，或引起思睡的疾病，如阻塞性睡眠呼吸暂停和发作性睡病。周期性肢体运动很常见，但是周期性肢体运动障碍在成人中仍然很少见。

（4）PLMD 不能在患有不宁腿综合征、发作性睡病、未治疗 OSA 或 RBD 等疾病的前提下诊断，周期性肢体运动在这些情况下很常见，但是已经更明确证实是这些疾病的伴随障碍。在不宁腿综合征前提下出现导致睡眠紊乱的周期性肢体运动时，优先考虑不宁腿综合征的诊断而非 PLMD。在这种情况下，诊断为不宁腿综合征，同时标注出存在周期性肢体运动。

（5）当明确由药物导致周期性肢体运动且同时满足周期性肢体运动障碍的诊断标准，最好给出更具有特异性的周期性肢体运动障碍的诊断，而不要笼统地诊断为"药物和物质所致睡眠相关障碍"。

【鉴别诊断】

1. 入睡抽动（hypnic jerks） 通常发生在由觉醒相性运动障碍眼向睡眠期过渡的短暂阶段，发作时间（20~100ms）较短，无周期性特征。

2. 普通的 REM 睡眠期的运动 仅发生于 REM 睡眠期，肌电活动增多，间隔时间变异性较大，每次发作持续时间 5~15s。

3. 肌阵挛发作 肌电图特点是短暂（75~150ms），间隔时间长短不一，无周期性特征，且没有或很少有可见的肢体运动。

此外，注意与夜间发作的肌阵挛癫痫、克雅病和其他一些神经系统疾病相鉴别。

【治疗】

无明确药物，需进一步临床研究。可参考不宁腿综合征的治疗。

十、睡眠相关性腿痉挛

睡眠相关性腿痉挛（sleep related leg cramps）亦称腿痉挛或夜间腿痉挛，是一种以突发的下肢肌肉不自主强直收缩伴疼痛为特点的睡眠运动障碍，一般持续数秒至数分钟可自行缓解，多累及小腿、大腿和足，可影响患者的睡眠和生活质量。多发生于夜间，包括入睡前和睡眠当中。

【流行病学】

睡眠相关性腿痉挛发生率和发作频率跟年龄呈相关性，男女发病率无明显差异，国外调查显示约73%的患者发生于夜间，7%的青少年、40%的孕妇、33%的60岁以上成年人都经历过睡眠相关性腿痉挛发作。

【病因】

分为原发性和继发性。

原发性病因多见于年龄有关的肌肉和肌腱缩短或下肢肌肉缺乏伸展练习；糖尿病、肌萎缩侧索硬化（ALS）、外周血管病、水和电解质紊乱、内分泌紊乱、剧烈活动、脱水、神经肌肉病、肝硬化、血液透析等是继发性因素。另外还有一些药物性因素，如口服避孕药，静脉使用铁剂、利尿剂、他汀类药物。

【发病机制】

机制不详，可能与末端运动神经异常兴奋，前角细胞的自发放电、脊髓去抑制引起的运动单位兴奋性增高以及神经元激活肌肉收缩的扩散增强有关。

【临床表现】

睡眠相关性腿痉挛主要表现为夜间睡眠中腓肠肌和足部小肌肉突发的不自主肌肉收缩和剧烈疼痛，通常发作时肌肉强直、触痛，足及足趾远端跖屈，持续数秒至数分钟可自发缓解，但肌肉不适感或压痛可持续数小时。发作时引起疼痛可能是发作过程中下肢局部缺血或代谢产物聚集造成的。牵拉局部肌肉、按摩、热疗等方法缓解症状。

【辅助检查】

多导睡眠图（PSG）显示腓肠肌肌电活动呈非周期性暴发的高频率、高波幅电位，无前驱睡眠生理改变。

【诊断】

本病的诊断参考 ICSD-3 关于睡眠相关性腿痉挛的诊断标准［必须同时符合以下（1）～（3）项标准］。

（1）突发腿或足部肌肉强烈不自主收缩，引起肌肉变硬并伴有疼痛感。

（2）这种痛性肌肉痉挛发生于卧床期间，可以在觉醒期或睡眠期。

（3）通过用力牵拉受累肌肉可以缓解疼痛、减轻肌肉收缩睡眠相关性腿痉挛的诊断主要依靠患者提供的临床症状。

【鉴别诊断】

需要与一些原发性和继发性因素如临床疾病和药物相鉴别，还需与以下两种病相鉴别。

1. 不宁腿综合征 表现为夜间睡眠时出现双下肢难以名状的不适感，安静时症状加重，活动时可短暂地使症状缓解，存在周期性肢体运动，持续时间长，可达数小时。PSG 监测显示睡眠潜伏期延长、夜间觉醒次数增多，伴周期性肢体运动时可见周期性的下肢肌电活动。用多巴胺能药物治疗有效。

2. 肌张力障碍 是持续的主动肌与拮抗肌收缩不协调，或过度收缩引起的以肌张力异常的动作和姿势为特征的运动障碍，仅发生于白天，不适感不能通过伸展局部肌肉的方法得到缓解。

【治疗】

针对病因进行治疗。原发性睡眠相关腿痉挛的治疗分为非药物治疗和药物治疗。

1. 非药物治疗 一线推荐：行走、按摩、肌肉伸展等物理方法进行治疗。

2. 药物治疗 具体包括奎宁、硫酸镁、钙通道阻滞剂（维拉帕米、地尔硫䓬）、维生素 E、复合维生素 B、加巴喷丁及局部注射利多卡因、肉毒毒素等。其中地尔硫䓬、维拉帕米、复合维生素 B 是很有潜力的治疗药物。加巴喷丁治疗神经疾病伴发的睡眠相关性腿痉挛是有效的。局部利多卡因和肉毒毒素注射也有一定疗效。

十一、快速眼动睡眠期行为紊乱

快速眼动睡眠期行为紊乱（REM sleep behavior disorder，RBD）是临床常见的 REM 期异态睡眠，是一种睡眠疾病，主要特征为在 REM 睡眠期间伴随梦境出现肢体活动，往往出现激烈行为造成人身伤害，并影响睡眠质量。

【病因】

大部分病因不明，与年龄增长有相关性。年轻患者中有抗抑郁药物使用史和发作性睡病的患者多见，而成年多为原发性（在排除药物和中枢神经系统损害情况下）。

1. 特发性 RBD（idiopathic RBD，iRBD） 指 RBD 为单独症状，无其他伴随症状，但也可能是神经系统变性疾病的早期症状和预警症状。有研究发现，约一半的 iRBD 患者在 10 年后最终可能发展为帕金森病、路易体痴呆等突触核蛋白（Synuclein）相关的神经系统变性疾病。

2. 继发性 RBD（secondary RBD，sRBD） ①药源性 RBD：抗精神病药、三环类 5-羟色胺再摄取抑制剂（SSRIs）以及 5-羟色胺和去甲肾上腺素再摄取抑制剂（SNRIs）类抗抑郁药、苯二氮䓬类镇静催眠药物、单胺氧化酶抑制剂、胆碱酯酶抑制剂、苯乙肼、咖啡等，均可引起 RBD 的发生。急性发病也见于酒精或镇静催眠药物的戒断、三环类及 SSRIs 类抗抑郁剂的使用。②症状性 RBD：与神经系统疾病密切相关的 RBD，包括发作性睡病、Machado-Joseph 病、肌萎缩侧索硬化（ALS）、癫痫、多发性硬化（MS）、Guillain-Barre 综合征。与正常 REM 睡眠期肌张力弛缓相关的脑干相应部位损害（血管性、炎症、肿瘤、变性等）均可导致症状性 RBD。③与神经系统变性疾病相关的 RBD：α-突触核蛋白（α-Synuclein）异常沉积可导致多种神经系统变性疾病，如帕金森病（PD）、路易体痴呆（DLB）、多系统萎缩（MSA）等，RBD 常为其发病的前驱/早期症状及伴随症状，33%~46% 的 PD 患者、75% 的 DLB 患者、近 100% 的 MSA 患者合并 RBD。RBD 在 tau-蛋白相关的疾病中较少见，如阿尔茨海默病（AD）、进行性核上性眼肌麻痹（PSP）、皮质基底核变性、额颞叶痴呆。有研究显示，RBD 可以作为 DLB 的核心临床症状，有助于与老年痴呆进行鉴别诊断，也提高了 DLB 诊断的准确性。

【临床表现】

快速眼动睡眠期行为紊乱可开始于任何年龄，40~70 岁好发，男性更多见，发生频率每晚一次或每周一次不等。在出现明显 RBD 症状以前数年或数十年，患者往往表现有睡眠期间的不安定，如异常的发声（说话、大叫、咒骂、尖叫等）和肢体活动频繁等现象。RBD 临床症状主要包括于睡眠的后半段中出现的梦呓及肢体动作（典型表现多为一些暴力行为，如殴打、伤人或毁物、拳打、脚踢、翻滚、反复坠床等，个别表现为肌肉抽动或喃喃自语）和情绪反应（呼喊、哭闹等），多与鲜活恐怖或暴力的梦境相关，醒后可清楚回忆梦境内容，不能回忆异常行为。绝大多数患者诉睡眠期间身体受伤，女性少见，一般梦境中多扮演受害者角色。日间过度思睡者较少见。

【辅助检查】

1. 多导睡眠图（PSG） RBD 最显著的电生理特征是正常骨骼肌弛缓状态消失，出现肌张力增高或出现大量肌肉动作电位。REM 睡眠期也可见到周期性肢体运动（PLM）。

根据 2013 版美国睡眠医学会（American Academy of Sleep Medicine, AASM）关于 RBD 的特征判读：①紧张性活动（持续性肌张力增高）每帧（30s）>50% 的下颌肌电幅度高于 NREM 睡眠期的最小振幅。②时相性活动（多发短暂性肌电活动）：每帧（30s）REM 睡眠中，分成 10 个 3s 至 5 小帧（>50%）含有暴发的、短暂的肌电活动。多发短暂肌电活动持续时间 0.1~5s、幅度 >4 倍背景肌电活动。

2. 筛选量表

（1）RBD 筛查问卷（RBD screening questionnaire, RBDSQ）。

（2）Mayo 睡眠问卷（Mayo sleep questionnaire, MSQ）。

（3）RBD 问卷-香港版（RBD questionnaire- Hong Kong, RBDQ-HK）。

（4）RBD 单问卷筛查（RBD single-question screen，RBD1Q）。

3. 其他检查 脑部影像学检查以明确有无脑器质病变。

【诊断】

参考 ICSD-3 关于快速眼动睡期行为紊乱的诊断标准［必须同时符合（1）~（4）项标准］。

（1）反复发作的睡眠相关的言语和（或）复杂的运动行为。

（2）PSG 证实这些行为发生在 REM 睡眠期，或者根据临床病史出现梦境相关的行为，推测该行为发生在 REM 期。

（3）PSG 证实 REM 睡眠期出现骨骼肌失弛缓现象（REM-sleep without atonia，RWA）。

（4）不能用其他睡眠障碍、精神障碍、疾病、药物或物质滥用更好地解释。

【鉴别诊断】

1. 睡眠期癫痫 癫痫发作的表现，动作刻板单一，事后不能忆起，多发生在 NREM 睡眠期，也可见于其他睡眠期，PSG 监测及 EEG 监测出现痫性放电。

2. 意识模糊性觉醒 特征为不能很快从睡眠中觉醒，需要一段较长的意识模糊期，不伴暴力性运动，PSG 显示从 NREM 睡眠中觉醒，脑电图有特征性改变。

3. 睡惊症 特点为睡眠中突然的极度恐惧表现，常伴有令人毛骨悚然的尖叫，存在明显自主神经功能紊乱，事后不能忆起。多导睡眠监测显示多发生于刚入睡时或 NREM 睡眠 1 期。

4. 睡行症 表现为睡眠中起床行走，次日不能回忆，儿童期多见。多导睡眠监测显示发生于 NREM 睡眠期。

此外，注意与其他疾病如梦魇、创伤后应激障碍相鉴别。

【治疗】

1. 非药物治疗 因为 RBD 临床症状中的伤害性行为较多，致使出现体表瘀斑、撕裂伤、骨折等，提供安全的睡眠环境成为非药物治疗的标准化治疗手段。推荐方法包括在地板上放置床垫，将家具边角用软物包裹，对玻璃窗进行安全性保护，睡前移去潜在的危险物品，如利器、玻璃、水杯、水壶等。另外国外研发的床报警装置也具有一定效果，可促进觉醒和同床者发现并看护。

2. 药物治疗

（1）氯硝西泮：90%以上的患者症状缓解而很少出现耐受或滥用，显著减少 RBD 行为和外伤的发生，是治疗 RBD 的有效药物，但伴有痴呆步态异常以及阻塞性睡眠呼吸暂停综合征患者慎用。建议剂量为 0.25～2mg，睡前 15min 服用，最高不超过 4mg。氯硝西泮不良反应主要包括日间过度镇静、阳痿、运动失调、意识模糊、记忆缺失等，0.5～1mg 以上的氯硝西泮有加重睡眠呼吸暂停的风险，2mg 剂量有可能增加意识模糊和摔倒的风险。

（2）褪黑激素：褪黑激素由于其较少的不良反应一般作为第二个选择，尤其对合并 DLB、PD、MSA 的 RBD 疗效确切。睡前服用 3～12mg 褪黑激素对于控制 RBD 症状效果显著，剂量相关的不良反应主要包括晨间头痛、白日困倦、妄想和幻觉等。

（3）多巴胺及多巴胺受体激动剂：疗效尚不确切，仅用于治疗未明确诊断为神经退行性疾病的 RBD 患者及用于氯硝西泮的替代治疗。最大剂量不超过 0.7mg，3 次/d，并且此药有加重由特发性 RBD 发展成为 DLB 的可能，故其应用应受到严格监控。

此外，帕罗西汀、多奈哌齐、镇静催眠药物如佐匹克隆、苯二氮䓬类、地昔帕明、氯氮平、卡马西平和羟丁酸钠等药物不良反应较多，多治疗快速眼动睡眠期行为紊乱疗效尚不肯定，临床应用较少。以上这些药物均缺乏多中心、双盲、安慰剂前瞻性对照研究。

十二、睡眠相关性磨牙

睡眠相关性磨牙（sleep related bruxism）是一种以睡眠时磨牙并伴随颌骨肌肉节律性和（或）持续性的收缩的运动障碍，特征为夜间咀嚼肌节律性运动，可引起牙齿面磨损、头痛、颌面痛和颞下颌关节功能紊乱等。

【病因】

尚不明确，分为原发性及继发性因素。原发性为自发的功能失调，继发性与医疗或精神状况有关，可包括运动障碍（口腔迟发性运动障碍/下颌肌张力障碍，如 Meige 综合征）等，睡眠相关障碍（如不宁腿综合征或周期性肢体运动障碍睡眠肌阵挛等），神经疾病或精神异常（脑出血或脑梗死等）。此外，还有药物性或化学物质滥用如苯丙胺等。

【病理生理】

睡眠相关性磨牙的病理生理认识较多的是与睡眠觉醒相关，患者的睡眠觉醒周期正常，NREM 睡眠 3 期比例增高，对睡眠觉醒的反应性增强或觉醒期的脑电波幅增高，因此觉醒压力增加，睡眠不稳。睡眠相关性磨牙在睡眠觉醒后出现，同时伴随着心脏交感神经兴奋和快波脑电活律性运动，随之出现下颌肌肉收缩或血压及血流速度加快。其他原因机制不详。

【流行病学】

男女发病率无明显差异，与年龄呈负相关，儿童的发病率最高，症状较重，为 14%～17%，少年至青年期约为 12%，青年至中年期约 8%，老年期不足 3%，且症状较轻，多与如帕金森病、快速眼动睡眠期行为紊乱等其他的运动障碍病及老年痴呆相关。

【临床表现】

主要表现为睡眠中叩齿或口颌肌阵挛。睡眠相关性磨牙患者可见牙切缘磨损，相关肌肉如咬肌、颞肌、翼肌、胸锁乳突肌乳突端疼痛或压痛，以及颞下颌关节疼痛或压痛、功能障碍，日常生活中可见唾液流量减少、口干、咬舌及脸颊、灼舌症等不良口腔习惯。

【辅助检查】

多导睡眠图（PSG）主要发生在 REM 睡眠期，伴随咬肌和颞肌的肌电活动及磨牙声，睡眠相关性磨牙肌电表现可分为 3 个亚型。①间断型：咬肌或颞肌出现三次以上肌电暴发，期间两次停顿，每次暴发持续 0.25～2.0s；②持续型：一次肌电暴发，持续>2.0s；③混合型：两者均有。

【诊断】

本病的诊断参考 ICSD-3 关于睡眠相关性磨牙的诊断标准［必须同时符合（1）和（2）项标准］。

（1）睡眠中定期或经常出现的磨牙声或叩齿声。

（2）同时伴有以下一种或多种临床表现：异常的牙齿磨损符合夜间磨牙所造成的牙齿磨损。晨起后短暂的颌骨肌肉的疼痛或疲劳；和（或）头痛（颞部）和（或）醒后颞下颌关节锁结（开口度受限）与夜间睡眠相关性磨牙所造成的功能障碍相符，磨牙声或叩齿声需与打鼾、喉咙咕噜声、绕舌声或下颌运动时颞下颌关节的弹响声等口腔其他混杂的声音区别。肌肉或颞下颌关节压痛或疼痛通过触诊确定。

【鉴别诊断】

如颌面或颈部肌阵挛、Meige 综合征或迟发性运动障碍、帕金森病，均有口颌系统肌肉运动功能异常，但多出现于日间，夜间消失。其他如异常吞咽动作、胃食管反流、梦呓、咳嗽时的颌面运动及睡眠相关性癫痫可依据临床表现相鉴别。

【治疗】

无特异性治疗，包括以下几个方面：

1. 行为及心理治疗　对因治疗，改变生活方式，身心放松，心理暗示，自我催眠等。

2. 口腔科相关治疗　口腔矫治器，防护垫，存在加重患者睡眠呼吸暂停风险，新型的震动或电击唇刺激装置及前牙装置，疗效有待商榷。

3. 药物治疗（短期使用，治疗急性或严重的患者）

（1）镇静剂及肌肉松弛剂：地西泮、氯硝西泮、劳拉西泮、美索巴莫、环苯扎林、丁螺环酮。

（2）5-羟色胺能相关药物：色氨酸、阿米替林、文拉法辛、曲唑酮。

（3）多巴胺能相关药物：左旋多巴、溴隐亭、培高利特、普拉克索、γ-羟基丁酸。

（4）作用于心脏的药物：普萘洛尔、可乐定。

（5）其他药物：肉毒杆菌毒素。

十三、睡眠相关节律性运动障碍

睡眠相关节律性运动障碍（sleep related rhythmic movement disorder，SRMD）是一种睡眠与觉醒转换障碍，1905 年由 Lappert 和 Cruehet 描述，临床特征为可累及身体任何部位的以刻板的节律性动作为特征的运动异常，儿童多见。

【病因】

病因不明确，精神发育迟滞、自闭症患者及正常儿均可发病，一些病例具有家族性。

【发病机制】

发病机制存在争议，一些学者认为这是种生理现象是因为正常儿童多发，一般 4 岁后发作停止。但一些男性伴发不宁腿综合征的病例使用氯硝西泮治疗有效，支持该病为一种病理现象。最近认为节律性运动障碍是大脑皮质对位于脑干的中枢运动模式发生器去抑制化所致，或是与注意缺陷多动症有关。

【临床表现】

年龄越小节律性运动障碍的发生率越高，9 个月的婴儿发病率为 66%，4 岁发病率约为 8%，极少数可见于青春期和成年人，男性发生率是女性的 4 倍。节律性运动障碍较多发生于睡眠开始或过程中，清醒时偶见，也可见于其他睡眠阶段，主要表现为碰头（最常见）、摇头或身体摆动，也累及肢体，可以一种或多种运动形式，运动频率在 0.5~2Hz，每次发作持续数分钟至 15min，每晚发作数次至 10 余次。反复撞击可引起外伤，需要注意的是青春期和成年期可伴不宁腿综合征、阻塞性睡眠呼吸暂停、焦虑、抑郁、注意缺陷和白天思睡。

【辅助检查】

多导睡眠图（PSG）显示 NREM 睡眠 2 期最多见，占 46%，也可见于其他睡眠阶段，相关肌肉记录未见特异表现。

脑影像学及放射性核素成像显示正常，无相关病理学报告。

【诊断】

参考 ICSD-3 关于睡眠相关节律性运动障碍的诊断标准［必须同时符合（1）~（4）项标准］。

（1）患者存在大肌群参与的运动行为，且该运动行为具有重复性、刻板性、节律性特点。

（2）运动主要与睡眠相关，发生在困倦期或入睡后。

（3）异常行为至少可导致以下几点中的一点，并成为促使患者就诊的主要原因：①影响了正常睡眠。②严重影响了白天的功能。③在不采取保护措施的前提下，可能造成自体损伤。

（4）异常的节律运动难以用其他类型运动障碍或癫痫解释。

【鉴别诊断】

1. 睡眠相关性磨牙 多以强烈的牙齿摩擦或咬牙为特征，可见牙齿异常磨损，听到磨牙的声音，睡眠相关节律性运动障碍则最常见头颈部反复发生刻板性运动。

2. 周期性肢体运动障碍 多以 NREM 睡眠期，踇趾节律性伸展，踝关节背屈的刻板性重复为特点，睡眠相关节律性运动障碍则最常见头颈部反复发生刻板性运动。

3. 其他疾病如癫痫 发作时的临床表现与睡眠相关节律性运动障碍显著不同，不难鉴别。

【治疗】

儿童自行缓解，不需治疗。

1. 药物治疗 小剂量氯硝西泮用于儿童和成人症状明显的患者，不能根治。三环抗抑郁药和苯二氮䓬类药物（尤其是氯硝西泮）可能对节律性运动障碍有效。

2. 其他治疗 包括抗抑郁药、行为干预、催眠术和限制睡眠等，疗效不详。

十四、婴儿良性睡眠肌阵挛

婴儿良性睡眠肌阵挛（benign sleep myoclonus in infancy）亦称新生儿良性睡眠肌阵挛（benign neonatal sleep myoclonus），是指新生儿及婴儿仅在睡眠期出现的反复肌阵挛性抽动，多发生于 NREM 睡眠期。

【病因与发病机制】

目前尚不清楚。可能与由于脑干上行网状激活系统发育不成熟有关，或与 5-羟色胺系统有关，也可能存在遗传性。

【临床表现】

本病较罕见，新生儿及 1 岁以内婴儿多见，男女发病率相似，通常在出生后第一周发病，6 个月内自然消失，1 岁前自愈，极少数可能持续 2 年或更久，临床中主要以 NREM 睡眠期反复肌阵挛性抽动为主要特征，以双侧对称的大肌肉群的抽动为主，可累及全身或仅仅肢体或躯干。多成簇出现，每簇肌阵挛抽动 4~5 次间隔 1~15min 或更长时间，醒后症状消失。外界刺激如声音或碰触，药物如苯二氮䓬类药物和抗癫痫药可影响该病。

【辅助检查】

多导睡眠图（PSG）监测：显示主要于 NREM 睡眠期（主要在 NREM 睡眠 3 期）出现双侧对称性肌阵挛抽动，多见于全身、腹部或近端肌肉、上下肢。肌肉电活动显著增高并持续 40~300ms，连续出现 4~5 次成簇的高幅肌电活动，且每隔 1~15min 或更长时间反复出现一簇发作。视频脑电图检查脑电活动正常，脑影像学检查正常。

【诊断】

参考 ICSD-3 关于婴儿良性睡眠肌阵挛的诊断标准［必须同时符合以下（1）~（5）项标准］。

（1）全身、躯干或肢体反复出现肌阵挛发作。

（2）肌阵挛出现在婴儿早期，主要在出生至6月龄婴儿。

（3）肌阵挛仅在睡眠中出现。

（4）新生儿觉醒后肌阵挛突然消失，且觉醒后不再出现。

（5）无其他能够解释该症状的其他类型睡眠障碍、内科疾病、神经系统疾病或与药物使用有关。

【鉴别诊断】

1. 肌阵挛性癫痫（myoclonic epilepsy）　特别是与新生儿、婴儿时期肌阵挛性癫痫相鉴别，清醒和睡眠期均可发作，视频脑电图显示痫样异常放电。而婴儿良性睡眠肌阵挛仅发生于睡眠中且脑电图监测正常。

2. 婴儿早期良性肌阵挛（benign myoclonus of early infancy）　以清醒期反复出现颈部或上肢抽动，可以导致突然低头、转头或肢体伸展为临床表现。成簇发作，每簇发作持续3~4min。出生后3~15个月多见，具有自限性。

3. 睡眠起始脊髓固有肌阵挛（propriospinal myoclonus at sleep onset）　比较罕见，成人多见，以清醒至睡眠转换过程中反复出现肌阵挛抽动为特点，多累及躯干，并沿脊髓固有传导通路向头侧和尾侧进行扩散。

【治疗】

该病多为自限性疾病，一般不需要特殊治疗。

【预后】

自限性疾病，预后良好。

（许淑静　张　君）

参考文献

[1] ULDALL P, ALVING J, HANSEN LK, et al. The misdiagnosis of epilepsy in children admitted to a tertiary epilepsy centre with paroxysmal events. Arch Dis Child, 2006, 91: 219.

[2] HINDLEY D, ALI A, ROBSON C. Diagnoses made in a secondary care "fits, faints, and funny turns" clinic. Arch Dis Child, 2006, 91: 214.

[3] Hamiwka LD, Singh N, NIOSI J, et al. Diagnostic inaccuracy in children referred with "first seizure": role for a first seizure clinic. Epilepsia, 2007, 48: 1062.

[4] BYE AM, KOK DJ, FERENSCHILD FT, et al. Paroxysmal non-epileptic events in children: a retrospective study over a period of 10 years. J Paediatr Child Health, 2000, 36: 244.

[5] GASTAUT H. Classification of the epilepsies: proposal for an international classification [J]. Epilepsia, 1969, 10 (Suppl): S14-S21.

[6] Commission on Classification and Terminology of the International League. Against Epilepsy Proposal for revised clinical and electrographic classification of epileptic seizures [J]. Epilepsia, 1981, 22 (8): 489-501.

[7] Commission on Classification and Terminology of the International League Against Epilepsy Proposal for revised Classification of epilepsies and epileptic syndromes [J]. Epilepsia, 1989, 30 (4): 389-399.

[8] ENGEL J JR, INTERNATIONAL LEAGUE AGAINST EPILEPSY (ILAE). A proposed diagnostic scheme for people with epileptic seizures and with epilepsy: report of the ILAE Task Force on Classification and Terminology [J]. Epilepsia, 2001, 42 (6): 796-803.

[9] YORK GK 3rd, STEINBERG DA. Hughling Jackson' suggestion for the treatment of epilepsy [J]. Neurology, 2009, 73 (14): 1155-1158.

[10] MEEREN HK, PIJN JP, VAN LUIJTELAAR EL, et al. Cotical focus drives

widespread corticothalamic networks during spontaneous absence seizures in rats [J]. Neurosci, 2002, 22 (4): 1480-1495.

[11] ENGEL J Jr. Report of the ILAE classification core group [J]. Epilepsia, 2006, 47 (9): 1558-1568.

[12] GOLDSTEIN J, SLOMSKI J. Epileptic spasms: a variety of etiologies and associated syndromes [J]. J Child Neurol, 2008, 23 (4): 407-414.

[13] GLOOR P. Consciousness as a neurological concept in epileptology: a critical review [J]. Epilepsia, 1986, 27 (Suppl 2): S14-S26.

[14] FISHER RS, ACEVEDO C, ARZIMANOGLOU A, et al. ILAE official report: a practical clinical definition of epilepsy [J]. Epilepsia, 2014, 55: 475-482.

[15] 杨华俊, 郭安臣, 王群. 癫痫的发病机制研究进展 [J]. 科技导报, 2017, 35 (4).

[16] 邱文娟, 胡小伟, 张正春. 癫痫发病机制及治疗的研究进展 [J]. 中华临床医师杂志: 电子版, 2014 (10): 1920-1924.

[17] CATTERALL W A. From ionic currents to molecular mechanisms: The structure and function of voltage-gated sodium channels [J]. Neuron, 2000, 26 (1): 13-25.

[18] WALLACE R H, SCHEFFER I E, PARASIVAM G, et al. Generalized epilepsywith febrile seizures plus: Mutation of the sodium channel subunitSCN1B [J]. Neurology, 2002, 58 (9): 1426-1429.

[19] BAULAC S, GOURFINKEL A I, PICARD F, et al. A second locus for familialgeneralized epilepsy with febrile seizures plus maps to chromosome2q21-q33 [J]. American Journal of Human Genetics, 1999, 65 (4): 1078-1085.

[20] HARTMANN H A, COLOM L V, SUTHERLAND M L, et al. Selective localization of cardiac SCN5A sodium channels in limbic regions of rat brain [J]. Nature Neuroscience, 1999, 2 (7): 593-595.

[21] SINGH N A, CHARLIER C, STAUFFER D, et al. A novel potassium channelgene, KCNQ2, is mutated in an inherited epilepsy of newborns [J]. Nature Genetics, 1998, 18 (1): 25-29.

[22] HAN HA, CORTEZ MA, SNEAD OC. GABAB Receptor and AbsenceEpi-

lepsy ［M］//NOEBELS JL, AVOLI M, ROGAWSKI MA, et al. Source Jasper's Basic Mechanisms of the Epilepsies ［Internet］. 4th ed. Bethesda (MD)：National Center for Biotechnology Information (US), 2012.

［23］ HIROSE S, OKADA M, KANEKO S, et al. Are some idiopathic epilepsies-disorders of ion channels? A working hypothesis ［J］. Epilepsy Res, 2000, 41：191-204.

［24］ RICHICHI C, BREWSTER AL, BENDER RA, et al. Mechanisms ofseizure-induced "transcriptional channelopathy" of hyperpolarizationacti-vatedcyclic nucleotide gated channels ［J］. Neurobiol Dis, 2008, 29：297-305.

［25］ KUISLE M, WANAVERBECQ N, BREWSTER AL, et al. Functionalstabilization of weakened thalamic pacemaker channel regulation inrat absence epilepsy ［J］. J Physiol, 2006, 575：83-100.

［26］ JUNG S, JONES TD, LUGO JN, et al. Progressive dendritic HCNchannelopathy during epileptogenesis in the rat pilocarpine model ofepilepsy ［J］. J Neurosci, 2007, 27：13012-13021.

［27］ SCHEFFER IE, BERKOVIC S, CAPOVILLA G, et al. ILAE classification of the epilepsies：Position paper of the ILAE Commission for Classification and Terminology. Epilepsia, 2017 Apr, 58 (4)：512-521.

［28］ JANSEN FE, LAGAE L, Moshé SL, et al. Operational classification of seizure types by the International LeagueAgainst Epilepsy：PositionPaper of the ILAE Commission for Classification and Terminology. Epilepsia, 2017 Apr, 58 (4)：522-530.

［29］ ELGER CE, ENGEL J JR, FORSGREN L, et al. ILAE official report：a practical clinical definition of epilepsy. Epilepsia, 2014Apr, 55 (4)：475-482.

［30］ 中华全科医师杂志, 2007, 12, 6 (12)：711-714.

［31］ 杨华俊, 郭安臣, 王群. 癫痫的发病机制研究进展 ［J］. 科技导报, 2017, 35 (4).

［32］ 邱文娟, 胡小伟, 张正春. 癫痫发病机制及治疗的研究进展 ［J］. 中华临床医师杂志：电子版, 2014 (10)：1920-1924.

［33］ 中国抗癫痫协会. 临床诊疗指南（癫痫病分册）.2015.

［34］ 申昆玲，黄国英．儿科学［M］．北京：人民卫生出版社，2016.

［35］ 王卫平．儿科学［M］.8 版．北京：人民卫生出版社，2015.

［36］ 洪震，江澄川．现代癫痫学［M］．上海：复旦大学出版社，2007.

［37］ 谭启富，李龄，吴承远．癫痫外科学［M］．北京：人民卫生出版社，2006.

［38］ 孙涛．神经外科与癫痫［M］．北京：人民军医出版社，2004.

［39］ 韩世范．癫痫患者家庭护理［M］．北京：清华大学出版社，2003.

［40］ 楼建华．小儿科护理［M］．北京：人民卫生出版社，2012.

［41］ MULA M，TRIMBLE MR. Antiepileptic drug – induced cognitive adverse effects：potential mechanisms and contributing factors［J］.CNS Drugs，2009，23（2）：121–137.

［42］ RADECKI L，et al. Trends in the use of standardized tools for developmental screening in early childhood：2002—2009［J］.Pediatrics，2011，128（1）：14–19.

［43］ TRIVISANO M，et al. Myoclonic astatic epilepsy：ail agedependent epileptic syndrome with favorable seizure outcome but variable cognitive evolution［J］. Epilepsy Res，2011，97.

［44］ VENDRAME M，et al. Longer duration of epilepsy and earlier age at epilepsy onset correlate with impaired cognitive development in infancy［J］. Epilepsy Behav，2009，16.

［45］ 黄秀琴，张密浓．急诊眩晕症 198 例临床护理体会［J］.吉林医学，2012，33（17）：3801.

［46］ 张艳．抽动障碍患儿的临床护理［J］. 中外健康文摘，2013，10（17）：223.

［47］ 章迎儿，倪龙娟，杨素红．行为弱化结合脑电生物反馈治疗儿童抽动障碍的护理［J］. 中国实用护理杂志，2013，29（10）：46–47.

［48］ 李彤，车咏梅，韩玉静．偏头痛的诊断治疗及护理进展［J］. 护理研究，2008，22（1）：23–25.

［49］ 卢凤英．神经源性偏头痛患者的护理［J］. 中国实用医药，2008，3（26）：153.

［50］ 李彤，车咏梅，韩玉静．偏头痛的诊断治疗及护理进展［J］. 护理研究，2008，22（1）：23–25.

[51] JANE DE TISI, GAIL S BELL, JANET L PEACOCK, et al. The long-term outcome of adult epilepsy surgery, patterns of seizure remission, and relapse: a cohort study. Lancet, 2011, 378: 1388-1395.

[52] National Institute for Health and Clinical Excellence (NICE). The epilepsies: the diagnosis and management of the epilepsies in adults and children in primary and secondary care. NICE clinical guideline, 2012, 137.

[53] Review of antiepileptic drug efficacy and effectiveness as initial monotherapy for epileptic seizures and syndromes. Epilepsia, 2013, 54: 551-563.

[54] BERG AT, BERKOVIC SF, BRODIE MJ, et al. Revised terminology andconcepts for organization of seizures and epilepsies: report of the ILAE Commission on Classification and Terminology, 2005—2009. Epilepsia, 2010, 51: 676-685.

[55] BLUME WT, LUDERS HO, MIZRAHI E, et al. Glossary of descriptive terminologyfor ictal semiology: report of the ILAE task force on classification andterminology. Epilepsia, 2001, 42: 1 212-1 218.

[56] ENGEL J JR, MCDERMOTT MP, WIEBE S, et al. Early Randomized Surgical Epilepsy Trial (ERSET) Study Group. Early surgical therapy for drug-resistant temporal lobe epilepsy: a randomized trial. JAMA, 2012, 307 (9): 922-930.

[57] FISHER R, ACEVEDO C, ARZIMANOGLOU A, et al. A practical clinical definition of epilepsy. Epilepsia, 2014, 55: 475-482.

[58] Helbig I, Lowenstein DH. Genetics of the epilepsies: where are we and where are we going? Curr Opin Neurol, 2013, 26 (2): 179-185.

[59] BOON P, ENGELBORGHS S, HAUMAN H, et al. Recommendations for the treatment of epilepsy in adult patients in general practice in Belgium: an update. Acta Neurol Belg, 2012, 112: 119-131.

[60] URLESBERGER B, PICHLER G, GRADNITZER, et al. Changes in cerebral blood volume and cerebral oxygenation during periodic breathing in term infants [J]. Neuropediatrics, 2000, 31 (2): 75-81.

[61] SKOPNIK H, KOCH G, HEIMANN G, et al. Effect of methylxanthines on periodic respiration and acid gastroesop Hageal reflux in newborn infants [J]. Monatsschr Kinderheilkd, 1990, 138 (3): 157-159.

［62］MARTIN RJ, ABU-SHAWEESH JM. Control of breathing and neonatal apnea ［J］. Biol Neonate, 2005, 87 (4)：288-295.

［63］KATTWINKEL, J. Neonatal apnea：pathogenesis and therapy ［J］. J Pediatr, 1977, 90 (3)：342-347.

［64］JAN MM. Shuddering attacks are not related to essential tremor ［J］. J Child Neurol, 2010, 25 (7)：881-883.

［65］KANAZAWA O. Shuddering attacks-report of four children ［J］. Pediatr Neurol, 2000, 23 (5)：421-424.

［66］CROSS JH. Differential diagnosis of epileptic seizures in infancy including the neonatal period ［J］. Semin Fetal Neonatal Med, 2013, 18 (4)：192-195.

［67］GUPTES. Infantile tremor syndrome (ITS) ［J］. Indian J Pediatr, 2007, 74 (1)：88.

［68］BAJPAI PC, MISRA PK, TANDON PN, et al. Further observations on infantile tremor syndrome ［J］. Indian Pediatr, 1968, 5 (7)：297-307.

［69］李雪荣. 现代儿童精神医学 ［M］. 长沙：湖南科学技术出版社, 1994：2700-2731.

［70］杜亚松. 儿童心理障碍治疗学 ［M］. 上海：上海科学技术出版社, 2005：432-439.

［71］RAFEHIVOLA IH, RAHARIVELO A, RAKOTOMAVO F, et al. A manner of voicing, the mass hysteria. Encephalo pathy, 2015 Dec, 41 (6)：556-559.

［72］MINK JW. Conversion disorder and mass psychogenic illness in child neurology. Ann N Y Acad Sci, 2013 Nov, 1304：40-44.

［73］DONOVAN CL, COBHAM V, WATERS AM, et al. Intensive group-based CBT for childsocial phobia：a pilot study. Behav Ther, 2015 May, 46 (3)：350-364.

［74］OLLENDICK TH, DAVIS TE. One-session treatment for specificpHobias：a review of single-session exposure with children and adolescents. Cogn Behav Ther, 2013, 42 (4)：275-283.

［75］VURUCU S, KARAOGLU A, PAKSU SM, et al. Breath-holdingspellsmay be associated with maturational delay in myelination of brainstem. J Clin NeuropHysiol, 2014 Feb, 31 (1)：99-101.

［76］ SINGH P, SETH A. Breath holdingspells—a tale of 50 years. Indian Pediatr, 2015 Aug, 52 (8): 695-696.

［77］ Hyperventilation syndromein adolescents with and without asthma. Pediatr Pulmonol, 2015 Dec, 50 (12): 1184-1190.

［78］ GRIDINA I, BIDAT E, CHEVALLIER B, et al. Prevalence of chronichyperventilation syndromein children and teenagers. Arch Pediatr, 2013 Mar, 20 (3): 265-268.

［79］ Bruni O, Angriman M, Luchetti A, et al. Leg kicking and rubbing as a highly suggestive sign of pediatric restlesslegs syndrome. Sleep Med, 2015 Dec, 16 (12): 1576-1577.

［80］ RICHARDS KC, BOST JE, ROGERS VE, et al. Diagnostic accuracy of behavioral, activity, ferritin, and clinical indicators of restless legssyndrome. Sleep, 2015 Mar 1, 38 (3): 371-380.

［81］ Headache Classification Committee of the International Headache Society. Classification and diagnostic criteria for headach edisorders, cranial neuralgias and facial pain ［J］. Cephalalgia, 1988, 8 (suppl 1): S1-S96.

［82］ LEW IS DW. Toward the difinition of childhood migraine ［J］. Curr Opin Pediatr, 2004, 16 (6): 628- 636.

［83］ OLESON J. The international classification of headache disorders ［J］. Cephalagia, 2004, 24 (1): 1-160.

［84］ 熊兰, 林庆. 小儿偏头痛及研究进展 ［M］. 国外医学儿科分册, 1993, 20: 115.

［85］ HAMALAINEN ML. Migraine in children and adolescents: a guide to drug treatment ［J］. CNS Drugs, 2006, 20 (10): 813-820.

［86］ 中华医学会神经病学分会, 中华神经科杂志编辑委员会. 眩晕诊治专家共识 ［J］. 中华神经科杂志, 2017, 50 (11): 805-812.

［87］ 赵钢, 韩军良, 夏峰. 眩晕和头晕使用入门手册 ［M］. 华夏出版社.

［88］ 中华医学会耳鼻咽喉头颈外科学分会, 中华耳鼻咽喉头颈外科杂志编辑委员会. 良性阵发性位置性眩晕诊断和治疗指南 ［J］. 中华耳鼻咽喉头颈外科杂志, 2017, 52 (3): 173-177.

［89］ 中华医学会耳鼻咽喉头颈外科学分会, 中华耳鼻咽喉头颈外科杂志编辑委员会. 突发性聋诊断和治疗指南 ［J］. 中华耳鼻咽喉头颈外科杂志,

2015, 50 (6): 443-447.

[90] 姜树军, 单希征. 巴拉尼协会前庭阵发症诊断标准解读 [J]. 北京医学, 2017, 39 (8): 847-848.

[91] 杨旭. 孤立性眩晕的识别. 中国卒中学会第一届学术年会暨天坛国际脑血管病会议, 2015.

[92] 华驾略, 李焰生. 前庭性偏头痛: 诊断标准——Barany 学会及国际头痛学会共识文件 [J]. 神经病学与神经康复学杂志, 2013, 10 (3): 176 -178.

[93] 戚晓昆. 心因性头晕的诊断治疗. 2015 中国脑卒中大会-眩晕与脑血管病论坛.

[94] 戚晓昆. 心因性头晕的诊断治疗. 2016 中国脑卒中大会-眩晕与脑血管病论坛.

[95] ASH, American Society of Hypertension. ASH Position Paper: Evaluation and Treatment of Orthostatic Hypotension. J Clin Hypertens (Greenwich), 2013 Mar, 15 (3): 147-153.

[96] Bárány Society. Bilateral vestibulopathy: Diagnostic criteria Consensus document of the Classification Committee of the Bárány Society. J Vestib Res, 2017, 27 (4): 177-189.

[97] 刘海玲, 童晓欣. 低钾型周期性麻痹的研究进展 [J]. 卒中与神经疾病, 2010, 17 (5): 306-309.

[98] 柯青. 原发性周期性麻痹基因诊断与治疗进展 [J], 中国现代神经疾病杂志, 2014, 14 (6): 471-478.

[99] 贾建平. 神经病学 [M]. 6 版. 北京: 人民卫生出版社, 2008: 365-368.

[100] PATEL K, MCCOY JV, DAVIS PM. Recognizing thyrotoxic hypokalemic periodic paralysis [J]. JAAPA, 2018, 31 (1): 31-34.

[101] FIALHO D, GRIGGS RC, MATTHEWS E. Periodic paralysis [J]. Handb Clin Neurol, 2018, 148: 505-520.

[102] GANTI L, RASTOGI V. Acute Generalized Weakness [J]. Emerg Med Clin North Am, 2016, 34 (4): 795-809.

[103] TORRICELLI RPJE. Acute muscular weakness in children [J]. Arq Neuropsiquiatr, 2017, 75 (4): 248-254.

［104］BASALI D, PRAYSON RA. Episodic weakness and vacuolar myopathy in hypokalemic periodic paralysis ［J］. J Clin Neurosci, 2015, 22（11）：1846-1847.

［105］STATLAND J, PHILLIPS L, TRIVEDI JR. Muscle channelopathies ［J］. Neurol Clin, 2014, 32（3）：801-815.

［106］STATLAND JM, BAROHN RJ. Muscle channelopathies：the nondystropHic myotonias and periodic paralyses ［J］. Continuum（Minneap Minn）, 2013, 19（6 Muscle Disease）：1598-1614.

［107］FONTAINE B. Muscle channelopathies and related diseases ［J］. Handb Clin Neurol, 2013, 113：1433-1436.

［108］RENAUD JM, HAYWARD LJ. Lessons learned from muscle fatigue：implications for treatment of patients with hyperkalemicperiodic paralysis ［J］. Recent Pat Biotechnol, 2012, 6（3）：184-199.

［109］FONTAINE B. Periodic paralysis：new pathophysiological aspects ［J］. Bull Acad Natl Med, 2008 , 192（8）：1543-1548.

［110］江文静, 迟兆富, 尚伟, 等. 儿童交替性偏瘫的临床特征和脑血流灌注改变 ［J］. 中华神经科杂志, 2005, 12：746-749.

［111］查剑, 钟建民. 儿童交替性偏瘫的研究现状 ［J］. 南昌大学学报（医学版）, 2014, 54：99-101.

［112］中华医学会儿科学分会心血管学组《中华儿科杂志》编辑委员会. 儿童晕厥诊断指南 ［J］. 中华儿科杂志, 2009, 2：99-101.

［113］AGUS ZS. Mechanisms and causes of hypomagnesemia. Curr Opin Nep Hrol Hypertens, 2016 Jul, 25（4）：301-307.

［114］KAWAMURA Y. Drugs affecting serum magnesium concentration. Clin Calcium, 2012 Aug, 22（8）：1211 - 6. doi：CliCa120812111216. Review. Japanese.

［115］FAMULARO G, GASBARRONE L, MINISOLA G. Hypomagnesemia and proton-pump inhibitors. Expert Opin Drug Saf, 2013 Sep, 12（5）：709-716.

［116］KRAUS A. The Risk of Hypomagnesemia. Dtsch Arztebl Int, 2017 Feb, 114（6）：101.

［117］AYUK J, GITTOES NJ. Treatment of hypomagnesemia. Am J Kidney Dis,

2014 Apr, 63 (4): 691-695.

[118] PASINA L, ZANOTTA D, PURICELLI S, et al. Proton pump inhibitors and risk of hypomagnesemia. Eur J Intern Med, 2015 Sep, 26 (7): e25-26.

[119] KRUPA LZ, FELLOWS IW. Lansoprazole-induced hypomagnesaemia. BMJ Case Rep, 2014 Jan 10, 2014. pii: bcr2012006342.

[120] ROZANCE PJ. Update on neonatal hypoglycemia. Curr Opin Endocrinol Diabetes Obes. 2014Feb; 21 (1): 45 - 50. doi: 10.1097/MED. 0000000000000027. Review. PMID: 24275620.

[121] MORALES J, SCHNEIDER D. Hypoglycemia. Am J Med, 2014 Oct, 127 (10 Suppl): S17-24.

[122] BRUTSAERT E, CAREY M, ZONSZEIN J. The clinical impact of inpatient hypoglycemia. J Diabetes Complications, 2014 Jul—Aug, 28 (4): 565-572.

[123] GüEMES M, HUSSAIN K. Hyperinsulinemic Hypoglycemia. Pediatr Clin North Am, 2015 Aug, 62 (4): 1017-1036.

[124] JONAS D, DIETZ W, SIMMA B. Hypoglycemia in newborn infants at risk. Klin Padiatr, 2014 Sep, 226 (5): 287-291.

[125] FRYMOYER, J. W., HODGKIN, W. Adult-onset vitamin D-resistant hypophosphatemic osteomalacia: a possible variant of vitamin D-resistant rickets. J. Bone Joint Surg. Am, 1977, 59: 101-106.

[126] GAUCHER, C., WALRANT - DEBRAY, O., NGUYEN, T. M., et al. pHEX analysis in 118 pedigrees reveals new genetic clues in hypophosphatemic rickets. Hum. Genet, 2009, 125: 401-411.

[127] EARP, H. S., NEY, R. L., GITELMAN, H. J., et al. Effects of 25-hydroxycholecalciferol in patients with familial hypophosphatemia and vitamin-D-resistant rickets. New Eng. J. Med, 1970, 283: 627-630.

[128] RAIZIS, A. M., BECROFT, D. M., SHAW, R. L., et al. A mitotic recombination in Wilms tumor occurs between the parathyroid hormone locus and 11p13. Hum. Genet, 1985, 70: 344-346.

[129] PARKINSON, D. B., THAKKER, R. V. A donor splice site mutation in the parathyroid hormone gene is associated with autosomal recessive hypopar-

athyroidism. Nature Genet，1992，1：149-152.

［130］TONOKI，H.，NARAHARA，K.，MATSUMOTO，T.，et al. Regional mapping of the parathyroid hormone gene（PTH）by cytogenetic and molecular studies. Cytogenet. Cell Genet，1991，56：103-104.

［131］MANTOVANI，G.，SPADA，A. Mutations in the Gs alpha gene causing hormone resistance. Best Pract. Res. Clin. Endocr. Metab，2006，20：501-513.

［132］MAKITA，N.，SATO，J.，RONDARD，P.，et al. Human G（S-alpHa）mutant causes pseudohypoparathyroidism type Ia/neonatal diarrhea，a potential cell-specific role of the palmitoylation cycle. Proc. Nat. Acad. Sci.，2007，104：17424-17429.

［133］胡亚美，江载芳. 诸福棠实用儿科学［M］.7版. 北京：人民卫生出版社，2002.

［134］沈晓明，王卫平. 儿科学（五年制）［M］.7版. 北京：人民卫生出版社，2008.

［135］孙锟，沈颖. 小儿内科学（临床医学儿科专业）［M］.4版. 北京：人民卫生出版社，2009.

［136］EARP，H.S.，NEY，R.L.，GITELMAN，H.J.，et al. Effects of 25-hydroxycholecalciferol in patients with familial hypophosphatemia and vitamin-D-resistant rickets. New Eng. J. Med，1970，283：627-630.

［137］RAIZIS，A.M.，BECROFT，D.M.，SHAW，R.L.，REEVE，A.E. A mitotic recombination in Wilms tumor occurs between the parathyroid hormone locus and 11p13. Hum. Genet，1985，70：344-346.

［138］TONOKI，H.，NARAHARA，K.，MATSUMOTO，T.，NIIKAWA，N. Regional mapping of the parathyroid hormone gene（PTH）by cytogenetic and molecular studies. Cytogenet. Cell Genet，1991，56：103-104.

［139］MANTOVANI，G.，SPADA，A. Mutations in the Gs alpha gene causing hormone resistance. Best Pract. Res. Clin. Endocr. Metab，2006，20：501-513.

［140］田沃土，王田，曹立. 发作性运动障碍的分类及临床诊断思路［J］. 中华神经科杂志，2016，49（8）：655-659.

［141］NOBILI I.，PROSERPIO P，COMBI R，et al. Nocturnal frontal lobeepilepsy［J］. Curr Neurol Neurusci Rep, 2014, 14（2）: 424.

［142］黄啸君, 曹立, 陈生弟. 发作性动作诱发性运动障碍临床表现及遗传学研究进展［J］. 中国现代神经疾病杂志, 2013, 13（5）: 457-462.

［143］EBRAHIMI-FAKHARI D, SAFFARI A, WESTENBERGER A, et al. Theevolving spectrum of PRRT2 associated paroxysmal diseases［J］. Brain, 2015, 138（Pt 12）: 3476-3795.

［144］GARDELLA E, BECKER F, MOLLER RS, et al. Benign infantile seizuresand paroxysmal dyskinesia caused by an SCN8A mutation［J］. Ann Neurol, 2016, 79（3）: 428-436.

［145］LIU D, ZHANG Y, WANG Y, et al. Novel Locus for ParoxysmalKinesigenic Dyskinesia Mapped to Chromosome 28-29［J］. Sci Rep, 2016, 6: 25790.

［146］ROSSI P, STERLINI B, CASTROFLORIO E, et al. A Novel Topology ofProline-rich Transmembrane Protein 2（PRRT2）: HINTS FOR AN INTRACELLULAR FUNCTION AT THE SYNAPSE［J］. Biol Chem, 2016, 291（12）: 6111-6123.

［147］VALENTE P, CASTROFLORIO E, ROSSI P, et al. PRRT2 is a KeyComponent of the Ca^{2+}-Dependent Neurotransmitter Release Machinery［J］. Cell Rep, 2016, 15（1）: 117-131.

［148］WAIN O, JANKOVIC J. Paroxysmal movement disorders［J］. Neurol Clin, 2015, 33（1）: 137-152.

［149］TACIK P, LOENS S, SCHRADER C, et al. Severe familial paroxysmal Exercise-induced dyskinesia［J］. J Neurol, 2014, 261（10）: 2009-2015.

［150］OLGIATI S, SKORVANEK M, QUADRI M, et al. Paroxysmal exercise induced dystonia within the pHenotypic spectrum of ECHSl deficiency［J］. Mov Disord, 2016 Apr 19, Epub ahead of print.

［151］STEINLEIN OK. Genetic heterogeneity in familial noctumal frontal lobe epilepsy［J］. Prog Brain Res, 2014, 213: 1-15.

［152］BECCHETTI A, ARACFI P, MENEGHINI S, et al. The role of nicotinic acetylcholine receptors in autosomal dominant nocturnal frontal lobe epilepsy［J］. Front Physiol, 2015, 6: 22.

［153］OLUWABUSI OO, PARKE S, AMBROSINI PJ. Tourette syndrome associ-
ated with attention deficit hyperactivity disorder: the impact of tics and psy-
chopHarmacological treatment options ［J］. World J Clin Pediatr, 2016, 5
（1）: 128-135.

［154］KURLAN R. Clinical practice. Tourette's syndrome ［J］. N Engl J Med,
2010, 363 （24）: 2332-2338.

［155］刘智胜. 儿童抽动障碍诊断要点 ［J］. 中国实用儿科杂志, 2012, 27
（7）: 481-485.

［156］LIU ZS. Diagnostic points of tic disorder in children ［J］. Chin J Pract Ped-
iatr, 2012, 27 （7）: 481-485.

［157］SINGER HS. Tourette syndrome and other tic disorders ［J］. Handb Clin
Neurol, 2011, 100: 641-657.

［158］WORLD HEALTH ORGANIZATION. The ICD-10 classification of mental
and behavioural disorders: clinical descriptions and diagnostic guidelines
［EB/OL］. American Psychiatric Association. Diagnostic and statistical
manual of mental disorders （DSM-5） ［M］. 5th ed. Arlington, VA: A-
merican Psychiatric Association, 2013: 81.

［159］GANOS C, MARTINO D. Tics and tourette syndrome ［J］. Neurol Clin,
2015, 33 （1）: 115-136.

［160］JANKOVIC J, KURLAN R. Tourette syndrome: evolving concepts ［J］.
Mov Disord, 2011, 26 （6）: 1149-1156.

［161］刘智胜. 儿童抽动障碍 ［M］. 2 版. 北京: 人民卫生出版社, 2015:
115-148. rLiuZS. Tic disorders in children ［M］. 2nd ed. Beijing:
People's Medical Publishing House, 2015: 115-148.

［162］PáRRAGA HC, HARRIS KM, PáRRAGA KL, et al. An overview of the
treatment of Tourette's disorder and tics ［J］. J Child Adolesc Psychop Har-
macol, 2010, 20 （4）: 249-262.

［163］YE L, LIPPMANN S. Tourette disorder treated with valproic acid ［J］. Clin
NeuropHarmacol, 2014, 37 （1）: 36-37.

［164］TAGWERKER GLOOR F, WALITZA S. Tic disorders and tourette syn-
drome: current concepts of etiology and treatment in children and adoles-
cents ［J］. Neuropediatrics, 2016, 47 （2）: 84-96.

［165］卢大力，苏林雁. 儿童抽动障碍心理评估及心理治疗［J］. 中国实用儿科杂志，2012，27（7）：494-499.

［166］LU DL，SU LY. Psychological assessment and psychotherapy of tic disorder in children［J］. Chin J Pract Pediatr，2012，27（7）：494-499.

［167］VERDELLEN C，VAN DE GRIENDT J，HARTMANN A，et al. European clinical guidelines for Tourette syndrome and other tic disorders. Part III：behavioural and psychosocial interventions［J］. Eur Child Adolesc Psychiatry，2011，20（4）：197-207.

［168］中华医学会儿科学分会神经学组. 儿童抽动障碍诊断与治疗专家共识（2017实用版）［J］. 中华实用儿科临床杂志，2017，32（15）．

［169］RUDNICK E，KHAKOO Y，ANTUNES NL，et al. Opsoclonus-myoclonu-sataxia syndrome in neuroblastoma：clinical outcome and antineuronalantibodies-a report from the Children's Cancer Group Study［J］. Med Pediatr Oncol，2001，36：612.

［170］MATTHAY KK，BLAES F，HERO B，et al. Opsoclonus myoclonus syndrome in neuroblastoma a report from a workshop on the dancingeyes syndrome at the advances in neuroblastoma meeting in Genoa，Italy，2004［J］. Cancer Lett，2005，228：275.

［171］RAFFAGHELLO L，CONTE M，DE GRANDIS E，et al. Immunological mechanisms in opsoclonus-myoclonus associated neuroblastoma［J］. Eur J Paediatr Neurol，2009，13：219.

［172］MATSUMOTO H，UGAWA Y. Paraneoplastic opsoclonus-myoclonus syndrome-a review［J］. Brain Nerve，2010，62：365.

［173］PRANZATELLI MR，TATE ED，MCGEE NR，et al. BAFF/APRIL systemin pediatric OMS：relation to severity，neuroinflammation，and immunotherapy［J］. J Neuroinflammation，2013，10：10.

［174］BAKKER MJ，VAN DIJK JG，VAN DEN MAAGDENBERG AM，et al. Startle syndromes［J］. Lancet Neurol，2006，5（6）：513-524.

［175］PAOLICCHI JM. The spectrum of nonepileptic events in children. Epilepsia，2002，43 Suppl 3：60-64.

［176］MAYDELL BV，BERENSON F，ROTHNER AD，et al. Benign myoclonus ofearlyinfancy：allimitalor of West's syndrome. J Child Neural，2001，

16：109-112.

[177] SHAW FS, KRISS A, RUSSEL-EGGITT I, et al. Diagnosing childrenpresenting with asymmetric pendular nystagmus. Dev Med Child Neurol, 2001, 43：622-627.

[178] BONNET C, ROUBERTIE A, DOUMMAR D, et al. Developmental and benign movement disorders in childhood. Mov Disord, 2010, 25：1317-1334.

[179] SMITH DE, FITZGERALD K, STASS-ISERN M, et al. Electroretinography is necessary for spasmus nutans diagnosis. Pediatr Neurol, 2000 , 23：33-36.

[180] THOMAS RH, CHUNG SK, WOOD SE, et al. Genotype-phenotype correlations in hyperekplexia：apnoeas, learning difficulties and speech delay [J] . Brain, 2013, 136 (P t10)：3085-3095.

[181] DEONNA T. , MARTIN D. Benign paraoxysmal torticollis in infancy. Arch Dis Child, 1981, 56：956-959.

[182] AL-TWAIJRI WA, SHEVELL MI. Pediatric migraine equivalents：Occurrence and clinical features in practice. Pediatr Neurol, 2002, 26：365-368.

[183] DRIGO P, CARLI G, LAVERDA AM. Benign paraoxysmal torticollis of infancy. Brain Dev, 2000, 22：169-172.

[184] LISPI ML, VIGEVANO F. Benign paroxysmal tonic upgaze of childhood with ataxia. Epileptic Disord, 2001 Dec, 3 (4)：203-206.

[185] SHIN M, DOUGLASS LM, MILUNSKY JM, et al. The Genetics of Benign Paroxysmal Torticollis of Infancy：Is There an Association With Mutations in the CACNA1A Gene? J Child Neurol, 2016 Jul, 31 (8)：1057-1061.

[186] HYUN WOONG PARK, JAE RYUNG KWAK, JI SOOK LEE. Clinical characteristics of acute druginduced dystonia in pediatric patients. Clin Exp Emerg Med, 2017, 4 (3)：133-137.

[187] MARIA CHIARA BERNUCCI, ROBERTO FRUSCIANTE, ALESSANDRO CAPUANO, et al. Does migraine follow benign paroxysmal torticollis? The Journal of Headache and Pain, 2015, 16 (Suppl 1)：A143.

[188] OMID YAGHINI, NEGIN BADIHIAN, SHERVIN BADIHIAN. The Effica-

cy of Topiramate in Benign Paroxysmal Torticollis of Infancy: Report of Four Cases. Pediatrics, 2016, 137.

[189] Laís Borba Casella, Erasmo Barbante Casella, Evandro Roberto Baldacci, et al. TORCICOLO PAROXíSTICO BENIGNO DA INF? NCIA. Arq Neuropsiquiatr, 2006, 64 (3-B): 845-848.

[190] MARIA CRISTINA D' ADAMO, PHD. Episodic Ataxia Type 1. Section of physiology and Biochemistry University of Perugia School of Medicine Perugia. Italy Initial Posting: February 9, 2010; Last Update: June 25, 2015.

[191] SIAN SPACEY, MD. Episodic Ataxia Type 2. Division of Neurology University of British Columbia Vancouver, British Columbia, Canada. Initial Posting: February 24, 2003; Last Update: October 15, 2015.

[192] EDWARD C. Cooper and Lily Yeh Jan. Ion channel genes and human neurological disease: Recent progress, prospects, and challenges. Proc. Natl. Acad. Sci. USA Vol. 96, 4759-4766, Apr 1999.

[193] Beata Dworakowska and Krzysztof Dolowy. Ion channels - related diseases. Acta Biochimica Polonica Vol. 47 No. 3/2000, 685-703.

[194] W. ILG, A. J. BASTIAN, S. BOESCH, et al. Consensus Paper: Management of Degenerative Cerebellar Disorders. Cerebellum. 2014 April; 13 (2): 248-268. doi: 10. 1007/s12311-013-0531-6.

[195] MARIA CRISTINA D' ADAMO, SONIA HASAN, LUCA GUGLIELMI, et al. New insights into the pathogenesis and therapeutics of episodic ataxia type 1. Frontiers in Cellular Neuroscience, August 2015, Volume 9, Article 317.

[196] KWANG-DONG CHOI, JAE-HWAN CHOI. Episodic Ataxias: Clinical and Genetic Features. J Mov Disord, 2016, 9 (3): 129-135.

[197] GRAVES TD, CHA YH, HAHN AF, et al. Episodic ataxia type 1: clinical characterization, quality of life and genotype-pHenotype correlation. Brain, 2014 Apr, 137 (Pt 4): 1009-1018.

[198] GARDINER AR1, BHATIA KP, STAMELOU M, et al. PRRT2 gene mutations: from paroxysmal dyskinesia to episodic ataxia and hemiplegic migraine. Neurology, 2012 Nov 20, 79 (21): 2115-2121.

[199] SUSAN ELIZABETH TOMLINSON, SANJEEV RAJAKULENDRAN,

STELLA VERONICA TAN, et al. Clinical, genetic, neurophysiological and functional study of new mutations in episodic ataxia type 1. J Neurol Neurosurg Psychiatry, 2013 Oct, 84 (10): 1107-1112.

[200] 赵忠新. 临床睡眠障碍学 [M]. 上海: 第二军医大学出版社, 2003.

[201] KOTAGAL S. Parasomnias in childhood. Sleep Med Rev, 2009, 13 (2): 157-168.

[202] HOBAN TF. Sleep disorders in children. Ann N Y Acad Sci, 2010, 1184: 1-14.

[203] STORES G. Aspects of parasomnias in childhood and adolescence. Arch Dis Child, 2009, 94 (1): 63-69.

[204] HOWELL M, SCHENCK CH. Restless noctumal eating: a common feature of willis-ekbom Syndrome (RIS). Jclin Sleep Med, 2012, 8 (4): 413-419.

[205] MICHAEL J. HOWELL. Parasomnias: An Updated Review Neurotherapeutics, 2012, 9 (4): 753-775.

[206] ANTONIO ZADRA, ALEX DESAUTELS, DOMINIQUE PETIt, et al. Somnambulism: clinical aspects and pathophypotheses. Lancet Neurol, 2013, 12 (3): 285-294.

[207] BROWN RE, BASHEER R, MCKENNA JT. Control of sleep and wakefulness. Physiol Rev, 2012, 92 (3): 1087-1187.

[208] POSTUMA RB, GAGNON JF, MONTPLAISIR J. Rapid eye movement sleep behavior disorder as a biomarker for neurodegeneration: The past 10 years. Sleep Medicine, 2013, 14 (8): 763-767.

[209] FOIS C, WRIGHT MA, SECHI G, et al. The utility of polysomnography for the diagnosis of NREM parasomnias: an observational study over 4 years of clinical practice. J Neurol, 2015, 262 (2): 385-393.

[210] KIERLIN L. LITTNER MR. Parasomnias therapy: a review of the literature. Front Psychiatry, 2011, 2: 71.

[211] AURORA RN, ZAK RS, MAGANTI RK, et al. Best practice guide for the treatment of REM sleep behavior disorder (RBD). J Clin Sleep Med, 2010, 6 (1): 85-95.

[212] ARGER MH, ROTH T, DEMENT WC. 睡眠医学理论与实践. 4 版. 张

秀华，韩方，张悦，等主译. 北京：人民卫生出版社，2010.

[213] American Academy of Sleep Medicine. International classification of sleep disorders. 3rd ed Darien. IL：American Academy of Sleep Medicine，2014.

[214] MAURER VO. RIZZI M. BIANCHETTI MG，et al. Benign neonatal sleep myoclonus：a review of the literature. Pediatrics，2010，125（4）：e919-924.

[215] ANTELMI E，PROVINI F. Priospinal myoclonus：The spectrum of clinical and neurophysiological phenotypes. Sleep Med Rev，2014，pi：S1087-0792（14）00117-00118.

[216] CARRA MC，MACALUSO GM，ROMPRE PH，et al. Clonidine has a paradoxical effect on cyelic arousal and sleep bruxism during NREM sleep. Sleep，2010，33（12）：1711-1716.

[217] LAVIGNEG，MANZINI C，Huynhnt Sleeep bruxism//Krygermh，Rotht，Dement WC，et al. Principles and practice of sleepmedicine. Sth ed. St. Louis：Elsevier Saunders，2011：1129-1139.

[218] LOBBEZOOF，AHLBERG J，GLAROS AG，et al. Bruxism defined and graded：an international consensus. J Oral Rehal，2013，40：2-4.

[219] CHARLES A. CZEISLER，RH. D.，M. D.，James K. Modafinil for Excessive Sleepiness Associated with Shift-Work Sleep Disorder. N Engl J Med，2005，353：476-486.

[220] HOR H，KUTALIK Z，DAUVILLIERS Y，et al. Genome-wide association study identifies new HLA class II haplotypes strongly protective against narcolepsy. Nat Genet，2010，42：786-789.

[221] GIORDANI B，CHERVIN RD. Sleep-disordered breathing and neurobehavioral outcomes：in search of clear markers for children at risk. JAMA，2008，299：2078-2080.

[222] KORNUM BR，KAWASHIMA M，FARACO J，MIGNOT，et al. Common variants in P2RY11 are associated with narcolepsy. Nat Genet，2011，43：66-71.

[223] KUGELBERG E. Autoimmunity：a new clue to sleepiness. Nat Rev Immunol，2014，14：66-67.

[224] YEUNG CK，DIAO M，SREEDHAR B. Cortical arousal in children with

severe enuresis. N Engl J Med. 2008, 358, 2414-2415.

[225] ROBSON, WL, CLINICAL, PRACTICE. Evaluation and management of enuresis. N Engl J Med, 2009, 360, 1429-1436.

[226] MEDICINE AAOS. The International Classification of Sleep Disorders. 3rd e-d. Darien IL, editor: American Academy of Sleep Medicine, 2014.

[227] WALTERS AS. Clinical identification of the simple sleep-related movement disorders. Chest, 2007, 131 (4): 1260-1266.

[228] MANNI R, TERZAGHI M, SARTORI I, VEGGIOTTI P, PARRINO L. Rhythmic movement disorder and cyclic alternating pattern during sleep: a videopolysomnograpHic study in a 9-year-old boy. Mov Disord, 2004, 19 (10): 1186-1890.

[229] AUSTIN PF, BAUER SB, BOWER W, et al. The standardization of terminology of lower urinary tract function in children and adolescents update report from the Standardization Committee of the International children's Continence Society [J] . J Urol, 2014, 191 (6): 1863.

[230] WEN JG, WANG QW, CHEN Y, et al. An epidemiological study of primary nocturnal enuresis in Chinese children and adolescents [J] . Eur Urol, 2006, 49 (6): 1107.

[231] Olson EJ, Boeve BF, Silber MH. Rapid eye movement sleep behaviour disorder: demograp hic, clinical and laboratory findings in 93 eases. Brain, 2000, 123 (2): 331-339.

[232] SINHA R, RAUT S. Management of nocturnal enuresis: myths and facts [J] . World J Nephrol, 2016, 5 (4): 328.

[233] WANG QW, WEN JG, ZHANG RL, et al. Family and segregation studies: 411 Chinese children with primary nocturnal enuresis [J] . Pediatr Int, 2007, 49 (5): 618.

[234] WANG QW, WEN JG, ZHU QH, et al. The effect of familial aggregation on the children with primary nocturnal enuresis [J] . Neurourol Urodyn, 2009, 28 (5): 423.

[235] DING H, WANG MM, HU K, et al. Adenotonsillectomy can decreasee enuresis and sympathetic nervous activity in children with obstructive sleep apnea syndrome [J] . Pediatr Urol, 2017, 13 (1): el.

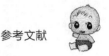

［236］ YU B, CHANG N, LU Y, et al. Effect of DRD4 receptor 616 C/G poly-morpHism on brain structure and functional connectivity density in pediatric primary nocturnal enuresis patients ［J］. Sci Rep, 2017, 7 (1): 1226.

［237］ SCHENCK CH, MAHOWALD MW. Parasomnias. Managing bizarre sleep related behavior disorders. Postgrad Med, 2000, 107 (3): 145-156.

［238］ MOTAWTE AA, ABD al-aziz AM, HAMED HM, et al. Assessment of ser-um level of corticotropin releasing factor in primary noctumal enuresis ［J］. J Pediatr Urol, 2017, 13 (1): 46. el.

［239］ EISAYED ER, ABDALLA MN, ELADL M, et al. Predictors of severity and treatment Response in children with monosymptomatic nocturnal enuresis receiving behavioral therapy ［J］. J Pediatr Urol, 2012, 8 (1): 29.

［240］ BIRKETVEDT GS, FLORHOLMEN J, SUNDS JOR J, et al. Behavioral and neuroendocrine characteristics of the night eating syndrome. JAMA, 1999, 282 (7): 657663.

［241］ FRANCO I, VON GONTARD A, DE GENNARO M, et al. Evaluation and treatment of nonmonosymptomatic nocturnal enuresis: a standardization doc-ument from the International children's Continence Society ［J］. J Pediatr Urol, 2013, 9 (2): 234.

［242］ RITTIG S, KAMPERIS K, SIGGAARD C, et al. Age related nocturnal u-rine volume and maximum voided volume in healthy children: reappraisal of International Children s Continence Society definitions ［J］. J Urol, 2010, 183 (4): 1561.

［243］ YEUNG CK, SIHOE JD, SIT FK, et al. Urodynamic findings in adults with primary nocturnal enuresis ［J］. J Urol, 2004, 171 (6 Pt 2): 2595.

［244］ DOSSCHE L, WALLE JV, et al. The pathopHysiology of monosymptomatic nocturnal enuresis with special empHasis on the circadian rhythm of renal pHysiology ［J］. Eur J Pediatr, 2016, 175 (6): 747.

［245］ GOESSAERT AS, SCHOENAERS B, OPDENAKKER O, et al. Long-term followup of children with noctumal enuresis: increased frequency of nocturia in adulthood ［J］. J Urol, 2014, 191 (6): 1866.

［246］ SALEHI B, YOUSEFICHAUAN P, RAFEEI M, et al. Therelationship between child anxiety related disorders and primary nocturnal enuresis ［J］. I-ran J Psychiatry Behav Sci, 206, 10 （2）: e4462.

［247］ WU JW, XING YR, WEN YB, et al. Prevalence of spinabifida occulta and its relationship with overactive bladder in middle-aged and elderly Chinese people ［J］. Int Neurourol J, 2016, 20 （2）: 151.

［248］ CAKMAKCI E, CINAR HG, UNER C, et al. UltrasonograpHic clues for diagnosis of spina bifida occulta in children ［J］. Quant Imaging Med Surg, 2016, 6 （5）: 545.

［249］ EGGER J, GRMESMMANN G, AUCHTERLONIE IA. Benign sleep myoc-lonus in infancy mistaken for epilepsy. BMJ, 2003, 326 （10）: 975-976.

［250］ ROTH EB, AUSTIN PF. Evaluation and treatment of non-monosymptomatic enuresis ［J］. Pediatr Rev, 2014, 35 （10）: 430.

［251］ TAI BT, TAI TT, CHANG YJ, et al. Factors associated with remission of primary nocturnal enuresis and changes of parental perception towards man-agement strategies: a follow up study ［J］. J Pediatr Urol, 2017, 13 （1）: el.

［252］ GLAZENER CM. EVANS JH, PETO RE. Alarm interventions for nocturnal enuresis in children ［J］. Cochrane Database Syst Rev, 2003 （2）: CD002911.

［253］ CALDWELL PH, SURESHKUMAR P, WONG WC. Tricyclic and related drugs for nocturnal enuresis in children ［J］. Cochrane Database Syst Rev, 2016 （1）: CD002117.

［254］ HARA T, OHTOMO Y, ENDO A, et al. Evaluation of urinary aquaporin 2 and plasma copeptin as biomarkers of effectiveness of desmopressin acetate for the treatment of monosymptomatic nocturnal enuresis ［J］. J Urol, 2017, 198 （4）: 921.

［255］ CHUA ME, SILANGCRUZ. JM, CHANG S, et al. Desmopressin withdraw-al strategy for pediatrics enuresis a meta-analysis ［J］. Pediatrics, 2016, 138 （1）: e20160495.

［256］ FERRONI MC, CHAUDHRY R, SHEN B, et al. Transcutaneous electrical nerve stimulation of the foot: results of a novel at -home, noninvasive treat-ment for nocturnal enuresis in children ［J］. Urology, 2017, 101: 80.

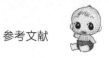
[257] OWENS JA. Intoduction: Culure and skep in children [J]. Pediaries, 2005, 115 (1D): 201-203.

[258] KATZ ES, D AM BROSI CM. Pathophysibgy of pediatric obstructive sleep apnea [J]. Proe Am Thorac Soc, 2008, 5 (2): 253-262.

[259] WOJNAR J, BROWER KJ, DOPP R, et al. Shep and body mass index in depressed children and healthy controls. Sleep Med, 2010, (3): 295-301.

[260] H SOCK H, CABO K, CAN HERFORD L, et al. Leep duration and body mass index in 07-year olds [J]. Arch Dis Child, 2011, 96 (8): 735-739.

[261] WORL HEALT ORGANIZATION. The cd-10 Classification of Mental and Behavioural Disorders [K]. World Health Organization, 1992: 142-150.

[262] CORKUM P, TANNOCK R, OHOFSKY H, et al. Actigap hy and parental ratings of sleep in children with attention deficit/hyperactivity disorder (ADHD) [J]. Sleep, 2001, 24 (3): 303-312.